Operative Behandlung der Gelenk- und Schaftfrakturen

Operative Behandlung der Gelenk- und Schaftfrakturen

Die Verletzungen der langen Röhrenknochen

Karl-Klaus Dittel
Manfred-Raymond Felenda

Geleitwort von Siegfried Weller

419 Abbildungen

1998
Georg Thieme Verlag
Stuttgart · New York

Prof. Dr. med. Karl-Klaus Dittel
Chefarzt der Abteilung für Unfallchirurgie
Marienhospital Stuttgart
Postfach 103163
D-70027 Stuttgart

Dr. med. Manfred-Raymond Felenda
Ltd. Oberarzt der Abteilung für Unfallchirurgie
Marienhospital Stuttgart
Postfach 103163
D-70027 Stuttgart

Zeichnungen: Christiane und Dr. Michael
von Solodkoff, Neckargmünd

Die Deutsche Bibliothek – CIP-Einheitsaufnahme
Dittel, Karl-Klaus:
Operative Behandlung der Gelenk- und Schaftfrakturen : die Verletzungen der langen Röhrenknochen / Karl-Klaus Dittel ; Manfred-Raymond Felenda. [Zeichn.: Christiane und Michael von Solodkoff]. – Stuttgart ; New York : Thieme, 1998

Printed in Germany

Satz: Mihr GmbH, 72076 Tübingen
Druck: Staudigl, 86609 Donauwörth
Verarbeitung: Monheim, 86653 Monheim

ISBN 3-13-111741-9

Geleitwort

Lernen ist wie rudern gegen den Strom.
Sobald man aufhört, treibt man zurück.
Laotse

Die Behandlung von Knochenbrüchen hat eine beachtliche Evolution durchlaufen. Was zu Beginn dieses Jahrhunderts im Hinblick auf das funktionelle und anatomische Ergebnis noch Wunschtraum war, konnte mittlerweile in vieler Hinsicht verwirklicht werden. Die stürmische Entwicklung, unterstützt durch Ergebnisse der Grundlagen- und klinischen Forschung, den Einsatz technischer Innovationen vor allem im Rahmen der operativen Knochenbruchbehandlung unter Beachtung biomechanischer Prinzipien und Sicherstellung biologischer Voraussetzungen für einen ungestörten Heilverlauf haben die Behandlungsergebnisse verbessert. Neben den zu ihrer Zeit aufsehenerregenden Beiträgen und Leistungen herausragender Persönlichkeiten haben die Arbeitsgemeinschaft für Osteosynthesefragen und viele unfallchirurgische und orthopädische Arbeitsgruppen zu diesem unvergleichlichen Entwicklungsprozeß wesentlich beigetragen. Aufbauend auf früheren Erfahrungen mit der systematischen Anwendung von Prinzipien der sogenannten konservativen Behandlung wurden vor allem in der zweiten Hälfte dieses Jahrhunderts die Grundlagen und Rahmenbedingungen für eine neue funktionelle und dynamische Betrachtungsweise bei der Behandlung von Verletzungen im allgemeinen und Frakturen im speziellen geschaffen. Die Indikation zur operativen Knochenbruchbehandlung und ihre technisch perfekte Durchführung bleiben trotz aller Erfolge eine verantwortungsvolle Aufgabe und sind an eine Reihe unverzichtbarer Voraussetzungen gebunden.

Angesichts immer neuer Techniken mit zunehmender Perfektion von Implantaten und ihrer Instrumentierung muß sich der unfallchirurgisch tätige Arzt einschließlich aller in den Entscheidungs- und Behandlungsprozeß eingebundenen Fach- und Hilfskräfte immer wieder neu mit den Grundlagen und Prinzipien der Knochenbruchbehandlung vertraut machen.

Die vorliegende Monographie befaßt sich mit den Verletzungen der langen Röhrenknochen einschließlich einer Gelenkbeteiligung.

Einleitend werden in einem allgemeinen Teil kurz und stichwortartig Grundlagen vermittelt, die für das Verständnis der Darstellung der einzelnen Verletzungsbilder und ihrer Behandlungsmaßnahmen im speziellen Teil notwendig sind. In einer übersichtlichen Darstellung und Gliederung werden charakteristische Verletzungsformen radiologisch und zeichnerisch dargestellt, in bezug auf Weichteil- und Knochenbeteiligung klassifiziert und entsprechend dem heutigen Kenntnis- und Erfahrungsstand das geeignete Osteosyntheseverfahren vorgeschlagen. Kurze Hinweise erläutern Therapieplanung, Durchführung, Nachbehandlung sowie mögliche Komplikationen.

Das Buch besticht durch seine übersichtliche Darstellung mit Beschränkung auf das Wesentliche und seine didaktisch geschickte Verbindung zwischen Stichwort-Gliederung des Textes mit Original und zeichnerischer Illustration der Fallbeispiele.

Für alle, die sich in ihrer täglichen Praxis mit der Behandlung von Gelenk- und Schaftfrakturen zu befassen haben, aber auch für Informanten im Rahmen ihrer Aus- und Weiterbildung stellt das Buch eine wertvolle Hilfe dar. Autoren und Verlag sind zu dieser gelungenen Arbeit zu beglückwünschen.

Tübingen, im September 1998

Prof. Dr. med. Dr. h. c. mult. Siegfried Weller
ehem. Ärztl. Direktor der BG-Unfallklinik
und Ordinarius für Unfallchirurgie
Eberhard-Karls-Universität Tübingen

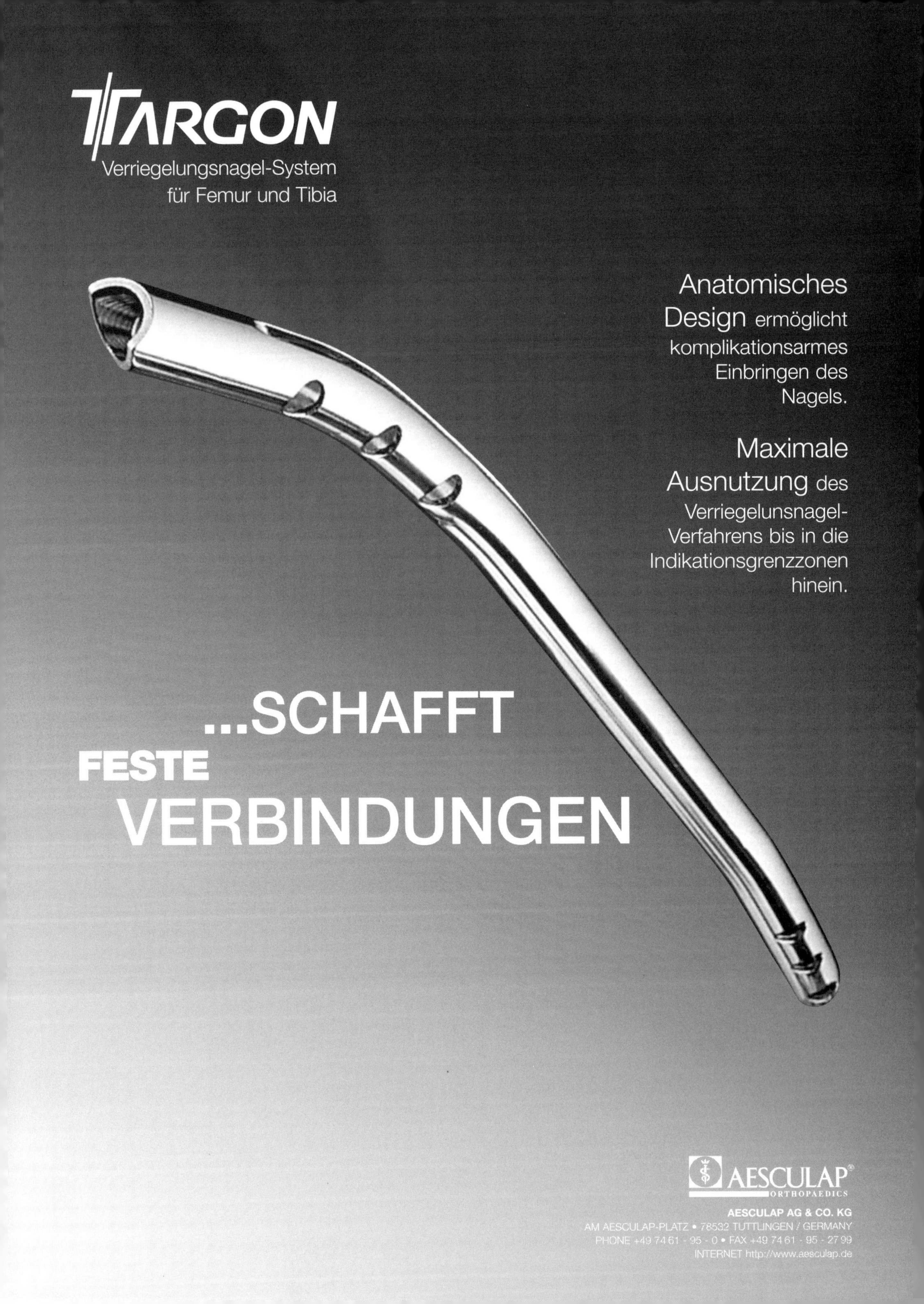
TARGON
Verriegelungsnagel-System
für Femur und Tibia
Anatomisches
Design ermöglicht
komplikationsarmes
Einbringen des
Nagels.
Maximale
Ausnutzung des
Verriegelunsnagel-
Verfahrens bis in die
Indikationsgrenzzonen
hinein.
...SCHAFFT
FESTE
VERBINDUNGEN
AESCULAP®
ORTHOPAEDICS
AESCULAP AG & CO. KG
AM AESCULAP-PLATZ • 78532 TUTTLINGEN / GERMANY
PHONE +49 74 61 - 95 - 0 • FAX +49 74 61 - 95 - 27 99
INTERNET http://www.aesculap.de

Vorwort

Verstehen heißt herstellen.
Leonardo da Vinci (1452 – 1519)

Die Voraussetzungen für den Erfolg einer Osteosynthese lassen sich in einem vielschichtigen Spektrum zusammenfassen. Frakturen an den langen Röhrenknochen mit und ohne begleitende relevante Weichteilschäden erfordern ein der jeweils individuellen Situation angepaßtes differenziertes Therapiemanagement. Im Laufe des vergangenen Jahrzehntes hat sich aufgrund eines verbesserten Frakturverständnisses, neu entwickelter Implantate und modifizierter atraumatischer Operationstechniken eine Neuorientierung hin zu einer funktionell-biologischen Betrachtungsweise und zu richtungweisenden weichteilorientierten Behandlungsstrategien entwickelt. Diesbezüglich befaßt sich die vorliegende Monographie mit der operativen Behandlung sowohl der Schaft- als auch der Gelenkfrakturen an langen Röhrenknochen.
Grundvoraussetzungen für eine rasche und ungestörte Knochenbruchheilung sind in der korrekten Indikationsstellung und einer subtilen Operationstechnik zu sehen. Selbstverständlich ist eine Infrastruktur sowohl auf räumlicher, apparativer und instrumenteller Basis unabdingbare Voraussetzung, um allen Anforderungen einer modernen Frakturbehandlung gerecht zu werden. Der Operateur schließlich muß hinsichtlich seiner Erfahrung und Qualifikation alle gängigen Osteosyntheseverfahren souverän beherrschen. Erst die Verknüpfung dieser Fakten gewährleistet den geforderten Qualitätsstandard der unterschiedlichen intramedullären und extramedullären Stabilisationstechniken unter Beachtung der biomechanischen Prinzipien und der Biologie der Knochenbruchheilung.
Nach einem von Innovationen geprägten Jahrzehnt erlebt die Unfallchirurgie gegenwärtig eine Konsolidierungsphase, die für die Überprüfung neuer Behandlungskonzepte notwendig ist und die einem intensiven Erfahrungsaustausch dient. Jedes neue Behandlungskonzept muß sich zunächst an bereits erreichten hohen Standards und deren Ergebnissen messen.
Das zentrale Ziel jeder operativen Knochenbruchbehandlung begründet sich in der frühzeitigen und möglichst vollständigen Wiederherstellung der Funktion der traumatisierten Extremität. Der Sinn der Operation besteht darin, die physiologischen Bruchheilungsabläufe zu unterstützen und nicht zu stören. Dabei bietet die breite Palette der uns heute zur Verfügung stehenden Implantate und Operationsverfahren günstige Chancen, trotz des zusätzlichen Operationstraumas den idealen Weg einer funktionell-biologischen Denkweise zu verwirklichen.

Das Buch wurde unter Mitarbeit von Frau Dr. med. B. Marquardt, leitende Oberärztin der Radiologischen Abteilung des Marienhospitals, und Frau Dr. med. G. Volkert vom Thieme-Verlag erstellt. Es sollte mit der Versorgung von Verletzungen an Knochen und Gelenken die Leistungsfähigkeit der am häufigsten angewandten Osteosyntheseverfahren aufzeigen. Dabei darf nicht vergessen werden, daß für eine qualitativ optimale Versorgung von Verletzungen an langen Röhrenknochen eine primär exakte radiologische Diagnostik, die postoperative Kontrolle des Operationsergebnisses und eine fortlaufende Dokumentation des weiteren Heilverlaufes entscheidende Voraussetzungen sind.
Allen, die an diesem Buch mitgewirkt haben, insbesondere den Mitarbeitern des Marienhospitals und des Thieme-Verlags, gilt der besondere Dank der Herausgeber.

Stuttgart, im September 1998

Prof. Dr. med. Karl-Klaus Dittel
Dr. med. Manfred-Raymond Felenda

Inhaltsverzeichnis

Allgemeines

Obere Extremität

Untere Extremität

Anhang

Allgemeines

1 Einführung

„Fortis imaginatio generat casum."
(Die Vorstellungskraft bewirkt das Ergebnis.)
Michel de Monteigne (1533 – 1592)

Die operative Knochenbruchbehandlung der langen Röhrenknochen erfolgt aufgrund einheitlicher Klassifikationen nach standardisierten Verfahren. Klassifikationen beziehen sich einerseits auf die Verletzungsschwere der Fraktur, andererseits auf die Schädigung der Weichteile. Der Zusammenhang zwischen Weichteilschädigung und Frakturheilung hat in den letzten Jahren zentrale Bedeutung gewonnen. Neue Verfahren der Weichteilsanierung und der operativen Knochenbruchbehandlung haben eine Optimierung der Therapieerfolge bewirkt.

Nicht nur die Entscheidung, welches Osteosyntheseverfahren bei welcher Fraktur eingesetzt wird, ist relevant, sondern auch ein gezieltes zeitliches Management. Das primär geplante Therapiekonzept muß bei Mehrfachverletzungen den allgemeinen Patientenstatus, die Verletzungsart und -schwere und die vorhandene Organisationsstruktur berücksichtigen.

Die rasch fortschreitende Entwicklung neuer Implantate und weichteilschonender minimalinvasiver Techniken verlangt vom Operateur heute mehr denn je Flexibilität und die überlegende Akzeptanz dieser Methoden, wobei die Erfahrung aus dem Bewährten die Grundlage bilden sollte.

Die Unfallchirurgie ist ein visuell orientiertes Fachgebiet. Visuelle Eindrücke werden vom Chirurgen „abgespeichert" und ergeben zunehmende Erfahrungswerte, die es erlauben, zweidimensionale Eindrücke in dreidimensionale Vorstellungen umzusetzen. So haben dreidimensionale Rekonstruktionen in der computerunterstützten radiologischen Diagnostik in entscheidendem Maße dazu beigetragen, neue Bilder der Verletzungsformen insbesondere in schwierigen anatomischen Regionen zu vermitteln. Dennoch ist der Operateur heute unverändert darauf angewiesen, das in seiner Vorstellung abgespeicherte Bild auf den Operationssitus zu übertragen.

Das vorliegende Buch ist durch eine klare Gliederung als aktuelles Nachschlagewerk konzipiert. Charakteristische Verletzungsformen an den langen Röhrenknochen werden radiologisch und zeichnerisch dargestellt und entsprechend dem heutigen Standard das geeignete Osteosyntheseverfahren angegeben. Praktische Hinweise zur Operationstechnik geben Hilfestellung bei der Therapieplanung und -ausführung.

Vielfach erlauben der Patientenstatus, die Begleitverletzung oder die lokale Weichteilsituation keine primäre „ideale Osteosynthese". Oftmals muß in mehreren Schritten über eine temporäre externe Stabilisierung nach Sanierung der Weichteile die definitive Versorgung des Knochens angeschlossen werden. Bei den hier vorgestellten Verfahren haben wir primär Bedingungen vorausgesetzt, die eine ideale Versorgungsstrategie erlauben.

2 Fraktureinteilung

Knochenbruch – Fraktur

Definition

Jede vollständige oder unvollständige Kontinuitätstrennung eines Knochens wird als Fraktur bezeichnet.

Mit Einführung der Frakturklassifikation durch die Arbeitsgemeinschaft für Osteosynthesefragen (AO, gegr. 1958) wurde 1990 zunächst für lange Röhrenknochen eine einheitliche Einteilung hinsichtlich der Lokalisation und Schwere der Verletzung vorgenommen. Für die deskriptive Darstellung und Dokumentation ist weiterhin die herkömmliche Nomenklatur notwendig, die sich nach den unterschiedlichen Aspekten der Frakturformen und -dislokation ausrichtet. Einerseits wird der Pathomechanismus der Frakturentstehung angegeben, andererseits sind es morphologische und topographische Gesichtspunkte, die einen Knochenbruch beschreiben. Vielfach kann man aufgrund der Frakturform und des Dislokationsausmaßes auch auf die Schwere der begleitenden Weichteilschädigungen schließen. Zur genauen Analyse eines Frakturtyps ist insbesondere bei Gelenkfrakturen neben den Standardröntgenaufnahmen in zwei Ebenen oftmals eine weiterführende radiologische Diagnostik erforderlich. In vielen Fällen stellt sich dennoch der intraoperativ vorgefundene Befund anders dar, als er sich selbst mit einer differenzierten präoperativen Diagnostik ermitteln läßt. Die Klassifizierung basiert daher in der Regel auf den intraoperativ vorgefundenen pathoanatomischen Gegebenheiten. Eine Klassifizierung von Frakturen alleine aufgrund von radiologischen Bildern ist mit Fehlerquellen belastet.

Entstehungsmechanismen der Fraktur

- Traumatische Fraktur:
  - Adäquate direkte bzw. indirekte Gewalteinwirkung
- Spontanfraktur:
  - Ermüdungsfraktur, Streßfraktur
  - Pathologische Fraktur bei vorgeschädigtem Knochen

Frakturformen

- nach der Lokalisation:
  - Diaphysäre Fraktur
  - Extraartikuläre metaphysäre Fraktur
  - Partiell artikuläre Fraktur
  - Komplett artikuläre Fraktur
- nach der Pathogenese:
  - Biegungsfraktur
  - Abscherfraktur
  - Abrissfraktur
  - Torsionsfraktur
  - Impressionsfraktur
  - Kompressionsfraktur
  - Berstungsfraktur
- nach der Morphologie:
  - Querfraktur
  - Schrägfraktur
  - Spiralfraktur
  - Längsfraktur
- nach dem Ausmaß:
  - Einfache Fraktur
  - Keilfraktur
  - Komplexe Fraktur
    Mehrfragmentfraktur
    Trümmerfraktur
    Stückfraktur
    Etagenfraktur
  - Luxationsfraktur
  - Defektfraktur
- Sonderformen:
  - Unvollständige Fraktur
    Grünholzfraktur
    Wulstfraktur
    Fissur, Infraktion
  - Ermüdungsfraktur
  - Pathologische Fraktur
  - Refraktur

Dislokationen

- Dislocatio ad latus = Seitverschiebung
- Dislocatio ad longitudinem
  cum contractione = Verkürzung
  cum distractione = Verlängerung
- Dislocatio ad axim = Achsverschiebung
- Dislocatio ad peripheriam = Verdrehung

Weichteilschaden und Begleitverletzungen

Definition

Hauptkriterium für die Weichteilschädigung ist das Zerstörungsausmaß des den Knochen umgebenden Weichteilmantels und die Verbindung des Knochens nach außen (offene – geschlossene Fraktur, Devastierung). Begleitende Weichteilverletzungen haben fast immer einen entscheidenden Einfluß auf die Frakturheilung.

Aufgrund der Infektionsrisiken war bis vor einigen Jahren die offene Fraktur besonders gefürchtet. Die Bedeutung des geschlossenen Weichteilschadens wurde erst spät realisiert und klassifiziert. Die Früherkennung eines Kompartmentsyndroms und dessen dringliche Therapie hat in entscheidendem Maße beigetragen, Spätfolgen am Bewegungssystem im Zusammenhang mit einer Fraktur zu vermeiden. Die primäre Diagnostik und Dokumentation des Weichteilschadens sowie die Verlaufsbeobachtung spielen ebenso wie die Diagnostik der Frakturform für das Behandlungsmanagement eine wesentliche Rolle. Die Sanierung des Weichteilschadens hat vor der definitiven Frakturversorgung Vorrang. Nach radikalem Débridement von nekrotischem Weichteilgewebe stehen heute rekonstruktive Maßnahmen zur Weichteildefektdeckung zur Verfügung. Lokale Muskelverschiebelappen (z. B. M. gastrognemius), freie Gewebetransfers mit mikrochirurgischen Gefäßanastomosen (z. B. myokutaner M.-latissimus-dorsi-Lappen) oder verschiedene Formen der Hauttransplantation ermöglichen primär oder sekundär eine durch die Weichteilschädigung drohende Frakturheilungsstörung zu verhindern. Besonders wichtig ist die rechtzeitige Erkennung einer begleitenden Gefäßverletzung und Nervenverletzung. Die genaue Überwachung des Verlaufs mit exakter Dokumentation ist unumgänglich.

Neue Klassifikation des Weichteilschadens

(nach der AO 1992)

Geschlossene Hautverletzungen (IC)

IC 1 Keine Hautverletzung
IC 2 Kontusion
IC 3 Umschriebenes Décollement
IC 4 Ausgedehntes geschlossenes Décollement
IC 5 Nekrose

Offene Hautverletzung (OC)

OC 1 Hautdurchstoßung von innen nach außen
OC 2 Hautdurchspießung von außen (< 5 cm), Kontusionsränder
OC 3 Hautläsion (> 5 cm), umschriebenes Décollement
OC 4 Hautverlust, tiefe Kontusion
OC 5 Ausgedehntes Décollement

Muskel- und Sehnenverletzungen (MT)

MT 1 Keine Verletzung
MT 2 Umschriebene Muskelverletzung
MT 3 Ausgedehnte Muskelbeteiligung
MT 4 Ausriß oder Verlust ganzer Muskelgruppen, Sehnendurchtrennung
MT 5 Logen- oder Crashsyndrom

Neurovaskuläre Verletzungen (NV)

NV 1 Keine Verletzung
NV 2 Isolierte Nervenläsion
NV 3 Umschriebene Gefäßverletzung
NV 4 Kombinierte neurovaskuläre Verletzung
NV 5 subtotale und Totalamputation

Klassifikation des geschlossenen und offenen Weichteilschadens

Offener Weichteilschaden

(nach Gustilo 1969/Allgöwer 1971):

O I: Durchspießung von innen
O II: Eröffnung und Quetschung der Weichteile von außen
O III: Mitverletzung von Sehnen, Gefäßen, Nerven, Gelenkeröffnung
O IV: Subtotale und totale Amputation, Ischämie

Geschlossener Weichteilschaden

(nach Oestern u. Tscherne 1982):

G 0: Geringer Weichteilschaden
G I: Kontusion, Fragmentdruck von innen, Schürfwunde
G II: Schwere Kontusion, drohendes Kompartmentsyndrom
G III: Décollement, manifestes Kompartmentsyndrom

3 Frakturen im Kindesalter – Besonderheiten am wachsenden Skelett

Definition

Bei Frakturen im Kindesalter handelt es sich um Knochenverletzungen am wachsenden Skelett.

Geringe Immobilisationsschäden und rasche Heilung mit spontaner Korrektur von Achsfehlstellungen lassen im Schaftbereich meist eine konservative Behandlung zu (85% aller Frakturen). Da sich das Längenwachstum des Röhrenknochens an den Wachstumszonen der Epiphysenfugen abspielt, sind den Verletzungen in dieser Region besondere Aufmerksamkeit zu schenken. Eine traumatische Zerstörung der Wachstumszone (Crush-Verletzung) führt zu vorzeitigem Fugenschluß mit Fehlwachstum. Frakturen im Bereich der Epiphysen – insbesondere mit Gelenkbeteiligung – erfordern eine exakte Osteosynthese. Der Schweregrad der Verletzung in dieser Region kann nach den Kriterien von Aitken sowie Salter und Harris eingeteilt werden.

Knochenwachstum

1837 (J. Hunter) Nachweis des Knochenlängenwachstums an den Epiphysen.
Enchondrale Osteogenese – epiphysäres Längenwachstum.
Desmale Osteogenese – periostale Knochenentwicklung.

Aufbau der Wachstumszone

- Stratum germinativum
  - ruhende Knorpelzellen
- Stratum proliferativum
  - Säulenknorpel
  - Blasenknorpel
- Stratum degenerativum
  - Umwandlungszone – Knochenbildung

Einteilung der Frakturen im Bereich der Wachstumszone

	Epiphysenlösung		Epiphysenfraktur		
	Epiphysiolyse	Epiphysiolyse mit metaphysärem Fragment	Epiphysäres Fragment	Epimetaphysäre Fraktur	Epiphysenstauchung (Crush-Verletzung)
Salter	I	II	III	IV	V
Aitken	I	I	II	III	

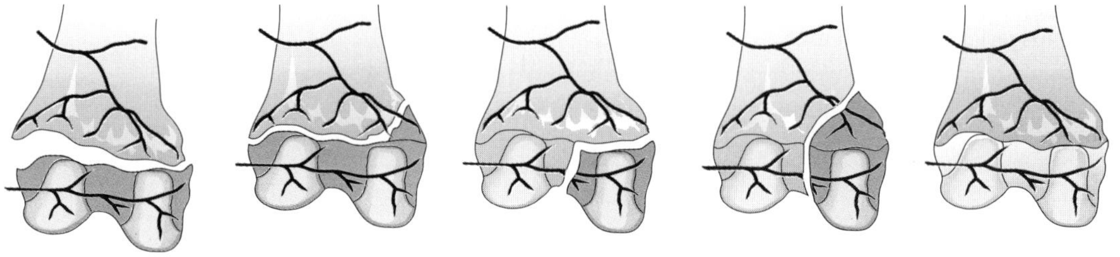

4 Pathologische Fraktur

Definition

Unter einer pathologischen Fraktur versteht man einen Knochenbruch, der aufgrund einer krankhaften Vorveränderung des Knochens auftritt. Der Knochenbruch kann dabei ohne Gewalteinwirkung (Spontanfraktur) oder durch eine nicht adäquate Gewalteinwirkung (Bagatelltrauma) entstehen.

Die Stabilität eines Knochens wird durch die physiologische Belastung entscheidend mitbestimmt. Erbliche, ernährungsbedingte, hormonelle und medikamentöse Faktoren können zu einer *generalisierten* Störung der Knochenstabilität führen. Die exponierte Belastungssituation und anatomische Struktur am proximalen Femur prädisponieren diese Region für Frakturen bei geschwächtem Knochen.
Lokalisierte Störungen der Knochenstabilität sind durch gutartige und bösartige Knochentumoren, infektiöse oder ischämische Knochenveränderungen verursacht. Die Lokalisation des Knochentumors läßt oftmals Rückschlüsse auf die Tumorart zu. Bei sekundären Knochentumoren kommt es über tumorassoziierte Prostaglandine zur Osteoklasten- oder Osteoblastenaktivierung mit osteolytischen oder osteoblastischen Metastasen.
Bei pathologischen Frakturen gelten grundsätzlich die gleichen Osteosyntheseprinzipien wie für traumatische Frakturen. Bei primär malignen Knochentumoren ergibt sich aus der Frage einer möglichen kurativen Therapie eine besondere Aufgabenstellung. Radikalität und Möglichkeiten des Wiederaufbaus sind Behandlungskriterien. Bei sekundär malignen Knochentumoren (Metastasen) liegt fast immer ein fortgeschrittenes Tumorstadium vor, so daß hier das Ausmaß der stabilisierenden Maßnahmen im Hinblick auf die zu erwartende Überlebenszeit ausgerichtet werden muß.

Ursachen für eine pathologische Fraktur

Generalisierte Knochenerkrankungen

- Osteogenesis imperfecta
- Ostitis deformans
- Osteodystrophie
- Osteoporose/Osteomalazie

Lokalisierte Knochenerkrankungen

- Primäre Knochentumoren
  Benigne Knochentumoren
  - Enchondrom
  - Chondroblastom
  - Hämangiom
  - nicht ossifizierendes Knochenfibrom
  - Tumor-like lesions: solitäre Knochenzyste

  Maligne Knochentumoren
  - Osteosarkom
  - Chondrosarkom
  - Plasmozytom
- Sekundäre Knochentumoren (Metastasen)
  Primärtumoren mit bevorzugter Skelettmetastasierung:
  - Prostatakarzinom
  - Mammakarzinom
  - Bronchialkarzinom
  - Nierenkarzinom
  - Schilddrüsenkarzinom
  - Magenkarzinom
- Osteomyelitis
- Osteoradionekrose

5 Frakturheilung

Ungestörte Knochenbruchheilung

Die Vereinigung eines durchtrennten langen Röhrenknochens (Fraktur) vollzieht sich nach verschiedenen biologischen Vorgängen, je nachdem, ob der Natur freier Lauf gelassen wird oder ob die Fragmente operativ stabil miteinander verbunden werden.

Direkte (primäre) Knochenbruchheilung

Unter direkter Knochenbruchheilung versteht man die Heilung von Fragmenten zu Fragment ohne sichtbare Kallusbrücke. Es wird hierbei die Kontaktheilung von einer Spaltheilung unterschieden. Bei der Kontaktheilung kommt es zur knöchernen Überbrückung ohne bindegewebige und knorpelige Vorstufen an Orten des innigen Kontakts der Kortikalis. Auch bei leicht klaffendem Spalt kann es zur primären Auffüllung mit Knochengewebe kommen, welche als Spaltheilung bezeichnet wird. Voraussetzung für die direkte Knochenbruchheilung ist eine absolute Stabilität während der gesamten Frakturheilungsphase und die Vitalität der Knochenfragmente durch ausreichende Blutgefäßversorgung. Teilweise oder ganz von der Durchblutung abgelöste (devitalisierte, devaskularisierte) Fragmente können über vitale Nachbarfragmente eingebaut werden. Die absolute Stabilität kann nur eine Osteosynthese gewährleisten.

Indirekte (sekundäre) Knochenbruchheilung

Bei einer indirekten Knochenbruchheilung kommt es zur Heilung über eine Kallusbrücke von Fragment zu Fragment. Im Bruchspalt wird das Frakturhämatom durch Granulationsgewebe ersetzt. Dieses differenziert sich zunächst in faseriges Bindegewebe, dann zu Faserknorpel und schließlich zu Faserknochen. Über einen provisorischen bindegewebigen und knöchernen Kallus entsteht ein definitiver Kallus. In diesem Fixationskallus findet ein intensiver Knochenumbau statt, so daß letztlich Lamellenknochen entsteht und der Knochen seine ursprüngliche anatomische Form anzugleichen versucht. Auch bei der indirekten Frakturheilung müssen die Bedingungen der Ruhigstellung mit ausreichender Wirksamkeit sowie der Blutversorgung erfüllt sein. Die Revaskularisation ist bedeutend für die Prognose der Frakturheilung. Persistierende mechanische Instabilität führt zu einer ständigen Störung der periostalen, interfragmentären und endostalen Kapillarproliferation.

Phasen der Knochenbruchheilung

- Frakturphase
- Entzündungsphase
- Granulationsphase
- Modelling-, Remodelling-Phase

Gestörte Knochenbruchheilung

Sowohl unter konservativer als auch unter operativer Behandlung heilen einige Knochenbrüche schneller als die anderen. Manche Brüche heilen überhaupt nicht. Einerseits fehlt in diesen Fällen der Knochen (Verlust am Unfallort, Verlust durch gutartige oder bösartige Geschwülste, Verlust durch Sequester bei einer Infektion), andererseits fehlen die biologischen und mechanischen Voraussetzungen, die zur Überbrückung des Frakturspalts notwendig sind.
Man spricht von einer verzögerten Frakturheilung (delayed union), wenn es nach überdurchschnittlicher Zeit dennoch zur Ausheilung kommt. Kommt es nicht zur Heilung, so entwickelt sich ein Falschgelenk, eine sogenannte Pseudarthrose (non union).

Ursachen der gestörten Knochenbruchheilung sind:

- lokale Instabilität, die größer ist als die Potenz des Unruhekallus zur Fixation
- traumabedingte Fragmentdevitalisation bei begleitender Weichteilschädigung
- operativ bedingte Fragmentdevitalisation bei einer Osteosynthese
- Infektion mit Sequestrierung
- AVK

Klassifizierung der gestörten Knochenbruchheilung

Biologisch reaktionsfähige (vitale) Pseudarthrose:
Bei ungenügender Ruhigstellung oder verfrühter Beanspruchung entwickelt sich bei vitalen Fragmenten eine hypertrophe, kallusreiche Pseudarthrose (Elefantenfuß-, Pferdefußpseudarthrose).

Biologisch reaktionsunfähige (avitale) Pseudarthrose:
Sterben Fragmente bei Trümmerfrakturen ab, so entsteht eine nekrotische Pseudarthrose. Geht bei einem Unfall Knochensubstanz ersatzlos verloren, so entsteht eine Defektpseudarthrose. Bei einer Knocheninfektion resultiert eine atrophische Infekt-Pseudarthrose.

Aufgrund unterschiedlicher **Stabilität** der Pseudarthrose wird eine

- instabile Pseudarthrose und
- straffe Pseudarthrose unterschieden.

6 Refraktur

Definition

Die Problematik der Refrakturen ist ein äußerst vielschichtiges Geschehen. Die klassische Refraktur ist eine erneute Knochendiskontinuität in einer primär konsolidierten Frakturzone. Die Definition der Refraktur stellt sich in der Literatur sehr uneinheitlich dar. So werden für Refrakturen die Begriffe „Rezidivbruch", „Sekundärbruch", „Kallusbruch", „Versprödungsbruch" und auch „Dystrophierefraktur" verwendet. Sie alle beinhalten den Versuch, die multifaktorielle Ätiologie der Refraktur zu definieren. Der primär objektivierbare Faktor ist dabei das morphologische Erscheinungsbild der Fraktur, das aufgrund der Röntgenaufnahmen leicht zu bestätigen ist. Die Literaturangaben über die Häufigkeit der Refrakturen differieren aufgrund unterschiedlicher Einteilungskriterien zwischen 3 und 15%.

Nach Grob und Magerl lassen sich die Refrakturen in zwei Hauptgruppen unterteilen. Sie unterscheiden einerseits sogenannte „fokale Refrakturen", wozu die Frakturen zählen, die identisch mit der primären Frakturlokalisation sind, andererseits die „parafokalen Refrakturen", wobei die Sekundärfraktur nicht identisch mit der primären Frakturlokalisation, sondern lediglich im gleichen Knochenabschnitt lokalisiert ist. Die mit der Primärfraktur identischen Refrakturen können aufgrund einer Umbaustörung, aufgrund eines gestörten Heilungsverlaufes oder durch Strukturinsuffizienzen bedingt sein. Die Nichtbeachtung der indikatorischen Grenzen von Platten- und Nagelosteosynthesen und die Mißachtung mechanischer Prinzipien können Verläufe induzieren, die zu einer verzögerten Bruchheilung oder zur Pseudarthrosenbildung führen. Die Mißachtung biologischer und physikalischer Gesetzmäßigkeiten können Fragmentnekrosen oder persistierende bzw. partiell persistierende Frakturspaltung induzieren.
Sowohl eine Knochenfragmentnekrose als auch ein partiell persistierender Bruchspalt können die Ursache für eine Refraktur sein, zumal sie radiologisch nicht immer sicher zu objektivieren sind. Bei Knochenstrukturveränderungen beispielsweise auf der Basis einer Osteoporose mit Rarefizierung der Knochenbälkchenstruktur in der Frakturzone, aber auch im umgekehrten Sinne bei Eburnisierung der Frakturzone mit radiologisch sichtbaren Strukturverdichtungen ist eine Refraktur im Sinne des fokalen Zweitereignisses möglich, auch dann, wenn radiologisch eine sichere knöcherne Konsolidierung vorzuliegen scheint.

Fokale Refraktur

Bei den *fokalen* Refrakturen wird ursächlich eine persistierende Schwachstelle angenommen. Bei den sogenannten „Umbaufrakturen" hat die Erstfraktur noch nicht ihre volle Stabilität erreicht. Gestörte Knochenbruchheilung oder eine Strukturinsuffizienz des Knochens sind weitere Faktoren, die sich begünstigend für eine Refraktur auswirken. Eine Fehleinschätzung der Frakturheilung im Röntgenbild mit frühzeitiger Belastungsfreigabe oder unkooperativen Patienten sind häufig mitverantwortlich.

Parafokale Refraktur

Bei den *parafokalen* Refrakturen liegt häufig ein adäquates neues Trauma vor, wobei zufällig die Nähe zur Erstverletzung gegeben ist. Die Differenzierung ist schwierig, da eine verbliebene lokale Strukturinsuffizienz (Inaktivitätsosteoporose) oder andere Streßfaktoren (Randbrüche noch liegender Implantate oder Schraubenkanäle nach entferntem Implantat) verantwortlich sein können. Der Zeitraum zwischen Erstfraktur und Refraktur spielt für die Definition keine Rolle, sofern die Erstfraktur zum Zeitpunkt der Refraktur als verheilt betrachtet wurde.
Die Ursachenerklärung von Refrakturen hat bereits bei der Therapie der Erstfraktur zu beginnen. Insuffiziente Operationstechniken, die Unterbewertung der notwendigen Nachbehandlung, zu frühe Vollbelastung, frühzeitige Metallentfernung in Verbindung mit einem erneuten Trauma können die Rahmenbedingungen bei der Ursachenforschung nach der Refraktur ergeben.

7 Osteosynthese

Grundlagen, Zugangswege

Definition

Osteosynthese bedeutet operative Knochenbruchbehandlung. Wie bei der konservativen, nicht operativen Knochenbruchbehandlung sind die anatomische und funktionelle Wiederherstellung das Ziel. Grundprinzipien sind achsgerechte Reposition und stabile Retention.

Der Begriff „Osteosynthese" wurde erstmals von Lambotte um 1900 geprägt. Seit dieser Zeit sind eine Vielzahl von Implantaten und Instrumenten entwickelt und wieder verworfen worden. Die wissenschaftliche Erforschung der Knochenbruchheilung hat die wesentlichen Grundlagen für die operative Frakturversorgung geschaffen. Biomechanische Studien haben Biotechniker veranlaßt, Implantatmaterialien und Implantatdesign entsprechend den biologischen Anforderungen zu gestalten. Anatomische Studien über die Vaskularisation des Knochens haben standardisierte, gewebeschonende und komplikationsarme OP-Zugänge ermöglicht. Die Indiaktionsstellung zu einer Osteosynthese hat neben der Frakturform und Lokalisation insbesondere die Weichteilverhältnisse zu berücksichtigen. Eine große Rolle bei der Wahl eines Osteosyntheseverfahrens spielt darüber hinaus die Kooperationsfähigkeit des Patienten. Bei einer zunehmenden Zahl von Frakturen bei alten Menschen addiert sich eine Vielzahl von ungünstigen Faktoren.

Geschlossene und offene Reposition

Die „biologische Osteosynthese" verfolgt das Prinzip, durch eine möglichst geringe zusätzliche Weichteilschädigung die Durchblutung des Knochens zu gewährleisten. Großflächige Devastierung, Deperiostierung sind zu vermeiden. Geschlossene Repositionsverfahren sind daher wenn möglich zu bevorzugen.

Minimalinvasive Osteosynthese (MIO)

Die operativen Zugänge sind so klein dimensioniert, wie es ohne relevante zusätzliche Weichteilschädigung möglich ist, Implantate zu positionieren.

Minimalosteosynthese

Implantate sind so klein dimensioniert, wie sie zur Stabilisierung des Knochens erforderlich sind.

Stabilität der Osteosynthese

- retentionsstabil
- übungsstabil
- belastungsstabil

Osteosyntheseverfahren, Implantate

Bei der Anwendung verschiedener möglicher Osteosyntheseverfahren sind biomechanische Prinzipien zu berücksichtigen. Interfragmentäre Kompression kann dynamisch oder statisch bei bestimmten Frakturformen angewandt werden.

Externe Fixation

Die externe Fixation wird bevorzugt bei begleitender Weichteilschädigung insbesondere als Primärmaßnahme eingesetzt.

- Extension
- Fixateur externe

Fixateur externe: Der Fixateur externe bietet einerseits ein minimalinvasives Osteosyntheseverfahren bei Frakturen mit begleitendem Weichteilschaden, andererseits ein wenig belastendes Verfahren zur schnellen Frakturstabilisierung bei Mehrfachverletzten. Er wird vielfach als Primärosteosynthese eingesetzt und erfordert meist eine definitive interne Fixation.
Verschiedene, außerordentlich variable Montageformen erlauben vielfältige Einsatzmöglichkeiten. Bei gelenküberbrückendem Einsatz sind temporäre und definitive Arthrodesen möglich.

- unilateraler Klammerfixateur
- Rahmenfixateur
- dreidimensionaler, zeltförmiger Fixateur
- Ringfixateur
- Hybridfixateur
- Pinless-Fixateur

Interne Fixation

Kirschner-Drähte (Bohrdrähte): Die solitäre Bohrdrahtosteosynthese erlaubt meist nur eine retentionsstabile Fixation. Perkutane und minimalinvasive Techniken sind Vorteile der Methode.

Schrauben: Schrauben werden als interfragmentäre Zugschrauben oder zur Fixation von anderen Implantaten eingesetzt (Standard- und Kleinfragmentschrauben).

- Spongiosaschrauben
- Kortikalisschrauben
- kanülierte Schrauben
- Doppelgewindeschrauben

Platten: Die Plattenosteosynthese ist im allgemeinen eine invasive Methode. Ein minimalinvasives Verfahren kann in bestimmten Fällen die eingeschobene Plattenosteosynthese darstellen.
Die Osteosyntheseplatte wird als Kompressionsplatte, Neutralisationsplatte oder Abstützplatte implantiert. Formplatten und Spezialplatten erlauben den Einsatz an definierter Lokalisation:

- neutrale Platten
- dynamische Platte (DCP), Limited-contact-Platte (LC-DCP)
- T-, L-Platte
- Winkelplatte
- Rekonstruktionsplatte
- Laschenplatten (dynamische Hüftschraube – DHS, dynamische Kondylenschraube – DCS, dynamische Martin-Schraube – DMS)
- Spezialplatten

Cerclage: Die Cerclage als solitäres Verfahren ist obsolet. Sie kann in Ausnahmefällen als additive Maßnahme zur Fragmentfixation im Schaftbereich notwendig werden.

Zuggurtung: Bei der Zuggurtung werden Zugkräfte in interfragmentäre Druckkräfte umgesetzt. Eine Kombination aus Kirschner-Drähten und Cerclagedraht.

Nägel: Intramedulläre Kraftträger können minimalinvasiv eingebracht werden. Stabilität kann durch Verklemmung in der Markhöhle oder durch Verriegelung erzielt werden. Interfragmentäre Kompression wird durch Belastung erreicht.

- aufgebohrt bzw. unaufgebohrt
- ohne Verriegelung
- mit dynamischer oder statischer Verriegelung
- Gammanagel, PFN

Fixateur interne: Der Fixateur interne ist ein analog zum Fixateur externe konstruiertes System zur internen Implantation bei spezieller Indikation (z. B. Wirbelsäule). Indirekte Repositionsmöglichkeit.

Endoprothesen: Bei nicht rekonstruktionsfähigen Gelenkfrakturen mit Störung der Vaskularität, pathologischer Fraktur oder schwerer vorbestehender Arthrose ist bei alten Patienten ein endoprothetischer Gelenk- oder Knochenersatz indiziert.

- partieller Gelenkersatz (Kopfprothese)
- totaler Gelenkersatz
- zementfreie bzw. zementierte Verankerung

Resorbierbare Implantate: Zur Vermeidung eines Reeingriffes (Entfernung des Osteosynthesematerials) wird bei definierten Frakturen der Einsatz resorbierbarer Implantate aus Polydioxanonen (PDS), Polyglycolsäure (PGA) oder Poly-L-Laktid (PLLA) diskutiert. Ungewisse Resorptionszeit, aseptische Entzündungsreaktionen, vorzeitige Auslockerung können Nachteile darstellen.

- Kordeln
- PDS/PLA-Stifte
- Schrauben

Verbundosteosynthese: Die Verbundosteosynthese wird bei pathologischen Frakturen und Knochendefekten angewandt. Durch additives Einbringen von Knochenzement zum Implantat wird eine Defektfüllung oder Implantatfixation erzielt.

Implantatwerkstoffe: Die Tribologie eines Implantats und das Verhalten in vitro und in vivo ist ein Forschungsziel.

- Eisenstahl (Fe-Cr-Ni-Mo)
- Cobalt (Co-Cr-Mo)
- Titan (Ti)
- Keramik (Al-O)
- Polyäthylen ($CH_2 = CH_2$)

Entfernung des Osteosynthesematerials: Die Materialentfernung ist bei jungen Patienten in allen Fällen anzustreben. Knöcherne Konsolidierungszeiten sind dabei zu beachten.

Arthrodese: Bei jüngeren Patienten mit nicht rekonstruierbarer Gelenkdestruktion ist eine primäre Versteifung des Gelenks in seltenen Fällen unumgänglich.

8 Sekundärosteosynthese

Definition

Jede erneute Osteosynthese oder Veränderung einer Osteosynthese nach einer operativen Frakturerstversorgung wird als Sekundärosteosynthese bezeichnet.

Weiterführende Osteosynthesen können bereits bei der primären Osteosynthese im Rahmen eines definierten Behandlungskonzepts geplant werden. Darüber hinaus zwingen unterschiedliche Komplikationen nach einer operativen Frakturversorgung zu einer nicht vorgesehenen Reoperation. Die Indikation zu einer Reosteosynthese soll in diesen Fällen großzügig und umgehend gestellt werden. Insbesondere bei persistierender Fehlstellung und Redislokation sollte nur in begründeten Ausnahmefällen das unbefriedigende Ergebnis toleriert werden. Die im Rahmen der weiteren Nachbehandlung immer wiederkehrende Konfrontation mit dem Befund erzeugt zwischen Patient und Operateur eine Störung des Vertrauensverhältnisses. Die Ursache für nicht geplante Sekundärosteosynthesen liegt häufig schon bei einer fehlerhaften Indikationsstellung des primären Osteosyntheseverfahrens und bei der Durchführung der Osteosynthese. Nicht zuletzt sind Nachbehandlungsfehler für Osteosynthesekomplikationen verantwortlich. Implantatbedingte Ursachen sind selten, wobei Materialfehler sicher eine Rarität darstellen. Gelegentlich können Fehler des Implantatdesigns bzw. ein in vivo differentes Implantatverhalten bei bestimmten Frakturformen und verzögerter Frakturheilung zu einem Implantatbruch führen. Die Häufigkeit patientenverschuldeter Ursachen sind nicht zu unterschätzen. Mangelnde Kooperationsfähigkeit des Patienten und Begleitkrankheiten müssen bei der Indikationsstellung und bei der Durchführung einer Primärosteosynthese bereits berücksichtigt werden. Erneutes Trauma und Fehlverhalten des Patienten sind Hauptgründe für Reosteosynthesen.

Indikative Systematik

Geplante Sekundärosteosynthese

- Additive Osteosynthese
- Verfahrenswechsel (Umsteigen) nach Sanierung des Weichteilschadens

Nicht geplante Sekundärosteosynthese (Reosteosynthese)

- Persistierende Fehlstellung (Korrekturosteosynthese)
- Verzögerte bzw. ausgebliebene Frakturheilung
- Refraktur
  - fokal
  - parafokal
- Implantatversagen
  - Lockerung
  - Deformität
  - Bruch
- Infektion

Möglichkeiten der Sekundärosteosynthese

- Kompletter Verfahrenswechsel (anderes Implantat)
- Additives Implantat (zusätzliches Implantat)
- Implantatwechsel (gleichartiges längeres/kürzeres oder anderes Implantat)
- Implantatversetzung (gleiches Implantat an anderer Lokalisation)
- Additive Spongiosaplastik
- Additive Verbundosteosynthese

9 Knochentransplantation

Knöcherne Defekte erfordern eine primäre oder sekundäre Substitution mit Knochen oder Knochenersatzmaterialien. Bei großen Knochendefekten besteht die Möglichkeit, eine ortsständige Knochenneubildung in einem zeitaufwendigen Verfahren mit der Distraktion von Kallus zu formieren (Methode nach Ilizarov). Alternativ ist insbesondere bei kleineren und mittelgroßen Knochensubstanzdefekten die Transplantation von Knochen ein komplikationsarmes Verfahren. Körpereigenes Material sollte bevorzugt werden. Bei größeren Defekten, die aufgrund der Lokalisation für eine Kallusdistraktion nicht geeignet sind, muß auf Fremdsubstanzen zurückgegriffen werden.

Einteilung nach Herkunft des Materials

- autogen (= autolog): gleiches Individuum
- allogen (= homolog): anderes Individuum, gleiche Spezies
- xenogen (= heterolog): andere Spezies
- alloplastisch: anorganisch

Die drei organischen genannten Knochentransplantate unterscheiden sich in ihrer Wertigkeit, der biologischen Potenz.
Die **Osteoinduktion,** d. h. die Fähigkeit, Knochen zu bilden, setzt ein lebendes Transplantat voraus. Diese wird nur bei der autogenen Transplantation von Knochenmaterial erreicht.
Bei der **Osteokonduktion** dient nicht lebendes biologisches Material als Knochenmatrix für eine Gefäßeinsprossung. Hierbei kommt es unter Abbau des Knochentransplantats zur Umstrukturierung und einem Neuaufbau von Knochengewebe.
Bei jeder Knochenverpflanzung ist ein vitales Transplantationslager Voraussetzung für den Einheilungsprozeß, sei er osteoinduktiv oder osteokonduktiv.
Bei der **autogenen** Knochenübertragung wird der körpereigene Knochen sofort nach der Entnahme an den Transplantationsort gebracht. für die Entnahme des Knochens stehen beim Menschen die Beckenkämme rechts und links sowie vorne und hinten zur Verfügung. Andere Entnahmestellen für Knochen sind entweder wenig ergiebig oder komplikationsgefährdet. Sollte eine mechanische Substitution erforderlich sein, so kann auf Rippentransplantate oder Wadenbeinschaftanteile zurückgegriffen werden. Man unterscheidet eine ausschließliche Übertragung von Knochenbälkchen (Spongiosa) von einer gemischten Übertragung von Kortikalisspänen mit anhaftender Spongiosa (Kortikospongiosa, trikortikaler Span), welche eine gleichzeitige mechanische Stabilität gewährleisten.
In einigen Fällen, insbesondere bei schlechter Weichteildurchblutung, kann eine mikrovaskuläre, gefäßgestielte Knochentransplantation notwendig werden.

Bei der **allogenen** Knochenübertragung wird Knochen von einem anderen Menschen verpflanzt. Die Übertragung von menschlichem Fremdknochen birgt drei Problembereiche:

- die künstliche Übertragung von Krankheiten (Infektionen/Karzinomzellen)
- die Lagerungsproblerme
- die reduzierte biologische Wertigkeit

Die Minimierung des Infektionsrisikos wird nach Erhebung der Krankheitsvorgeschichte des Spenders durch laborchemische und bakteriologische Untersuchungen mit langfristigen Kontrolluntersuchungen nach Entnahme gewährleistet. Die Lagerung des Knochens erfolgt in einer Knochenbank. Die Organisation erfordert eine peinliche Dokumentation. Knochen vom Lebendspender oder von der Leiche werden kältekonserviert. Eine weitere Möglichkeit ist eine sichere Desinfektion bzw. Sterilisation des Fremdknochens. Autoklavierung und Gamma-Bestrahlung sind hier besonders hervorzuheben. Nachteile sind eine zunehmende Reduktion der Primärfestigkeit und der osteokonduktiven Eigenschaften.
Mit der **xenogenen** Transplantation bzw. Implantation stehen Knochenersatzstoffe nicht humaner Herkunft zur Verfügung, diese sind Keramiken aus Aluminiumoxid, Hydroxylapatit oder Tricalciumphosphat. Ausgangsprodukte sind z. B. Rinderknochen, Korallen oder Algen. Diese Substanzen werden im Unterschied zu allogenen Transplantaten nicht abgebaut, sondern umwachsen. Demineralisierte Knochenmatrix oder additive Einzelfaktoren (z. B. BMP – bone morphogenetic proteins) sind möglicherweise Substanzen der Zukunft mit osteoinduktiver Wirkung.
Als **alloplastische** Implantate werden anorganische Knochenersatzmaterialien aus Metallspongiosa und Polymere (Poly-alpha-Hydroxysäure) bezeichnet. Die Entwicklung tendiert zu Composites.

10 Komplikationen und Aufklärung

Komplikationen

Selbst bei der Beachtung aller Regeln sind *Komplikationen* nicht immer vermeidbar. Sowohl die konservative wie die operative Knochenbruchbehandlung sind mit Komplikationsmöglichkeiten behaftet. Die Minimierung auf das geringste Ausmaß hinsichtlich der Häufigkeit und der Schwere ist das oberste Ziel. Die Standardisierung der Verfahren hat in entscheidendem Maße dazu beigetragen, die Zahl der Komplikationen zu verringern. Dennoch muß jeder Fall als Einzelfall betrachtet werden und seine individuellen Komplikationsrisiken primär eingestuft werden. Komplikationen können in jeder Phase der Frakturbehandlung auftreten. Sie sind gerade in der Unfallchirurgie nicht selten durch eine fehlerhafte Nachbehandlung verursacht. Hier sind besondere Anforderungen an die ärztliche Führung, das Pflegepersonal, die Physiotherapeuten und nicht zuletzt an den Patienten selber zu stellen.

- Intraoperative Komplikationen
- Postoperative Komplikationen
  - früh
  - spät

Wundheilungsstörung

- Wundrandnekrose
- Infektion:
  - oberflächlich
  - tief
  - Osteitis, Osteomyelitis

Gefäßkomplikation

- Intraoperativer Blutverlust
- Gefäßverletzung
- Durchblutungsstörung
- Nachblutung
- Hämatom
- Thrombose
- Embolie

Nervenkomplikation

- Nervenverletzung (Durchtrennung/Druckschädigung):
  - Lähmung
  - Gefühlsstörung

Knochen-/Osteosynthesekomplikation

- Persistierende Fehlstellung
- Sekundärfraktur
- Instrumentenversagen:
  - abgebrochene Bohrer/Gewindeschneider
- Redislokation
- Implantatversagen:
  - Implantatlockerung
  - Implantatausbruch
  - Implantatwanderung
  - Implantatpenetration
  - Implantatdeformität
  - Implantatbruch
- Implantatallergie/Metallose
- Knochenheilungsstörung:
  - verzögerte (delayed union)
  - ausbleibende (non union)
- Knochennekrose
- Heterotope Ossifikation
- Arthrose

Komplikationen am Bewegungsapparat

- Muskelverletzung
- Sehnenverletzung
- Kraftminderung
- Bewegungseinschränkung/Kontraktur
- Arthrofibrose
- Reflexdystrophie

Aufklärung

Bei der *Aufklärung* eines Patienten wird das vorgesehene Osteosyntheseverfahren anschaulich dargestellt, die Alternativverfahren einschließlich der konservativen Behandlungsmöglichkeit erörtert und die Vor- und Nachteile der einzelnen Therapieformen geschildert. Die Kenntnis der spezifischen Komplikationen der verschiedenen Osteosyntheseverfahren in Anwendung auf die jeweilige Frakturform und -lokalisation ist Grundvoraussetzung für ein kompetentes Aufklärungsgespräch. Unter Beachtung der jeweiligen Komplikationsmöglichkeiten sollten beim gewählten Verfahren die Vorteile gegenüber den Risiken überwiegen. Eine sorgfältige *Dokumentation* des Aufklärungsgesprächs mit Zeichnung ist unumgänglich. Der Patient muß die Aufklärung verstanden haben. Die Pflicht zur Aufklärung begründet sich im Dienstvertrag zwischen Arzt und Patient, wobei der Arzt sich dem Patienten nach den Regeln der ärztlichen Kunst verpflichtet, dessen Gesundheit wiederherzustellen. Im Grundgesetz ist das Selbstbestimmungsrecht des Menschen verankert, das heißt die Entscheidungsgewalt über seinen Körper.
Die Aufklärung umfaßt einerseits die notwendigen diagnostischen Maßnahmen und andererseits alle therapeutischen Möglichkeiten:

- diagnostische Aufklärung
- therapeutische Aufklärung
  - Verlauf ohne Therapie
  - vorgeschlagene Therapie
  - alternative Therapieformen

Die **Eingriffsaufklärung** enthält die mit dem Eingriff verbundenen Risiken. Je fragwürdiger der Erfolg eines Eingriffs ist, um so intensiver muß die Aufklärung erfolgen. Wird eine Behandlung übernommen, obwohl erfolgsversprechende alternative Behandlungsformen in Frage kommen, die selber nicht durchgeführt werden können, kann ein Übernahmeverschulden angelastet werden.
Die **Sicherungsaufklärung** bestimmt das Verhalten des Patienten nach der Operation, die weiteren therapeutischen Maßnahmen einschließlich der für den Erfolg notwendigen Kontrolluntersuchungen.
Die Aufklärung sollte bei einem Wahleingriff zum frühestmöglichen Zeitpunkt erfolgen. Bereits bei der ambulanten Erstuntersuchung im Rahmen der Indikationsstellung zur Operation und Vergabe des Operationstermins soll der Patient über alle Risiken informiert werden. Die definitive präoperative Aufklärung wird in mündlicher und schriftlicher Form abgegeben und umfaßt eine Grundaufklärung und eine Ergänzungsaufklärung über die spezielle Therapiemaßnahme.

Aus juristischer Sicht ist es nicht mehr ausreichend, daß aufgeklärt und dies dokumentiert wurde. Selbst wenn sich ein immanentes Komplikationsrisiko realisiert, muß nachgewiesen werden, daß alles getan wurde, um die Komplikation zu verhindern. Dies erfordert wiederum hinreichende Dokumentation über Untersuchungen und erhobene Befunde am Patienten sowohl in der intra- wie auch in der postoperativen Phase.

Nach Nachweis und Dokumentation einer Komplikation ist eine umgehende Therapie anzustreben. Durch weiteres Zuwarten kommt es oftmals zu einer Verschlechterung der Situation. Die Rechtfertigung einer aktiven Handlung fällt leichter als die Begründung für eine abwartende Haltung.

Dokumentation

- Wundheilung
  - Rasur, Desinfektion, Sterilität
  - BSG-, BB-, CRP-Kontrollen
  - Abstriche
  - Fieberkurve
  - Sonographie der Wunde
- Gefäßstatus
  - Hb-Kontrollen
  - arterielle Dopplersonographie
  - venöse Dopplersonographie
  - Phlebographie
  - Lungenszintigramm
- Nervenstatus
  - neurologisches Konzil
  - Kompartmentdruckmessung
- Knochenstatus
  - zeitgerechte radiologische Kontrollen
  - Skelettszintigraphie
- Bewegungssystem
  - durchgeführte Physiotherapie
  - Belastungsfähigkeit nach Osteosynthese
  - Bewegungsausmaß
  - Lagerung

Obere Extremität

11 Das Schultergelenk – Articulatio humeroscapularis

Anatomie

Das Caput humeri bildet physiologischerweise mit dem Oberarmschaft einen Winkel von 130°. Die knorpelige Gelenkfläche des Oberarmkopfes artikuliert mit der nur ¼ so großen Gelenkpfanne des Schulterblattes, die durch ein knorpeliges Labrum glenoidale vergrößert wird.

Durch die weite Gelenkkapsel, die durch die Ligg. glenohumeralia verstärkt wird, wird ein großes Bewegungsausmaß des Schultergelenks ermöglicht. Das subakromiale Nebengelenk wird durch das Schulterdach aus Akromion, Processus coracoideus und dem Lig. coracoacromiale gebildet.

Der proximale Anteil des Humerus läßt sich in drei traumatologisch relevante Regionen aufteilen:

- Kopfkalottenregion
- tuberkuläre Region
- infratuberkuläre und proximale Schaftregion

Die Regionen zwischen Kalotte und Tuberkula werden durch das Collum anatomicum, distal der Tuberkula durch das Collum chirurgicum abgegrenzt. Ausgehend vom Tuberculum majus und minus zieht jeweils eine Knochenleiste nach distal, die eine Rinne, den Sulcus intertubercularis (bicipitalis) bildet. Hier verläuft die lange Sehne des M. biceps brachii.

Die muskuläre Führung des Schultergelenks erfolgt einerseits durch den Deltamuskel, der den proximalen Oberarm von vorne, seitlich und von hinten umfaßt und als wichtigster Abduktor fungiert.

Andererseits erfolgt die Zentrierung des Oberarmkopfes in die Gelenkpfanne durch ein koordiniertes Spiel der Muskeln der Rotatorenmanschette. Von hinten und oben setzen am Tuberculum majus die Sehnen des M. teres minor, M. infraspinatus und M. supraspinatus an, am Tuberculum minus die Sehne des M. subscapularis. Die Wirkung der einzelnen Muskeln bezüglich der Außenrotation, Abduktion und Innenrotation ist durch Ursprung und Ansatz der Sehnen definiert, ist aber auch von der Stellung des Schultergelenks abhängig.

Bei Frakturen mit Dislokation des Kopfkalottenfragments ist die Prognose hinsichtlich der Frakturheilung von der Blutversorgung abhängig. Die arterielle Blutversorgung des proximalen Oberarms erfolgt über Äste der A. circumflexa humeri anterior und posterior. Die das Kopffragment ernährende A. arcuata, ein Ast der A. circumflexa humeri anterior verläuft im Sulcus intertubercularis nach proximal.

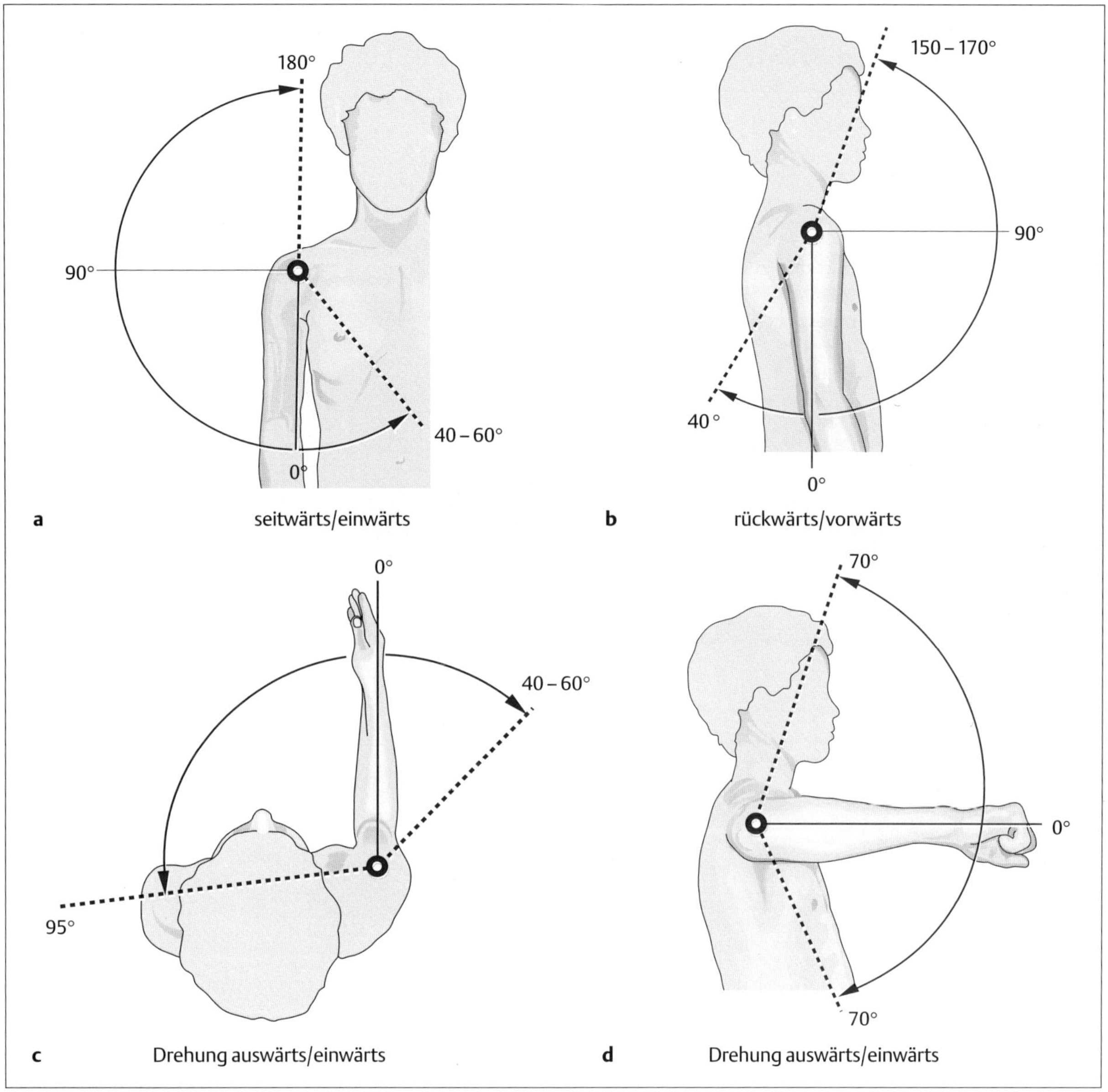

Abb. **1** Physiologisches Bewegungsausmaß des Schultergelenks nach der Neutral-Null-Methode:
a Abduktion/Adduktion: 180 (90)– 0 – 30
b Elevation/Retroversion: 160 (90)– 0 – 40
c Außenrotation/Innenrotation (Arm anliegend): 50 – 0 – 95
d Außenrotation/Innenrotation (Arm angehoben): 70 – 0 – 70

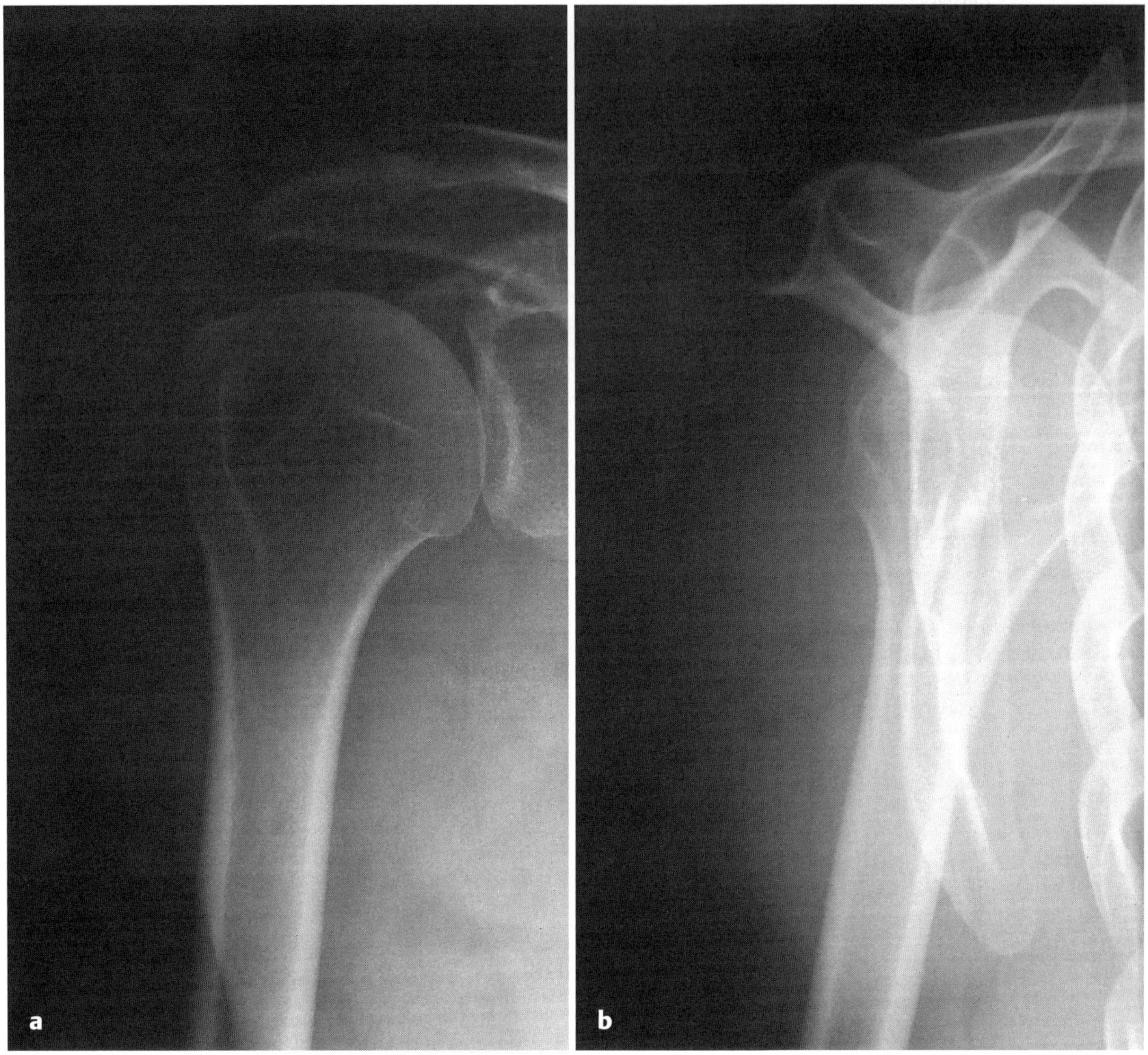

Abb. **2 a – b** Standardröntgenaufnahmen Schultergelenk a.-p. und Y-Skapula

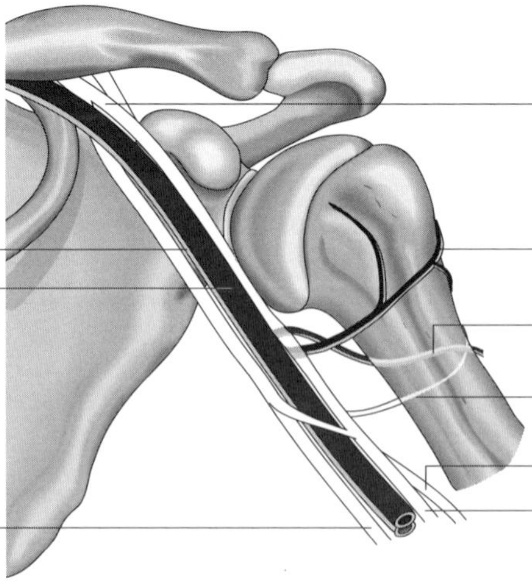

Abb. **3** Strukturen des Schultergelenkes.

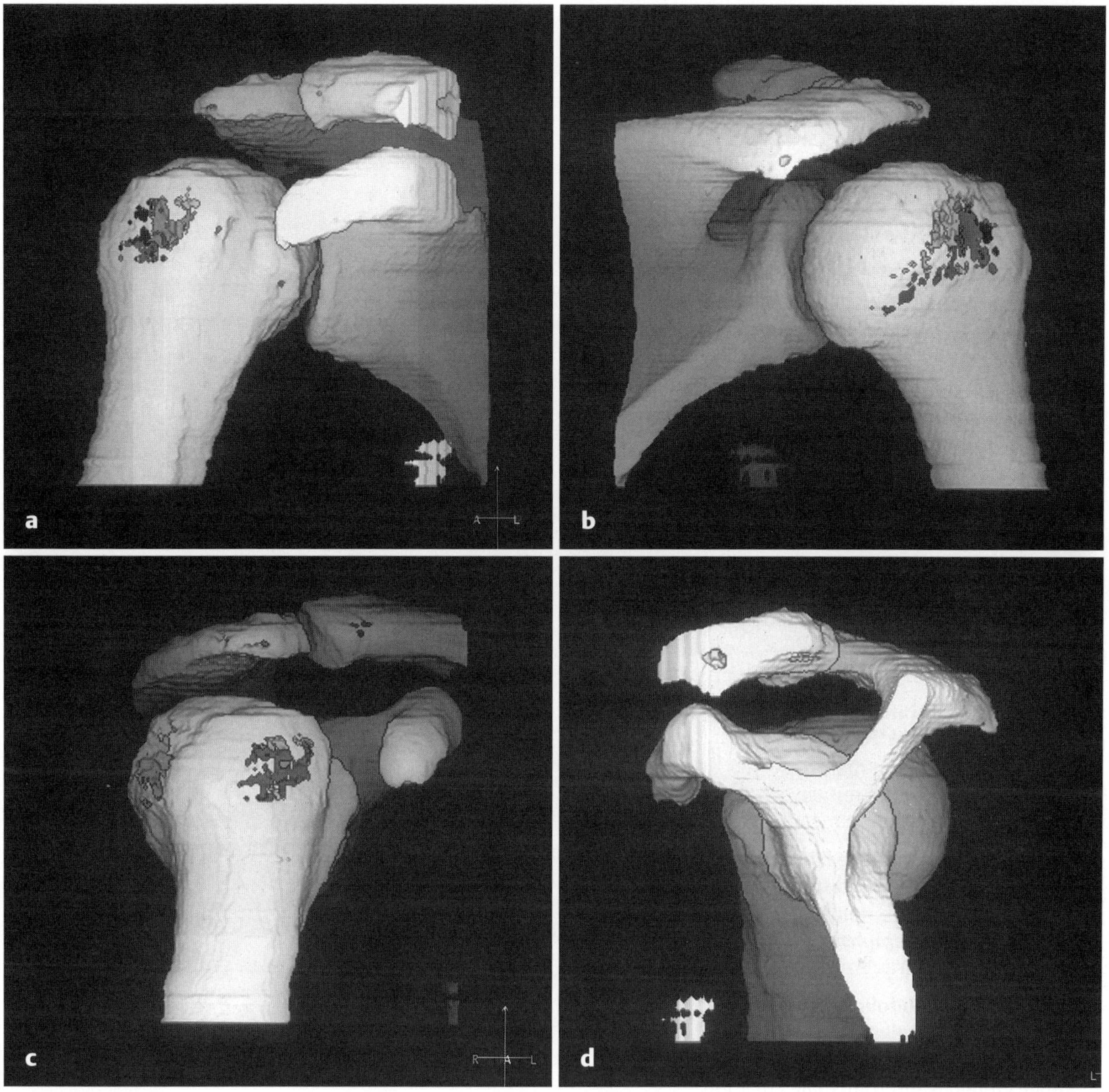

Abb. **4** Knöcherne Strukturen des Schultergelenks (3-D-CT-Bilder in 4 Ebenen).
a Ansicht von ventral.
b Ansicht von dorsal.
c Ansicht von lateral.
d Ansicht von medial.

12 Proximaler Humerus

AO-Klassifikation 11-

A1 Extraartikuläre unifokale Fraktur, tuberkulär

1. Tuberculum majus, nicht disloziert
2. Tuberculum majus, disloziert
3. mit glenohumeraler Luxation

A2 Extraartikuläre unifokale Fraktur, metaphysär impaktiert

1. ohne Fehlstellung in der Frontalebene
2. in Varus
3. in Valgus

A3 Extraartikuläre unifokale Fraktur, metaphysär nicht impaktiert

1. einfach, mit Abwinkelung
2. einfach, mit seitlicher Verschiebung
3. mehrfragmentär

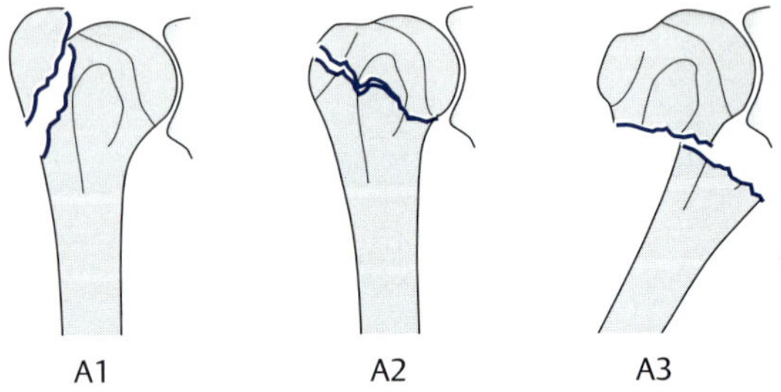

B1 Extraartikuläre bifokale Fraktur, metaphysär impaktiert

1. lateral + Tuberculum majus
2. medial + Tuberculum minus
3. posterior + Tuberculum majus

B2 Extraartikuläre bifokale Fraktur, metaphysär nicht impaktiert

1. ohne Rotation das epiphysären Fragmentes
2. mit Rotation des epiphysären Fragmentes
3. metaphysär mehrfragmentär + eines der Tuberkel

B3 Extraartikuläre bifokale Fraktur mit glenohumeraler Luxation

1. zervikometaphysär vertikal + Tuberculum majus intakt + anteromediale Luxation
2. zervikometaphysär vertikal + Tuberculum majus frakturiert + anteromediale Luxation
3. Tuberculum minus frakturiert + posteriore Luxation

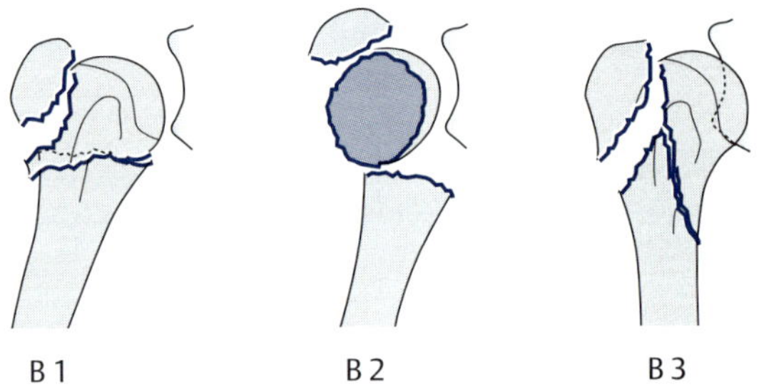

C1 Artikuläre Fraktur mit geringer Dislokation

1. zephalotuberkulär impaktiert in Valgus
2. zephalotuberkulär impaktiert in Varus
3. Collum anatomicum

C2 Artikuläre Fraktur mit deutlicher Dislokation

1. zephalotuberkulär in Valgus
2. zephalotuberkulär in Varus
3. transzephalisch und tuberkulär in Varus

C3 Artikuläre Fraktur, mit Luxation

1. Collum anatomicum
2. Collum anatomicum und beide Tuberkel
3. zephalotuberkuläre Fragmentierung

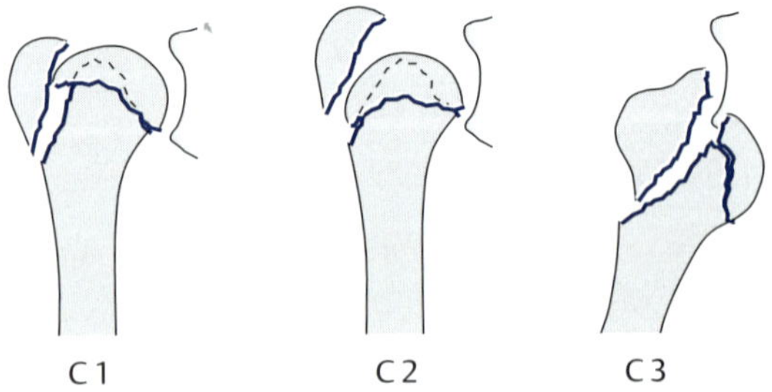

Abb. **5**

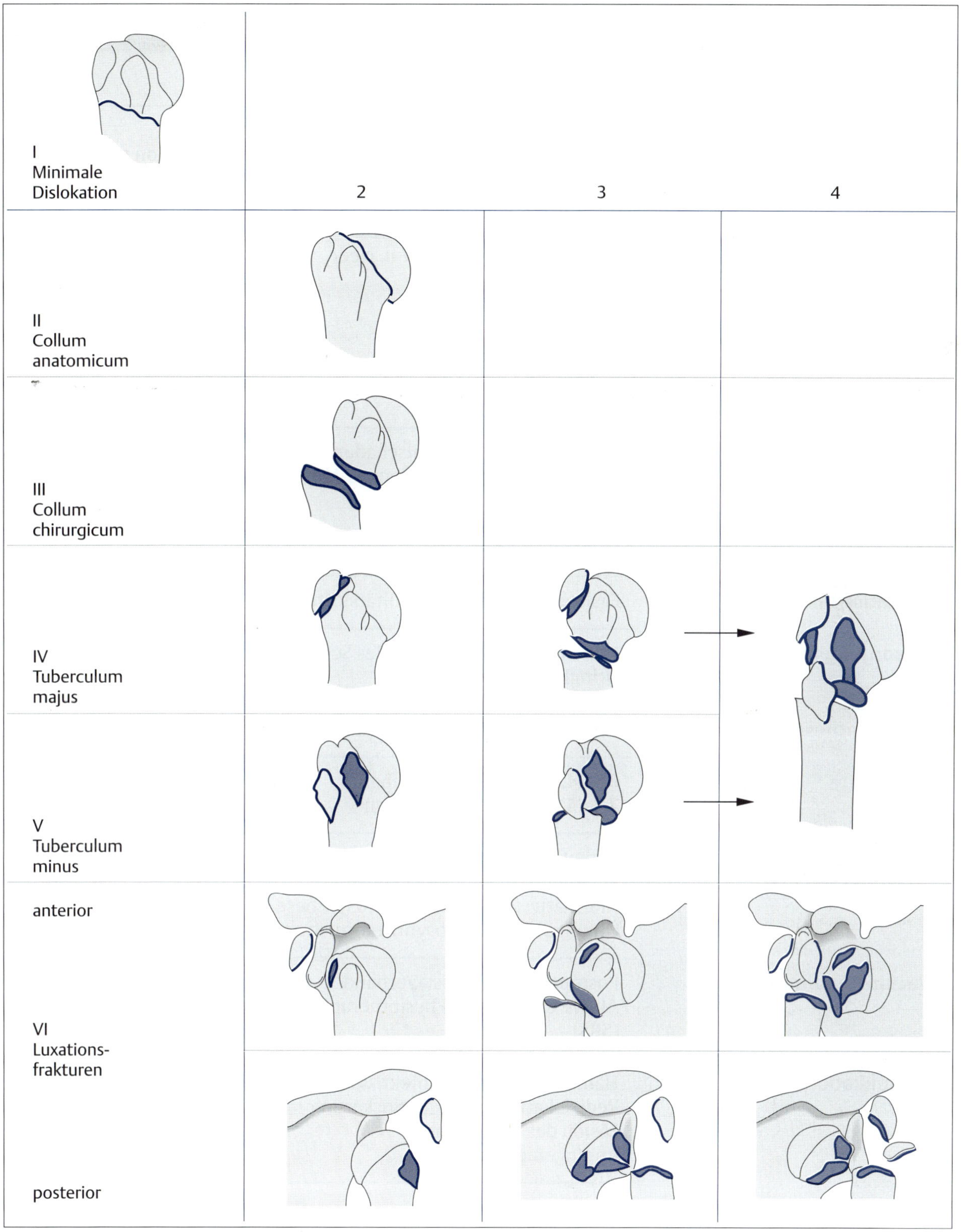

Abb. **6** Klassifikation nach Neer.

Diagnose	Fraktur des Tuberculum majus
Frakturform	Extraartikuläre Fraktur
Beschreibung	Abscherfraktur bei Subluxation oder Luxation Isolierter Abriß des Tuberculum majus mit Dislokation nach kranial und dorsal durch Traktion der Rotatorenmanschette
Klassifikation	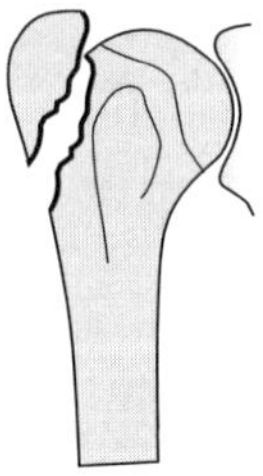 **AO 11 A 1.2** Typ IV n. Neer
Begleitverletzung	Klassifizierter Weichteilschaden Luxation des Schultergelenkes, Limbusläsion Glenoidfraktur Läsion des N. axillaris Rotatorenmanschettenruptur
Operationsindikation	Dislokations- und Instabilitätskriterien
Versorgungsstrategie	Notfallmäßige Reposition des Schultergelenks Dringliche Operation
Osteosyntheseverfahren	Perkutane Schraubenosteosynthese (minimalinvasives Verfahren)
Implantate	6,5-/4,0-Spongiosaschrauben 3,5-/4,5-Kortikalisschrauben
Praktische Hinweise	Perkutane Reposition und Schraubenosteosynthese bei großem Fragment, sonst offene Reposition Alternativ: Zuggurtungsosteosynthese Übungsstabile Osteosynthese anstreben
Nachbehandlung	Postoperativ Gilchrist-Verband Aktive und passive Physiotherapie, Schulterbewegungsschiene (SBS)
Komplikationen	Hämatom, Weichteilinfekt, Osteitis Redislokation, Implantatlockerung Läsion des N. axillaris Impingementsyndrom
Abbildungen	**7 a** Röntgen a.-p. **b** 3-D-CT **c** intraoperatives Röntgen **d** postoperatives Röntgen

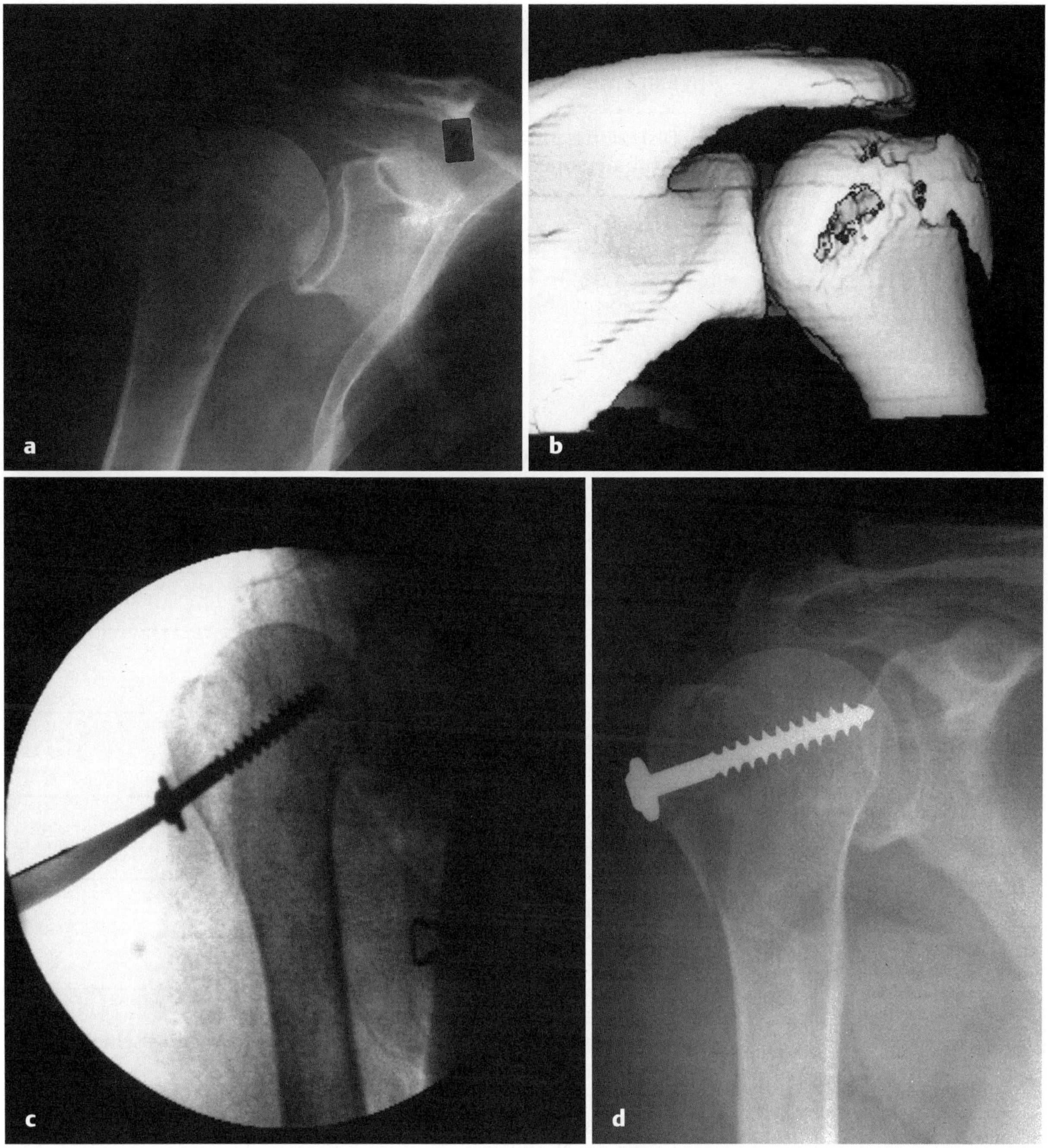
a
b
c
d

Diagnose	Subkapitale Humerusfraktur
Frakturform	Extraartikuläre Fraktur
Beschreibung	Dislozierte, infratuberkuläre metaphysäre Querfraktur mit Trümmerzone am Collum chirurgicum
Klassifikation	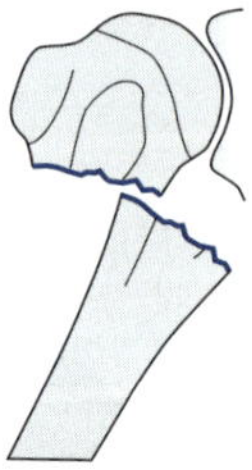 **AO 11 A 3.3** Typ III n. Neer
Begleitverletzung	Klassifizierter Weichteilschaden Läsion des Plexus brachialis Läsion der A. und V. axillaris Läsion der langen Bizepssehne
Operationsindikation	Dislokations- und Instabilitätskriterien
Versorgungsstrategie	Notfallindikation (?) Dringliche Operation
Osteosyntheseverfahren	Offene Reposition Plattenosteosynthese
Implantate	T-Platte 4,5-/6,5-Kortikalis-/-Spongiosaschrauben
Praktische Hinweise	Keine Deperiostierung des proximalen Fragments T-Platte lateral des Sulcus bicipitalis fixieren Übungsstabile Osteosynthese anstreben
Nachbehandlung	Postoperativ Gilchrist-Verband Aktive und passive Physiotherapie, Schulterbewegungsschiene
Komplikationen	Hämatom, Weichteilinfekt, Osteitis Redislokation, Implantatlockerung, Pseudarthrose Läsion des N. axillaris Impingementsyndrom
Abbildungen	**8 a–b** Röntgen a.-p. und transthorakal **c** Zeichnung **d–e** Röntgen p.o.

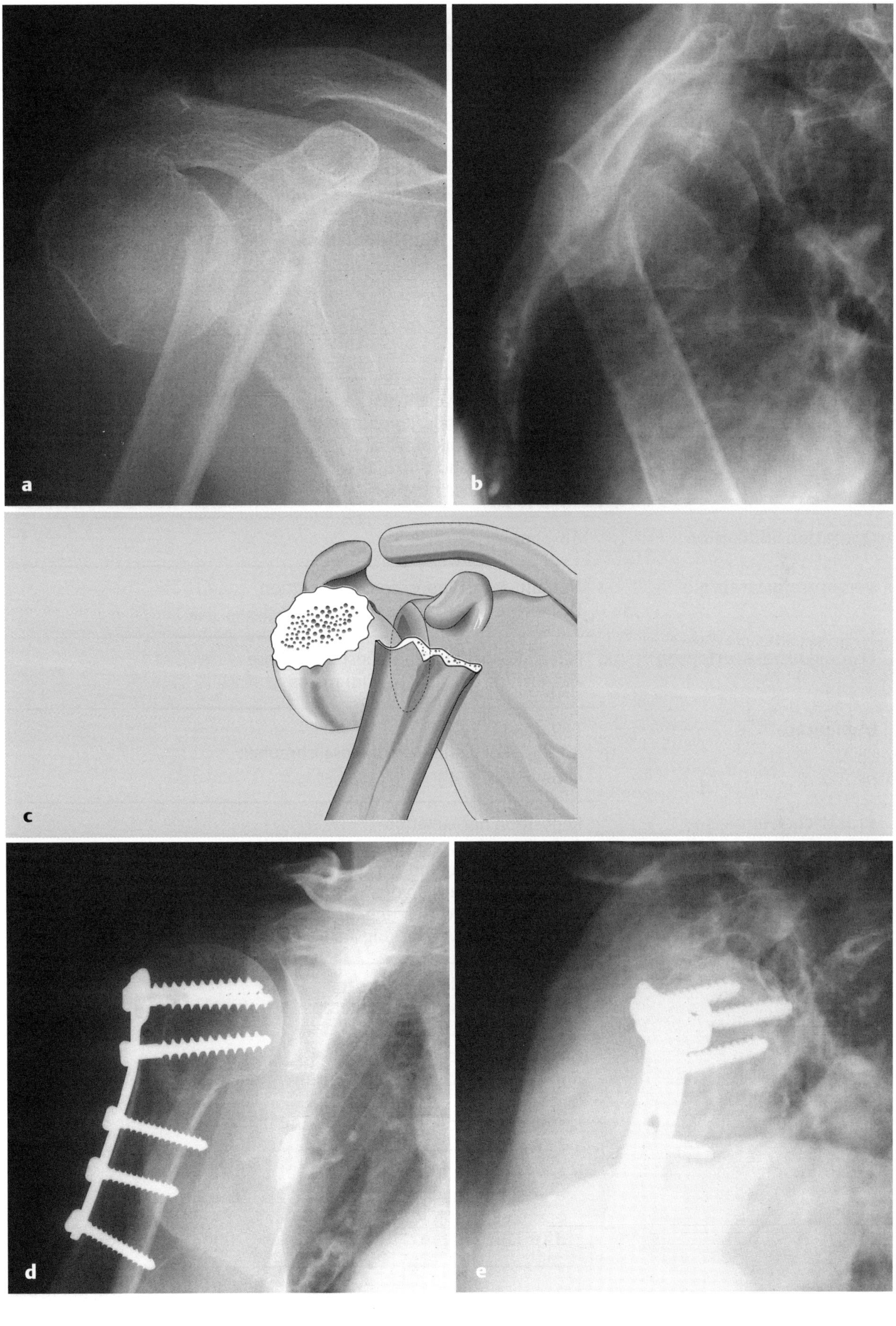
a
b
c
d
e

Diagnose	Proximale Humerusluxationsfraktur
Frakturform	Extraartikuläre bifokale Fraktur mit glenohumeraler Luxation
Beschreibung	Dislozierte 3-Segment-Fraktur mit Einstauchung des Kalottensegments im Valgus, Abrißfraktur des Tuberculum majus Anteromediale Luxation
Klassifikation	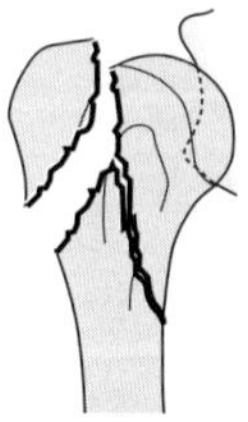 **AO 11 B 3.2** Typ VI n. Neer
Begleitverletzung	Klassifizierter Weichteilschaden Limbusläsion und Glenoidfraktur Läsion des Plexus brachialis Läsion der A. und V. axillaris Rotatorenmanschettenläsion
Operationsindikation	Absolut
Versorgungsstrategie	Notfallmäßige Reposition der Luxation Dringliche Osteosynthese
Osteosyntheseverfahren	Offene Reposition, Plattenosteosynthese Zuggurtung des Tuberculum majus
Implantate	T-Platte 4,5-/6,5-Kortikalis-/-Spongiosaschrauben Zuggurtungsdraht
Praktische Hinweise	Reposition der Luxation Aufrichten der valgusimpaktierten Kalotte Defektauffüllung mit autogener Spongiosa Zuggurtung oberhalb des Supraspinatussehnenansatz Beachte Begleitverletzungen! Übungsstabile Versorgung anstreben
Nachbehandlung	Postoperativ Gilchrist-Verband Aktive und passive Physiotherapie, Schulterbewegungssschiene
Komplikationen	Hämatom, Weichteilinfekt, Osteitis Implantatlockerung, Redislokation Reluxation Läsion des N. axillaris
Abbildungen	**9 a** Röntgen a.-p. **b** Röntgen nach Reposition **c** Zeichnung **d–e** Röntgen p.o.

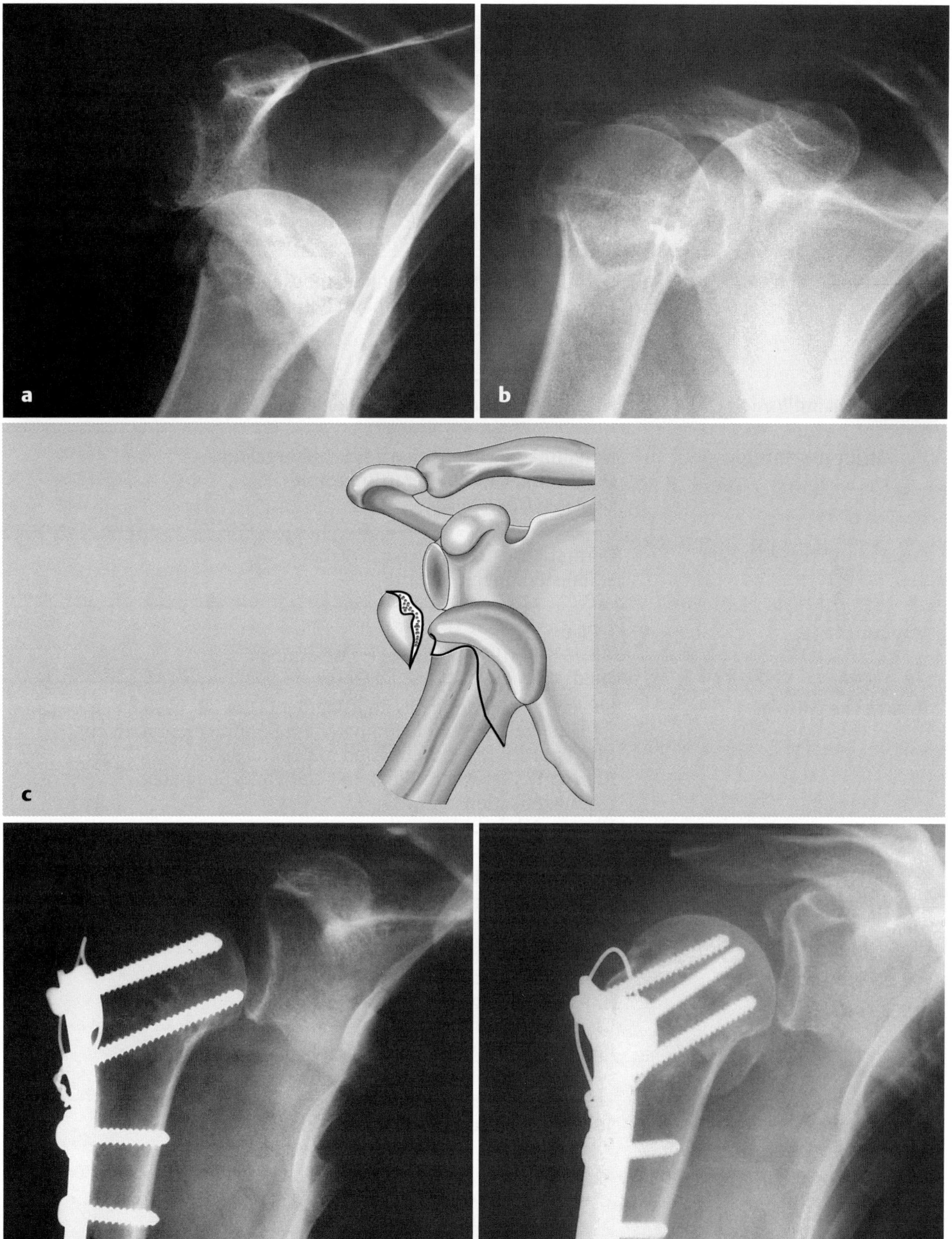
a
b
c
d
e

Diagnose	Humeruskopfimpressionsfraktur
Frakturform	Partiell artikuläre Fraktur
Beschreibung	Stauchungsfraktur mit Impression der Kalotte bei anteromedialer Luxation am dorsalen Humeruskopf (Hill-Sachs-Defekt)
Klassifikation	Nach Defektgröße
Begleitverletzung	Luxation des Schultergelenks, Limbusabriß Glenoidfraktur, Rotatorenmanschettenruptur Läsion des N. axillaris Läsion der A. und V. axillaris
Operationsindikation	Defektgröße und Instabilität, Begleitverletzung
Versorgungsstrategie	Notfallmäßige Reposition des Schultergelenks Diagnostik: CT, Schulterarthroskopie Geplante Operation
Osteosyntheseverfahren	Derotationsosteotomie nach Weber Stabilisierung mit T-Platte
Implantate	T-Platte 4,5-/6,5-Kortikalis-/-Spongiosaschrauben
Praktische Hinweise	Subkapitale Rotation des Kopffragments um 30° nach *innen* T-Platte vor Osteotomie temporär am Kopffragment fixieren Interfragmentäre Kompression mit Spanngerät Alternativ: Defektauffüllung mit autogener Spongiosa, Limbusrefixation Übungsstabile Osteosynthese
Nachbehandlung	Postoperativ Gilchrist-Verband Aktive und passive Physiotherapie mit passagerer Einschränkung der Rotation
Komplikationen	Hämatom, Weichteilinfekt, Osteitis Implantatlockerung, Pseudarthrose Läsion des N. axillaris Reluxation Arthrose
Abbildungen	**10 a** Röntgen a.-p. **b** 3-D-CT **c** 2-D-CT **d** Arthroskopie **e** Röntgen p. o.

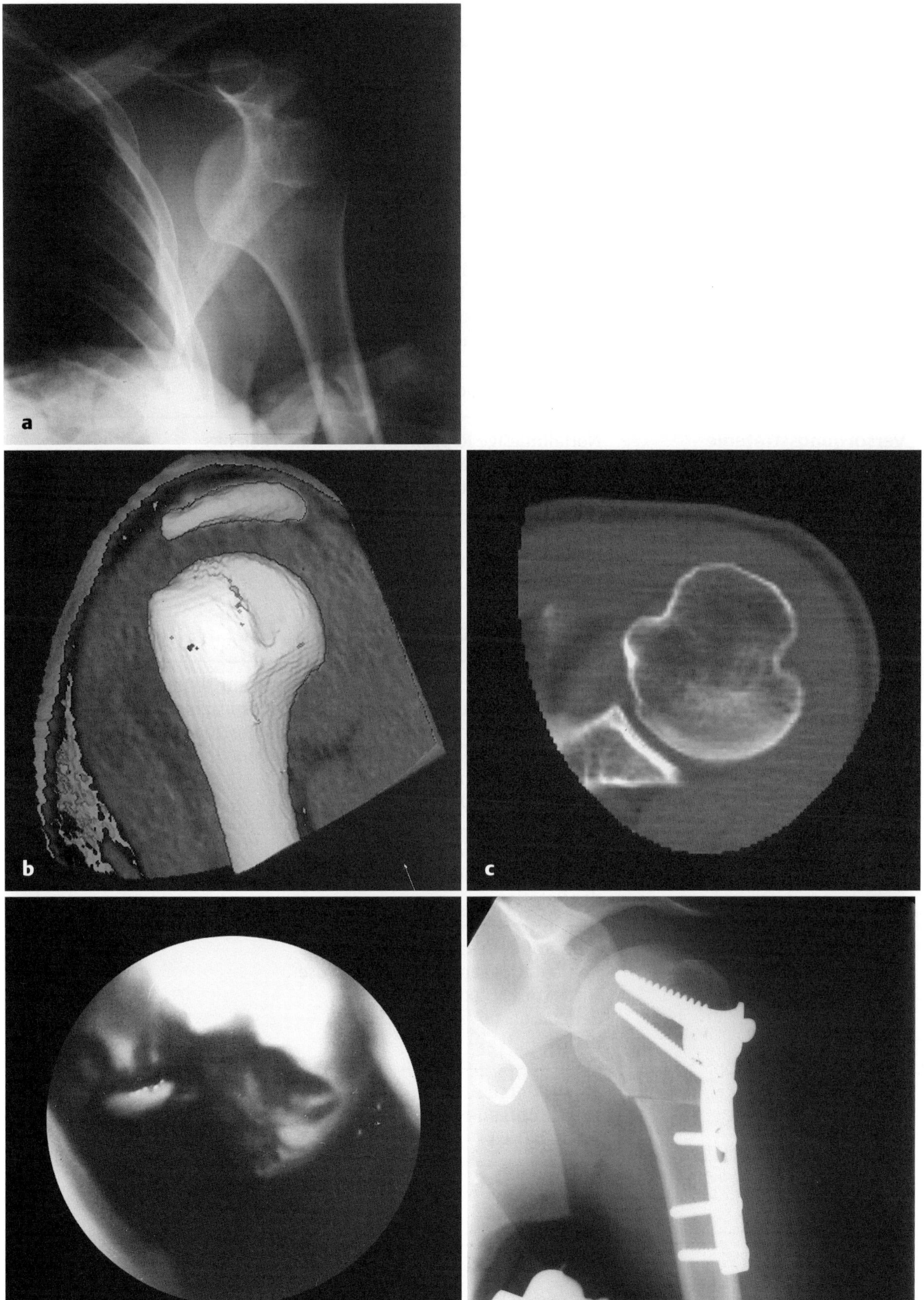
a
b
c
d
e

Diagnose	Humeruskopfimpressionsfraktur
Frakturform	Partiell artikuläre Fraktur
Beschreibung	Stauchungsfraktur mit Impression der Kalotte am ventralen Humeruskopf mit posteriorer Luxation (Hill-Sachs-Defekt)
Klassifikation	Nach Defektgröße
Begleitverletzung	Luxation des Schultergelenks, Limbusabriß Glenoidfraktur, Rotatorenmanschettenruptur Läsion des N. axillaris Läsion der A. und V. axillaris
Operationsindikation	Defektgröße und Instabilität, Begleitverletzung
Versorgungsstrategie	Notfallmäßige Reposition des Schultergelenks Diagnostik: CT, Schulterarthroskopie Geplante Operation
Osteosyntheseverfahren	Derotationsosteotomie nach Weber Stabilisierung mit T-Platte
Implantate	T-Platte 4,5-/6,5-Kortikalis-/-Spongiosaschrauben
Praktische Hinweise	Subkapitale Rotation des Kopffragments um 30° nach *außen* T-Platte vor Osteotomie temporär am Kopffragment fixieren Interfragmentäre Kompression mit Spanngerät Alternativ: Defektauffüllung mit autogener Spongiosa, Limbusrefixation Übungsstabile Osteosynthese
Nachbehandlung	Postoperativ Gilchrist-Verband Aktive und passive Physiotherapie mit passagerer Einschränkung der Rotation
Komplikationen	Hämatom, Weichteilinfekt, Osteitis Implantatlockerung, Pseudarthrose Läsion des N. axillaris Reluxation Arthrose
Abbildungen	**11 a** Röntgen a.-p. **b** Röntgen p.o. **c** 2-D-CT

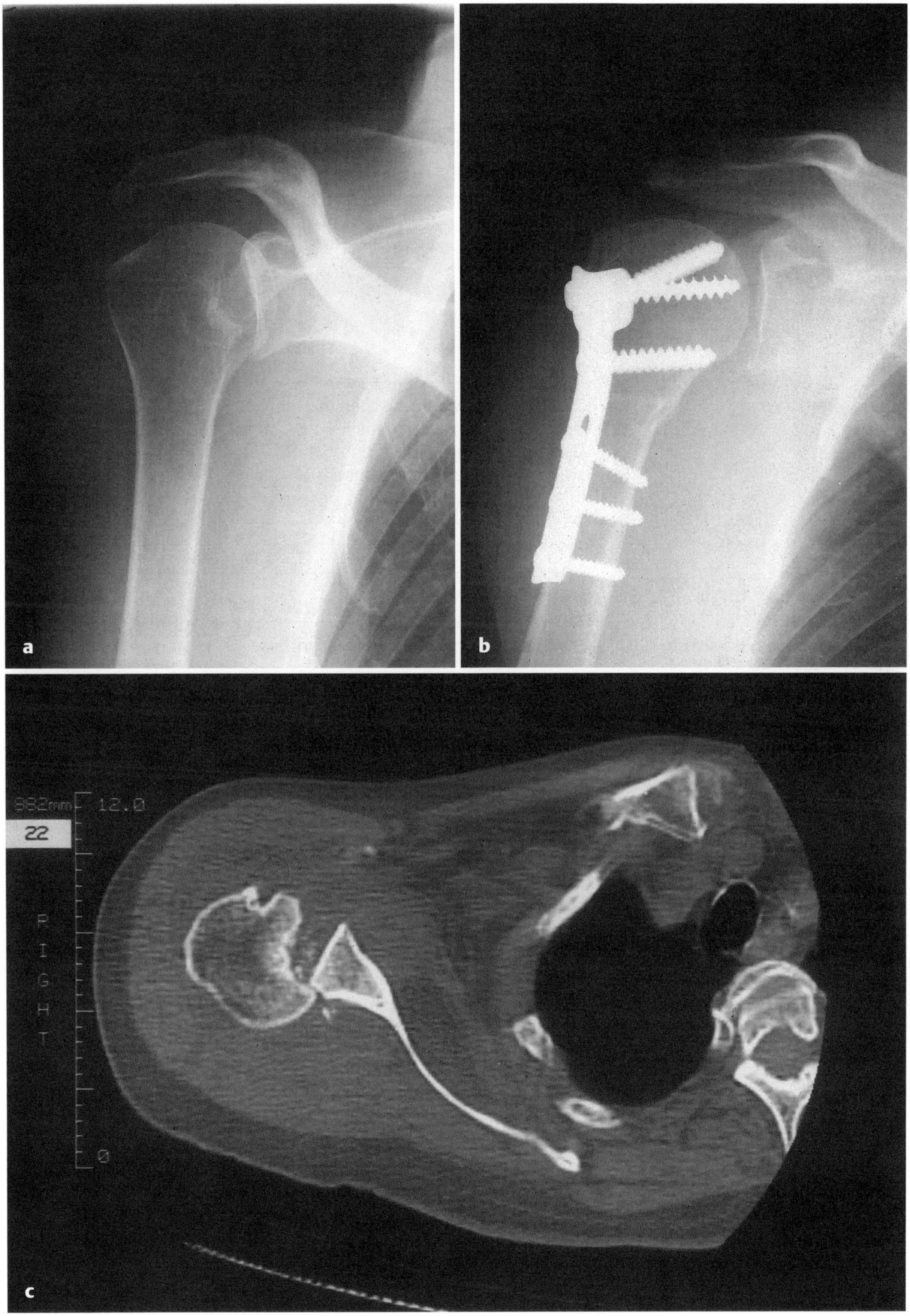
a
b
c
882mm
12.0
22
RIGHT
0

Diagnose	Humeruskopffraktur
Frakturform	Komplett artikuläre Fraktur
Beschreibung	Dislozierte 4-Segment-Fraktur mit Trümmerzone und Defekt in der tuberkulären Region Valgusfehlstellung des frakturierten Kalottensegments
Klassifikation	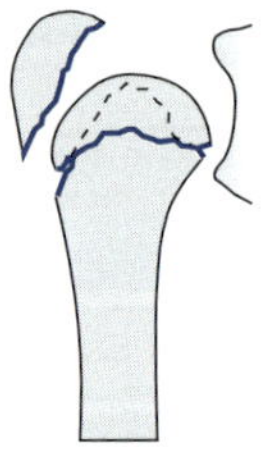 **AO 11 C 2.1** Typ V n. Neer
Begleitverletzung	Klassifizierter Weichteilschaden Läsion des Plexus brachialis Läsion der A. und V. axillaris Läsion der langen Bizepssehne Rotatorenmanschettenläsion
Operationsindikation	Dislokations- und Instabilitätskriterien
Versorgungsstrategie	Dringliche Operation
Osteosyntheseverfahren	Offene Reposition, Plattenosteosynthese
Implantate	T-Platte 4,5-/6,5-Kortikalis-/-Spongiosaschrauben
Praktische Hinweise	Reposition durch Aufrichtung des Kalottensegments Defektauffüllung mit autogener Spongiosa Refixation der Tuberkula mit transossären Nähten Alternativ: Zugschrauben, Zuggurtung Übungsstabile Osteosynthese anstreben Beachte Begleitverletzungen und Osteoporose!
Nachbehandlung	Postoperativ Gilchrist-Verband Aktive und passive Physiotherapie, Schulterbewegungsschiene
Komplikationen	Hämatom, Weichteilinfekt, Osteitis Implantatlockerung, Redislokation Pseudarthrose, Humeruskopfnekrose Läsion des N. axillaris Arthrose, Impingementsyndrom
Abbildungen	**12 a–b** Röntgen a.-p. und transthorakal **c** Zeichnung **d–e** Röntgen p.o.

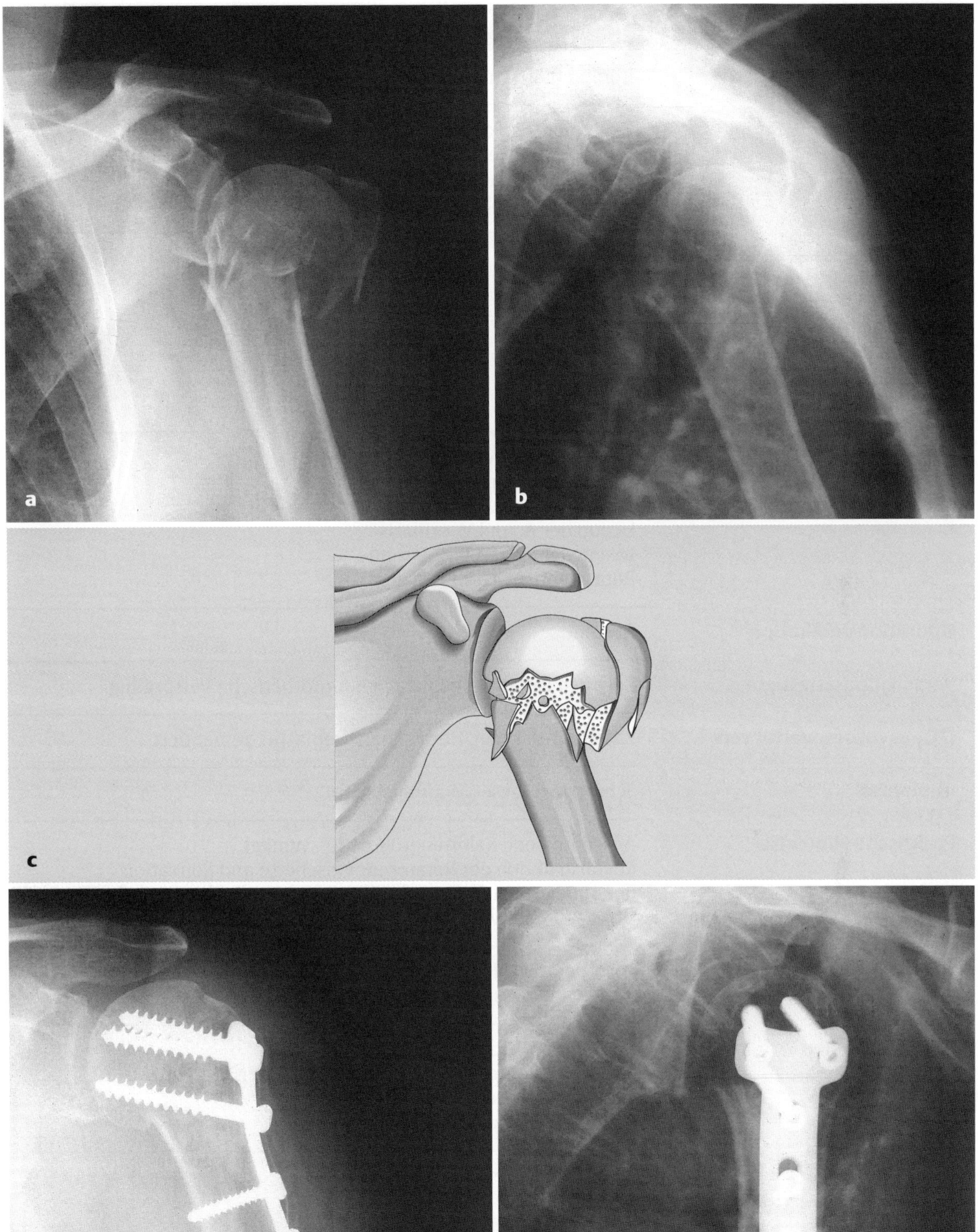
a
b
c
d
e

Diagnose	Humeruskopfluxationsfraktur
Frakturform	Komplett artikuläre Fraktur mit Luxation
Beschreibung	4-Segment-Fraktur mit Trümmerzone und Defekt in der tuberkulären Region Luxation des Kalottensegments nach axillär Dislokation der Segmente durch Sehnentraktion
Klassifikation	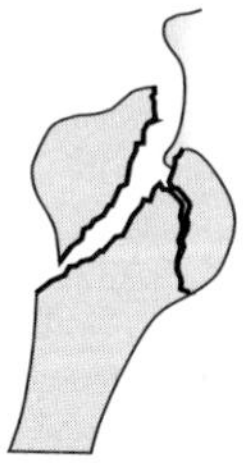 **AO 11 C 3.3** Typ VI n. Neer
Begleitverletzung	Klassifizierter Weichteilschaden Limbusläsion und Glenoidfraktur Läsion des Plexus brachialis Läsion der A. und V. axillaris Läsion der langen Bizepssehne Rotatorenmanschettenläsion
Operationsindikation	Absolut
Versorgungsstrategie	Bei *alten* Patienten geplante endoprothetische Versorgung
Osteosyntheseverfahren	Kalottenresektion, Hemialloarthroplastik, zementiert
Implantat	Schulterprothese (Modularsystem)
Praktische Hinweise	Ausgemessene Kalottengröße, 130°-Winkel Rekonstruktion der Rotatorenmanschette und Refixation der Tuberkula durch transossäre Nähte Übungsstabile Versorgung anstreben
Nachbehandlung	Postoperativ Gilchrist-Verband Aktive und passive Physiotherapie, Schulterbewegungsschiene
Komplikationen	Hämatom, Weichteilinfekt, Osteitis Luxation der Prothese bzw. Implantatlockerung Redislokation der Tuberkula Läsion des N. axillaris
Abbildungen	**13 a** Röntgen a.-p. **b** 3-D-CT **c–d** Röntgen p.o.

Obere Extremität

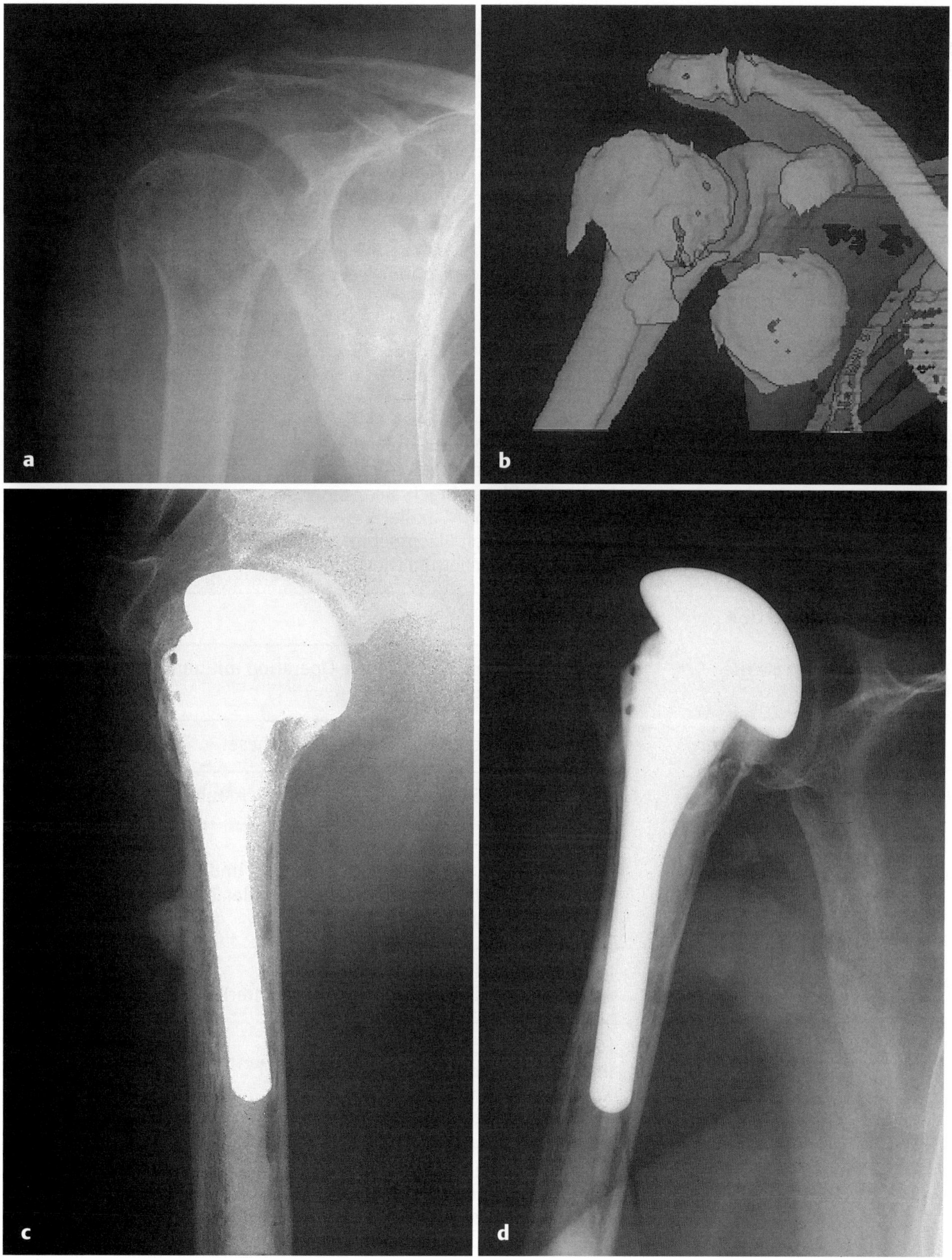
a
b
c
d

Diagnose	Humeruskopfluxationsfraktur
Frakturform	Komplett artikuläre Fraktur mit Luxation
Beschreibung	4-Segment-Fraktur mit Trümmerzone und Defekt in der tuberkulären Region Luxation des Kalottensegments nach axillär Dislokation der Segmente durch Sehnentraktion
Klassifikation	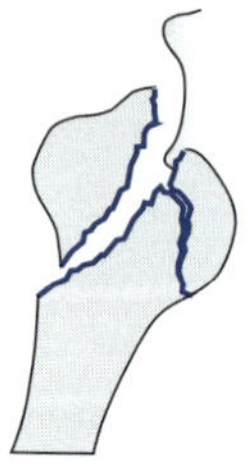 **AO 11 C 3.3** Typ VI n. Neer
Begleitverletzung	Klassifizierter Weichteilschaden Limbusläsion und Glenoidfraktur Läsion des Plexus brachialis Läsion der A. und V. axillaris Läsion der langen Bizepssehne Rotatorenmanschettenläsion
Operationsindikation	Absolut
Versorgungsstrategie	Bei *jungen* Patienten dringliche Operation mit humeruskopf-erhaltender Rekonstruktion
Osteosyntheseverfahren	Offene Reposition, Schraubenosteosynthese
Implantat	3,5-/4,0-/4,5/6,5-Kortikalis-/-Spongiosaschrauben
Praktische Hinweise	Temporäre K-Draht-Fixation Rekonstruktion der Rotatorenmanschette und Refixation der Tuberkula durch transossäre Nähte oder Zuggurtung Übungsstabile Versorgung anstreben
Nachbehandlung	Postoperativ Gilchrist-Verband Aktive und passive Physiotherapie, Schulterbewegungsschiene
Komplikationen	Hämatom, Weichteilinfekt, Osteitis Implantatlockerung, Redislokation Kopfnekrose, Pseudarthrose Läsion des N. axillaris
Abbildungen	**14 a** Röntgen a.-p. **b** Zeichnung **c–d** Röntgen p. o.

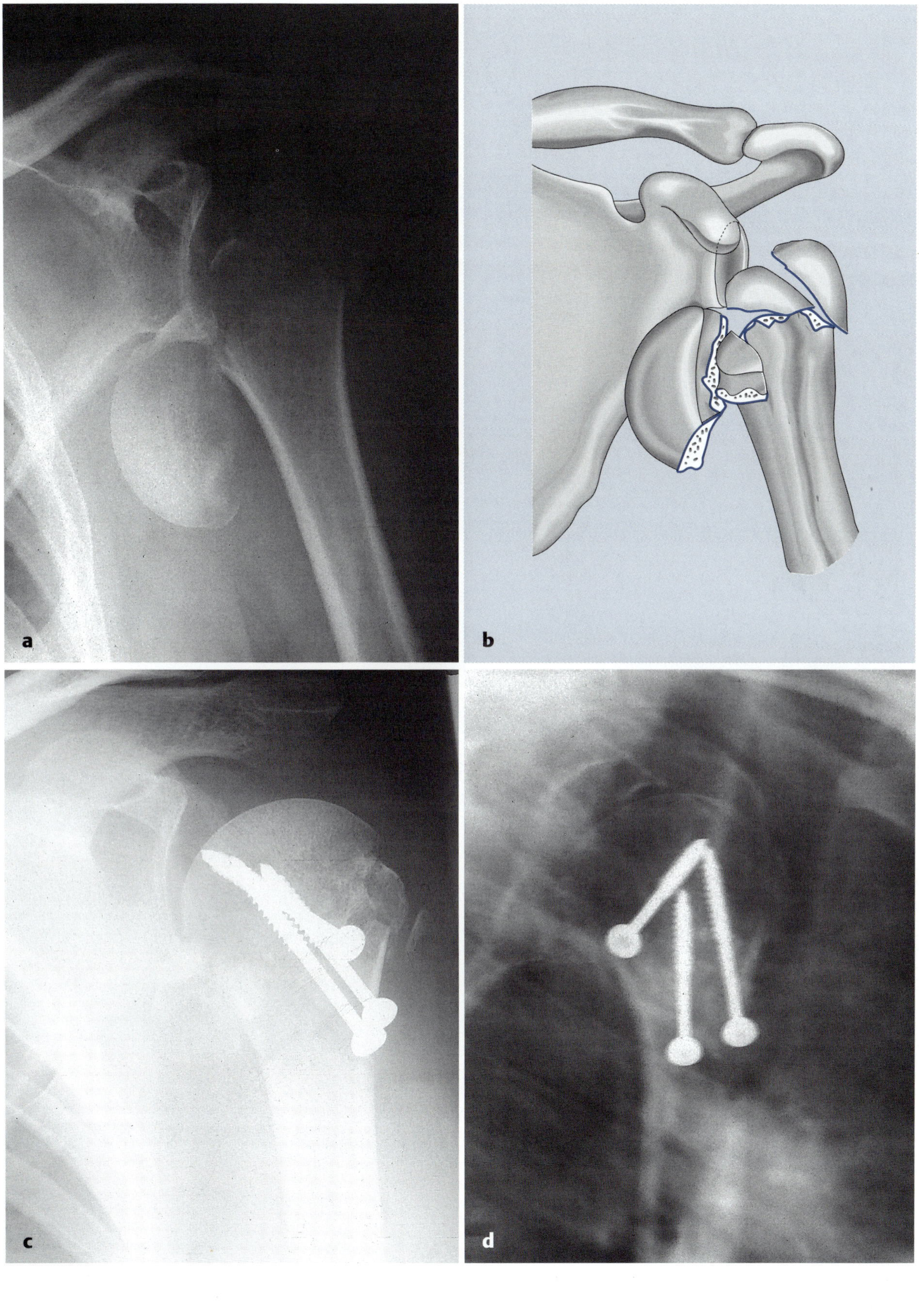
a b c d

13 Humerusschaft

AO-Klassifikation 12-

A1 Einfache Fraktur, spiralförmig
1. proximale Zone
2. mittlere Zone
3. distale Zone

A2 Einfache Fraktur, schräg (≥ 30°)
1. proximale Zone
2. mittlere Zone
3. distale Zone

A3 Einfache Fraktur, quer (< 30°)
1. proximale Zone
2. mittlere Zone
3. distale Zone

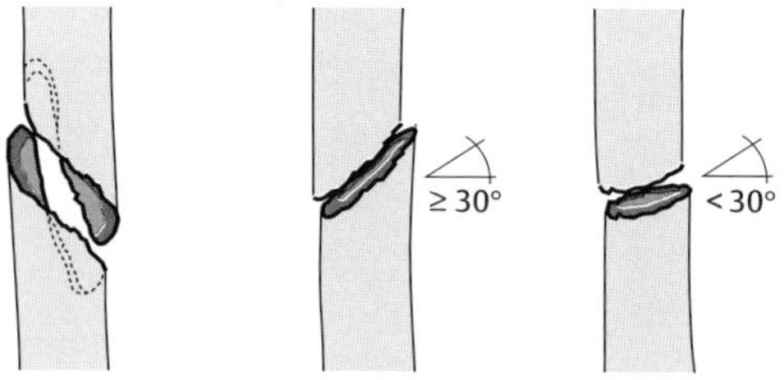

A 1 A 2 A 3

B1 Keilfraktur, Drehkeil
1. proximale Zone
2. mittlere Zone
3. distale Zone

B2 Keilfraktur, Biegungskeil
1. proximale Zone
2. mittlere Zone
3. distale Zone

B3 Keilfraktur, Keil fragmentiert
1. proximale Zone
2. mittlere Zone
3. distale Zone

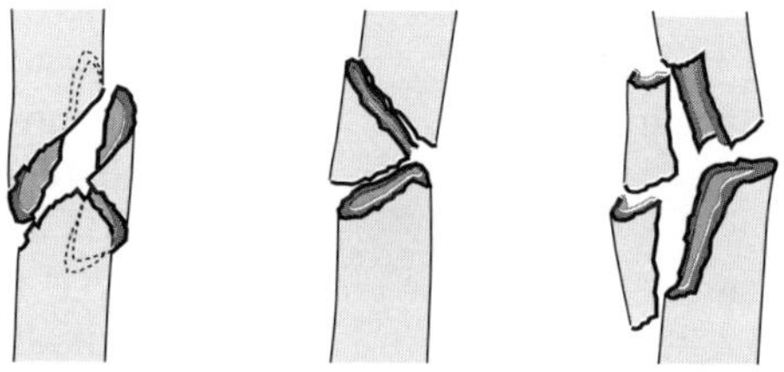

B 1 B 2 B 3

C1 Komplexe Fraktur, spiralförmig
1. mit zwei Zwischenfragmenten
2. mit drei Zwischenfragmenten
3. mit mehr als drei Zwischenfragmenten

C2 Komplexe Fraktur, etagenförmig
1. mit einem segmentalen Zwischenfragment
2. mit einem segmentalen Zwischenfragment und zusätzlichem(n) Keilfragment(en)
3. mit zwei segmentalen Zwischenfragmenten

C3 Komplexe Fraktur, irregulär
1. mit zwei oder drei Zwischenfragmenten
2. mit geringer Trümmerzone (< 4 cm)
3. mit ausgedehnter Trümmerzone (> 4 cm)

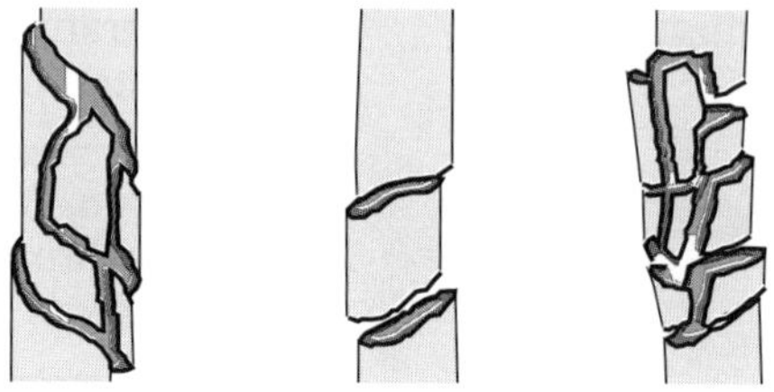

C 1 C 2 C 3

Abb. **15**

Diagnose	Humerusschaftfraktur
Frakturform	Einfache Fraktur
Beschreibung	Dislozierte, schräg verlaufende Biegungsfraktur am Übergang mittleres/distales Drittel
Klassifikation	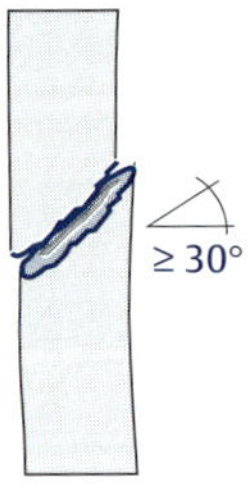 **AO 12 A 2.3**
Begleitverletzungen	Klassifizierter Weichteilschaden Läsion des N. radialis
Operationsindikation	Dislokations- und Instabilitätskriterien
Versorgungsstrategie	Bei primärer und sekundärer Radialisparese dringliche Operationsindikation
Osteosyntheseverfahren	Offene Reposition Plattenosteosynthese
Implantate	4,5-DC-/LC-DC-Platte 4,5-Kortikalisschrauben
Praktische Hinweise	Operation in Bauchlage, dorsaler Zugang Fraktur distal des N. radialis Falls Metallentfernung: Lage des N. radialis im Operationsbericht beschreiben! Übungsstabile Osteosynthese
Nachbehandlung	Postoperativ Gilchrist-Verband Aktive und passive Physiotherapie
Komplikationen	Hämatom, Weichteilinfekt, Osteitis Pseudarthrose Läsion des N. radialis
Abbildungen	**16 a–b** Röntgen a.-p. und seitlich **c–d** Röntgen p.o.

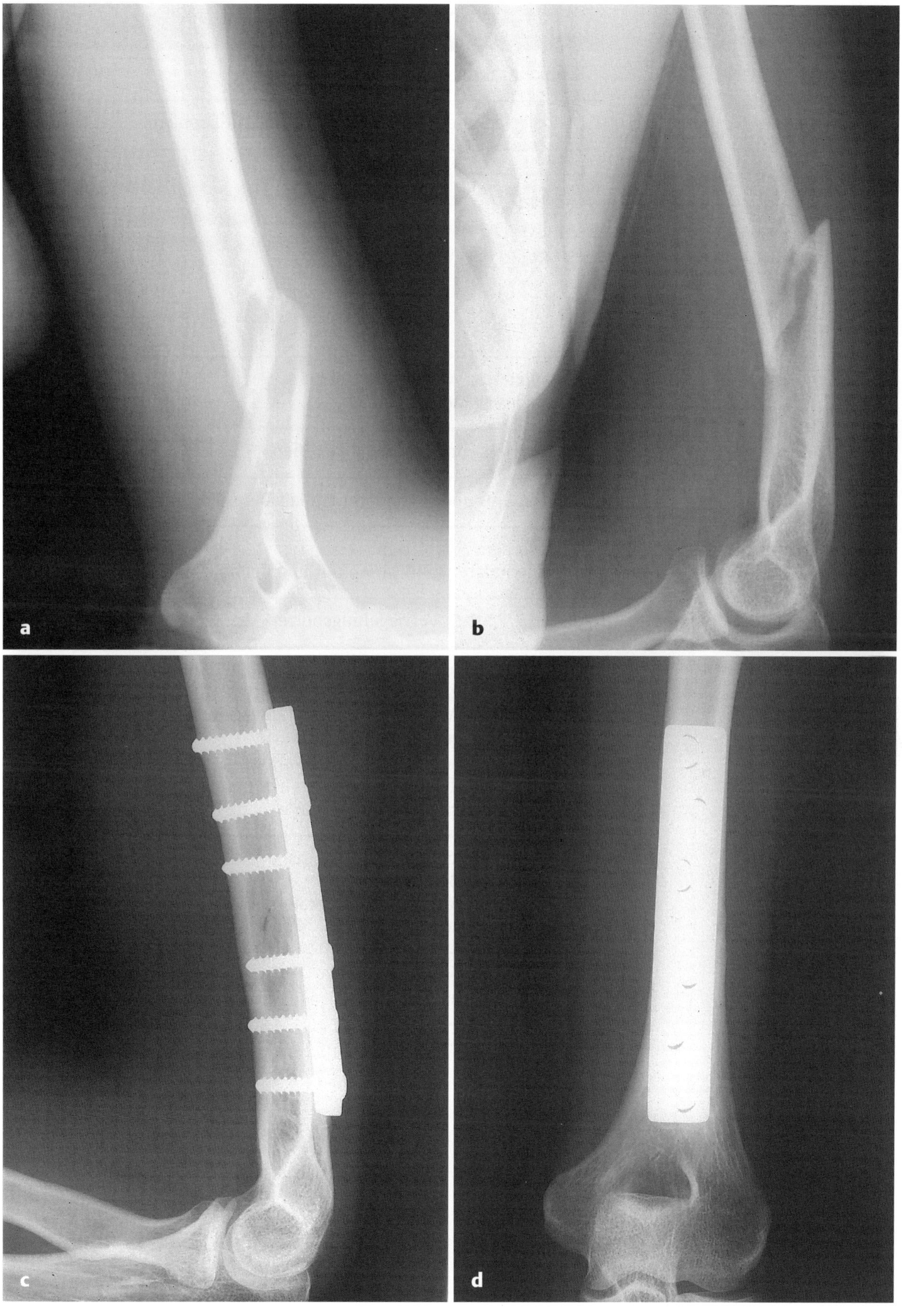
a
b
c
d

Diagnose	Humerusschaftfraktur
Frakturform	Drehkeilfraktur
Beschreibung	Dislozierte Spiralfraktur in Schaftmitte mit Drehkeil
Klassifikation	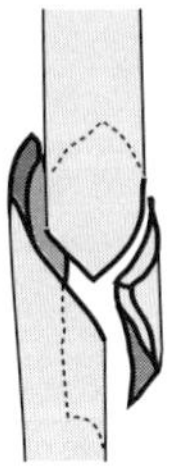 **AO 12 B 1.2**
Begleitverletzung	Klassifizierter Weichteilschaden Läsion des N. radialis
Operationsindikation	Dislokations- und Stabilitätskriterien
Versorgungsstrategie	Bei primärer und sekundärer Radialisparese dringliche Operation
Osteosyntheseverfahren	Geschlossene Reposition Intramedulläre Stabilisation mit unaufgebohrtem Nagel
Implantate	UHN 6,7/**7,5**/9,5; Verriegelungsbolzen
Praktische Hinweise	Operation in Bauchlage (Schultergelenk 90°, Ellbogengelenk 90°) Distaler Zugang, statische Verriegelung Bei proximaler Verriegelung mit strahlendurchlässigem Winkelbohrer auf Lagerung achten
Nachbehandlung	Postoperativ Gilchrist-Verband Aktive und passive Physiotherapie
Komplikationen	Hämatom, Weichteilinfekt, Osteitis Redislokation, Bolzenlockerung Pseudarthrose, orthotope Ossifikationen Läsion des N. radialis
Abbildungen	**17 a** Röntgen a.-p. **b–c** Röntgen p. o.

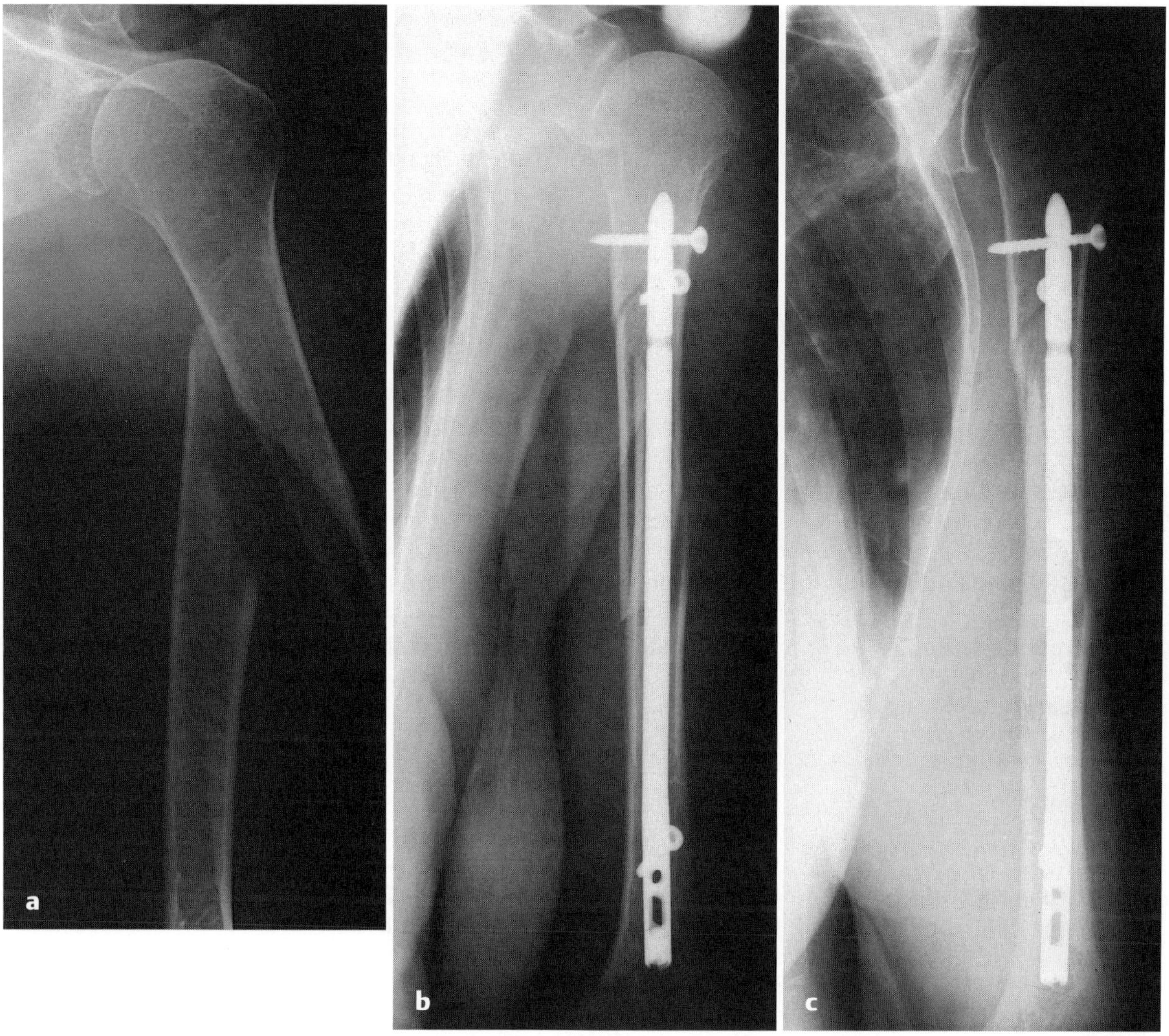
a
b
c

Diagnose	Humerusschaftfraktur
Frakturform	Keilfraktur
Beschreibung	Dislozierte, querverlaufende Fraktur in Schaftmitte mit Biegungskeil
Klassifikation	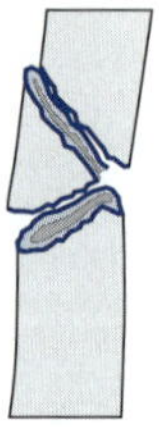 **AO 12 B 2.2**
Begleitverletzung	Klassifizierter Weichteilschaden Läsion des N. radialis
Operationsindikation	Dislokations- und Stabilitätskriterien
Versorgungsstrategie	Bei primärer und sekundärer Radialisparese dringliche Operation
Osteosyntheseverfahren	Offene Reposition Plattenosteosynthese
Implantate	4,5-DC-/LC-DC-Platte 4,5-Kortikalisschrauben
Praktische Hinweise	Operation in Bauchlage, dorsaler Zugang Fraktur im Bereich des N. radialis! Nerv und Begleitgefäße im Verbund belassen Interfragmentäre Kompression mit Plattenspanngerät obligatorisch Übungsstabile Osteosynthese Alternativ: UHN (unaufgebohrter Humerusnagel)
Nachbehandlung	Postoperativ Gilchrist-Verband Aktive und passive Physiotherapie
Komplikationen	Hämatom, Weichteilinfekt, Osteitis Redislokation, Implantatlockerung Pseudarthrose, orthotope Ossifikationen Läsion des N. radialis
Abbildungen	**17 d** Röntgen a.-p. **e–f** Röntgen p. o.

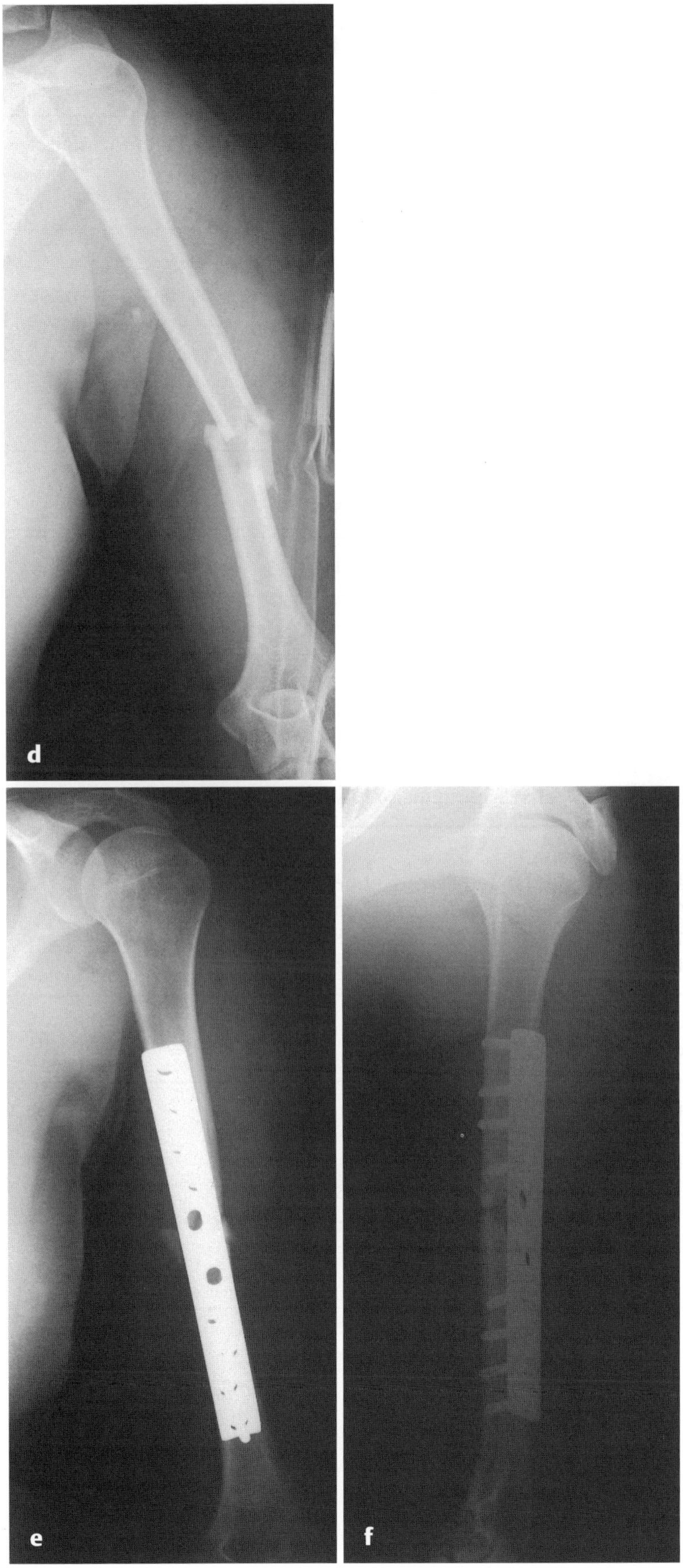
d
e
f

Diagnose	Humerusschaftmehrfragmentfraktur
Frakturform	Komplexe Fraktur
Beschreibung	Dislozierte, proximale und diaphysäre spiral- und etagenförmige Fraktur mit fragmentiertem Zwischenfragment Fraktur des Tuberculum majus
Klassifikation	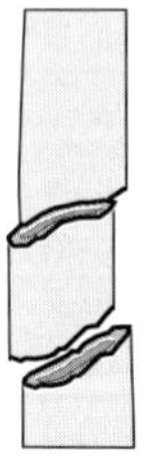 **AO 12 C 2.2**
Begleitverletzung	Klassifizierter Weichteilschaden Läsion des N. radialis und N. axillaris
Operationsindikation	Instabilitäts- und Dislokationskriterien
Versorgungsstrategie	Geplante Operation
Osteosyntheseverfahren	Offene Reposition Plattenosteosynthese, ggf. Zugschrauben
Implantate	Lange T-Platte 4,5-/6,5-Kortikalis-/-Spongiosaschrauben
Praktische Hinweise	Ventraler Zugang Platte lateral der langen Bizepssehne Evtl. interfragmentäre Zugschrauben Übungsstabile Osteosynthese anstreben Alternativ UHN möglich
Nachbehandlung	Postoperativ Gilchrist-Verband Aktive und passive Physiotherapie
Komplikationen	Hämatom, Weichteilinfekt, Osteitis Redislokation, Implantatlockerung Pseudarthrose Läsion des N. radialis und N. axillaris
Abbildungen	**18 a–b** Röntgen a.-p. und transthorakal **c–d** Röntgen p. o.

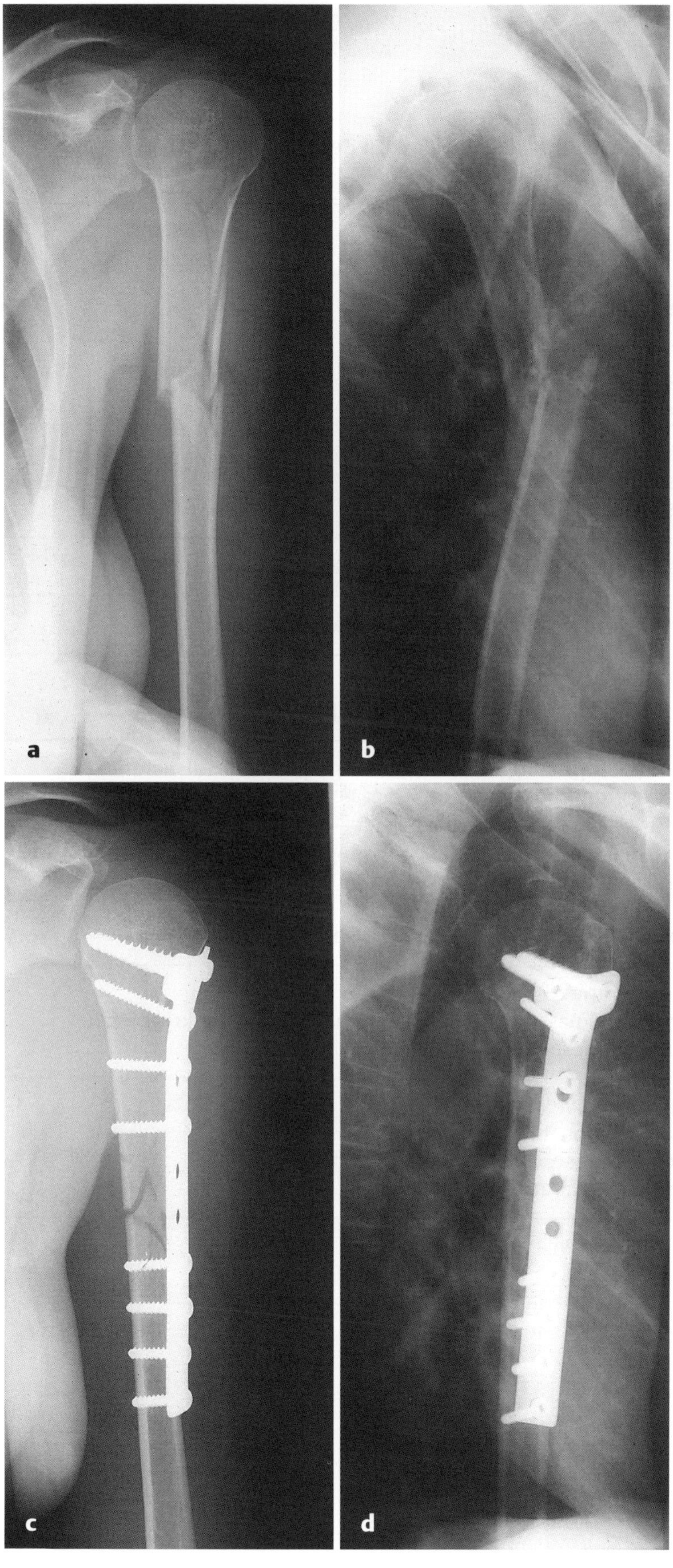
a
b
c
d

Diagnose	Humerusschaftmehrfragmentfraktur
Frakturform	Komplexe, irreguläre Fraktur
Beschreibung	Stauchungs- und Biegungsfraktur des Humerusschaft mit ausgedehnter Trümmerzone
Klassifikation	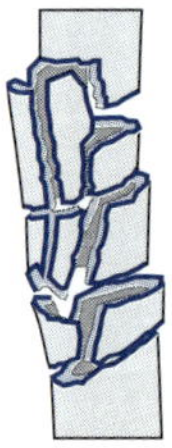 **AO 12 C 3.3**
Begleitverletzung	Klassifizierter Weichteilschaden Läsion des N. radialis Läsion der A. und V. brachialis
Operationsindikation	Instabilitäts- und Dislokationskriterien
Versorgungsstrategie	Geplante Operation, dringlich bei Radialisparese
Osteosyntheseverfahren	Geschlossene Reposition Intramedulläre Stabilisation mit UHN
Implantate	UHN (UTN [unaufgebohrter Tibianagel], hier als Ausnahme) Verriegelungsbolzen
Praktische Hinweise	Proximaler oder distaler Zugang möglich Statische Verriegelung Keine Devastierung der Fragmente Übungsstabile Osteosynthese anstreben
Nachbehandlung	Postoperativ Gilchrist-Verband Aktive und passive Physiotherapie nach Stabilitätskriterien der Osteosynthese
Komplikationen	Hämatom, Weichteilinfekt, Osteitis Redislokation, Implantatlockerung Pseudarthrose, orthotope Ossifikationen Läsion des N. radialis
Abbildungen	**19 a** Röntgen a.-p. **b** Röntgen p. o.

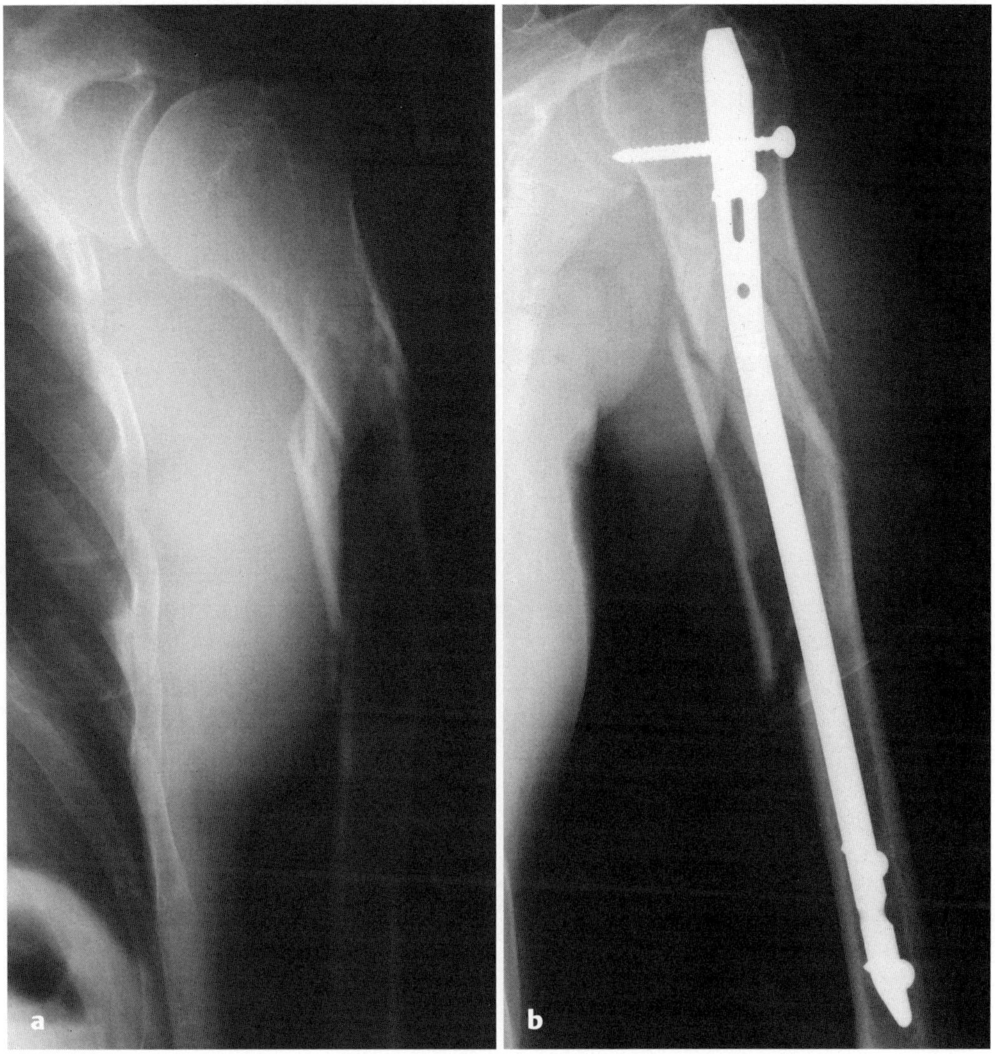
a
b

14 Distaler Humerus

AO-Klassifikation 13-

A1 Extraartikuläre Fraktur, apophysärer Ausriß
1. lateraler Epikondylus
2. medialer Epikondylus, Fragment nicht eingeklemmt
3. medialer Epikondylus, Fragment eingeklemmt

A2 Extraartikuläre Fraktur, metaphysär einfach
1. schräg abwärts nach innen
2. schräg abwärts nach außen
3. quer

A3 Extraartikuläre Fraktur, metaphysär mehrfragmentär
1. mit intaktem Keil
2. mit fragmentiertem Keil
3. komplex

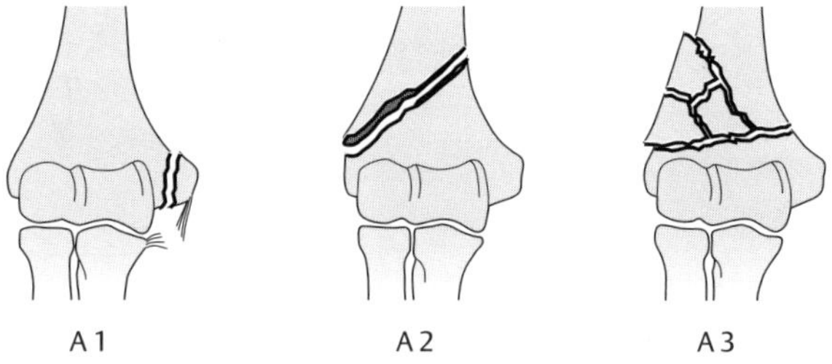

B1 Partiell artikuläre Fraktur, lateral-sagittal
1. Kapitulum
2. transtrochleär einfach
3. transtrochleär mehrfragmentär

B2 Partiell artikuläre Fraktur, medial-sagittal
1. transtrochleär einfach, durch medialen Anteil
2. transtrochleär einfach, durch Fossa coronoidea
3. transtrochleär mehrfragmentär

B3 Partiell artikuläre Fraktur, frontal
1. Kapitulum
2. Trochlea
3. Kapitulum und Trochlea

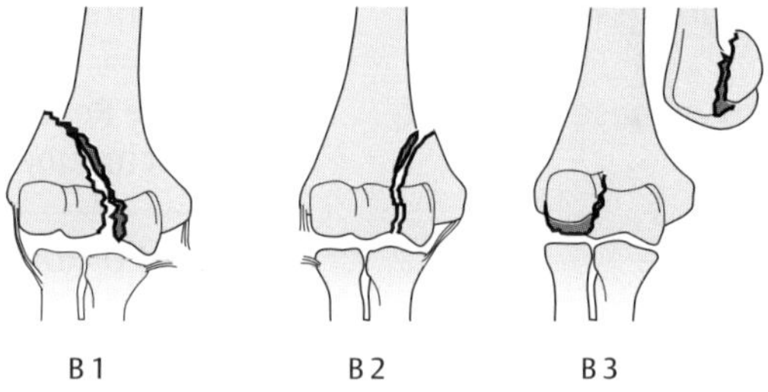

C1 Vollständig artikuläre Fraktur, artikulär einfach, metaphysär einfach
1. mit geringer Dislokation
2. mit deutlicher Dislokation
3. T-förmig epiphysär

C2 Vollständig artikuläre Fraktur, artikulär einfach, metaphysär mehrfragmentär
1. mit intaktem Keil
2. mit fragmentiertem Keil
3. komplex

C3 Vollständig artikuläre Fraktur, mehrfragmentär
1. metaphysär einfach
2. metaphysär mit Keil
3. metaphysär komplex

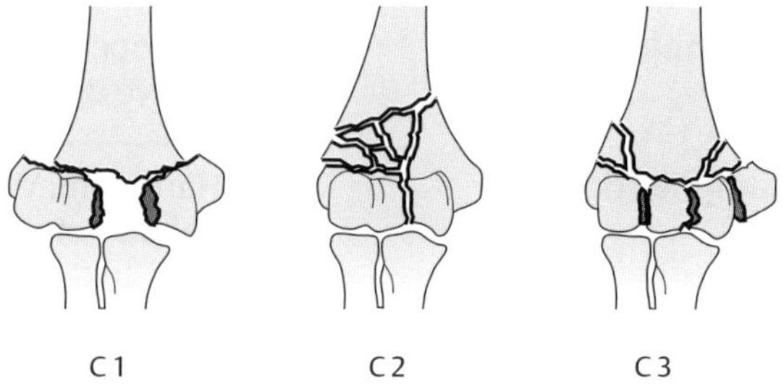

Abb. **20**

Diagnose	Humerusapophysenfraktur
Frakturform	Extraartikuläre Fraktur
Beschreibung	Dislozierte Abrißfraktur des Epicondylus medialis humeri Dislokation durch Sehnentraktion
Klassifikation	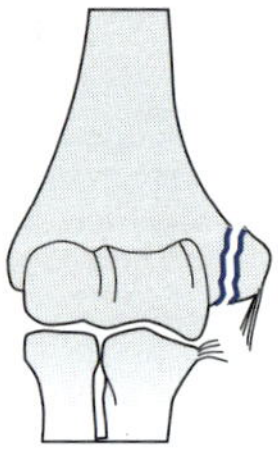 **AO 13 A 1.2**
Begleitverletzung	Klassifizierter Weichteilschaden Luxation des Ellenbogengelenks mit Instabilität Läsion des N. ulnaris Fraktur des Processus coronoideus ulnae Radiusköpfchenfraktur
Operationsindikation	Uneingeschränkt
Versorgungsstrategie	Geplante Operation
Osteosyntheseverfahren	Offene Reposition Zugschraubenosteosynthese
Implantate	3,5-/4,0-Kortikalis-/-Spongiosaschrauben 1,6-Kirschner-Drähte
Praktische Hinweise	Ulnarer Zugang Darstellung des N. ulnaris Kirschner-Draht-Osteosynthese bei kleinem Fragment Übungsstabile Osteosynthese anstreben Beachte Begleitverletzungen!
Nachbehandlung	Postoperativ dorsale Oberarmgipsschiene Aktive und passive Physiotherapie aus der Schiene
Komplikationen	Hämatom, Weichteilinfekt, Osteitis Reluxation Redislokation, Implantatlockerung Pseudarthrose Läsion des N. ulnaris
Abbildungen	**21 a–b** Röntgen a.-p. und seitlich **c** Zeichnung **d–e** Röntgen p.o.

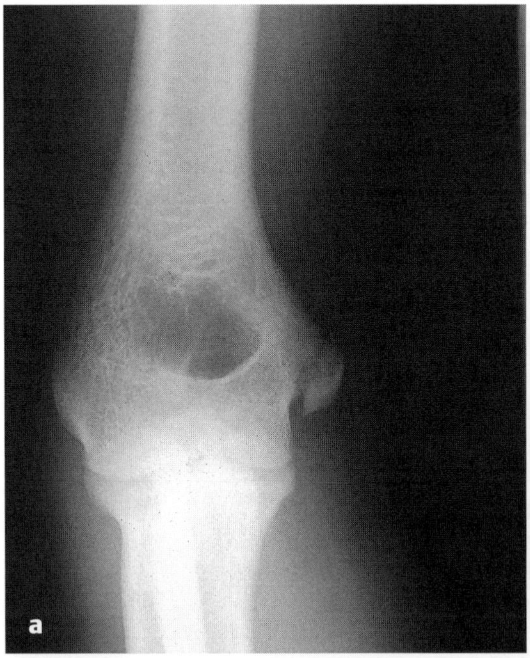
a

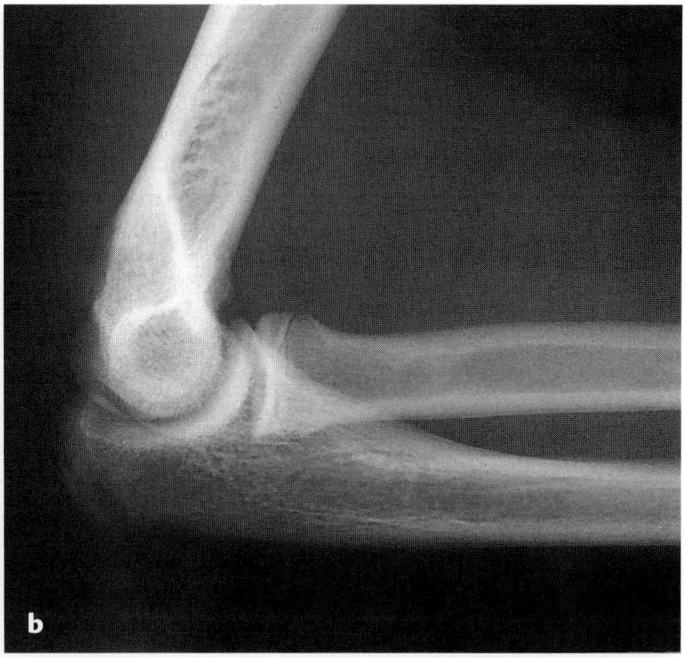
b

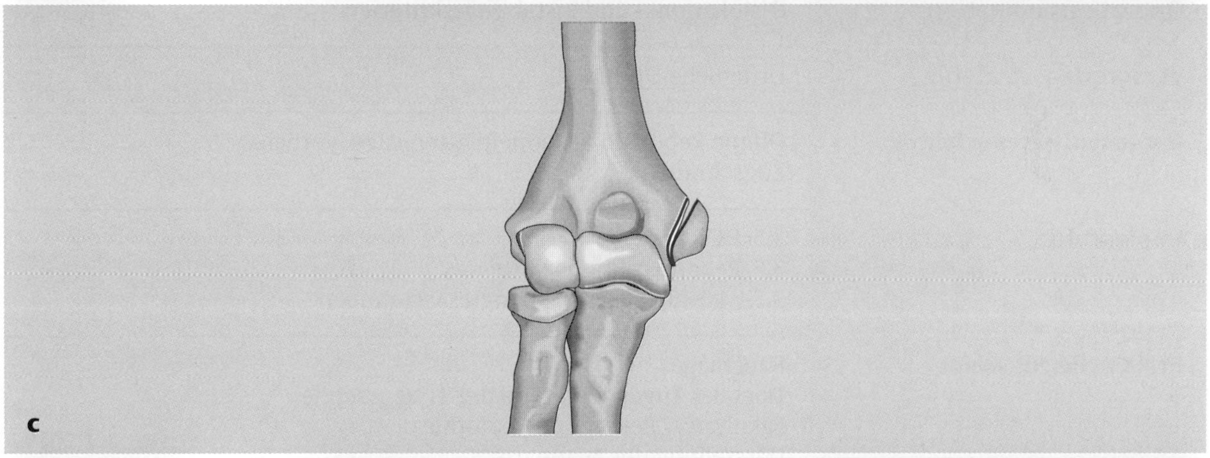
c

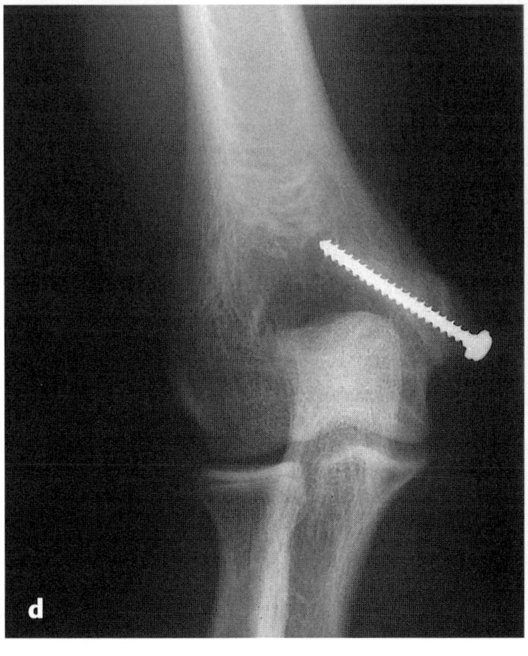
d

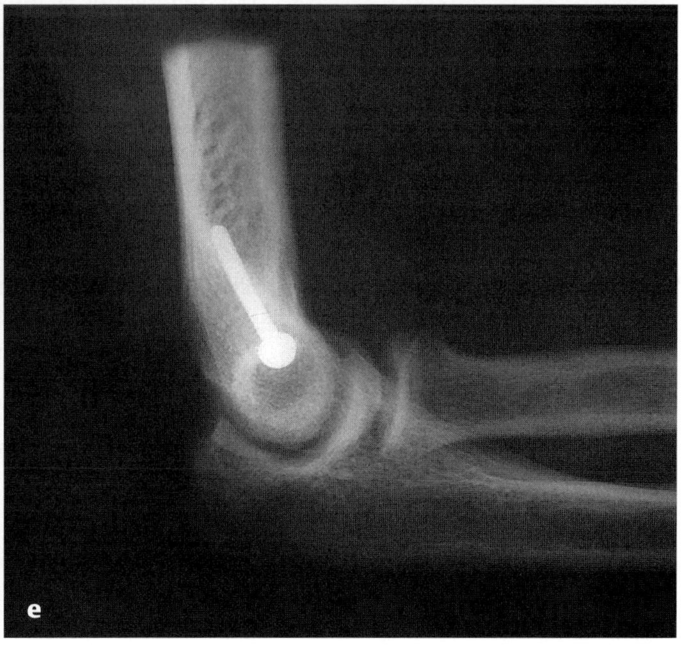
e

Diagnose	Suprakondyläre Humerusfraktur
Frakturform	Extraartikuläre Fraktur
Beschreibung	Dislozierte, metaphysäre Querfraktur proximal der Kondylen
Klassifikation	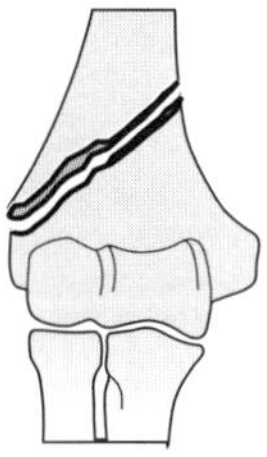 **AO 13 A 2.2**
Begleitverletzung	Klassifizierter Weichteilschaden Läsion der A. und V. brachialis Läsion des N. ulnaris, N. radialis und N. medianus Läsion der Trizepssehne
Operationsindikation	Dislokations- und Instabilitätskriterien
Versorgungsstrategie	Dringliche Operation
Osteosyntheseverfahren	Offene Reposition, Doppelplattenosteosynthese Zugschrauben
Implantate	3,5-DC-Platte 3,5-Rekonstruktionsplatte 3,5-/4,0-Kortikalis-/-Spongiosaschrauben
Praktische Hinweise	Bauchlage Dorsaler Zugang bilateral der Trizepssehne Fakultativ Olekranonosteotomie Darstellung des N. ulnaris Übungsstabile Osteosynthese anstreben
Nachbehandlung	Postoperativ dorsale Oberarmgipsschiene Aktive und passive Physiotherapie aus der Schiene
Komplikationen	Hämatom, Weichteilinfekt, Osteitis Redislokation, Implantatlockerung Pseudarthrose Läsion des N. ulnaris und N. radialis
Abbildungen	**22 a–b** Röntgen a.-p. und seitlich **c** Zeichnung **d–e** Röntgen p.o.

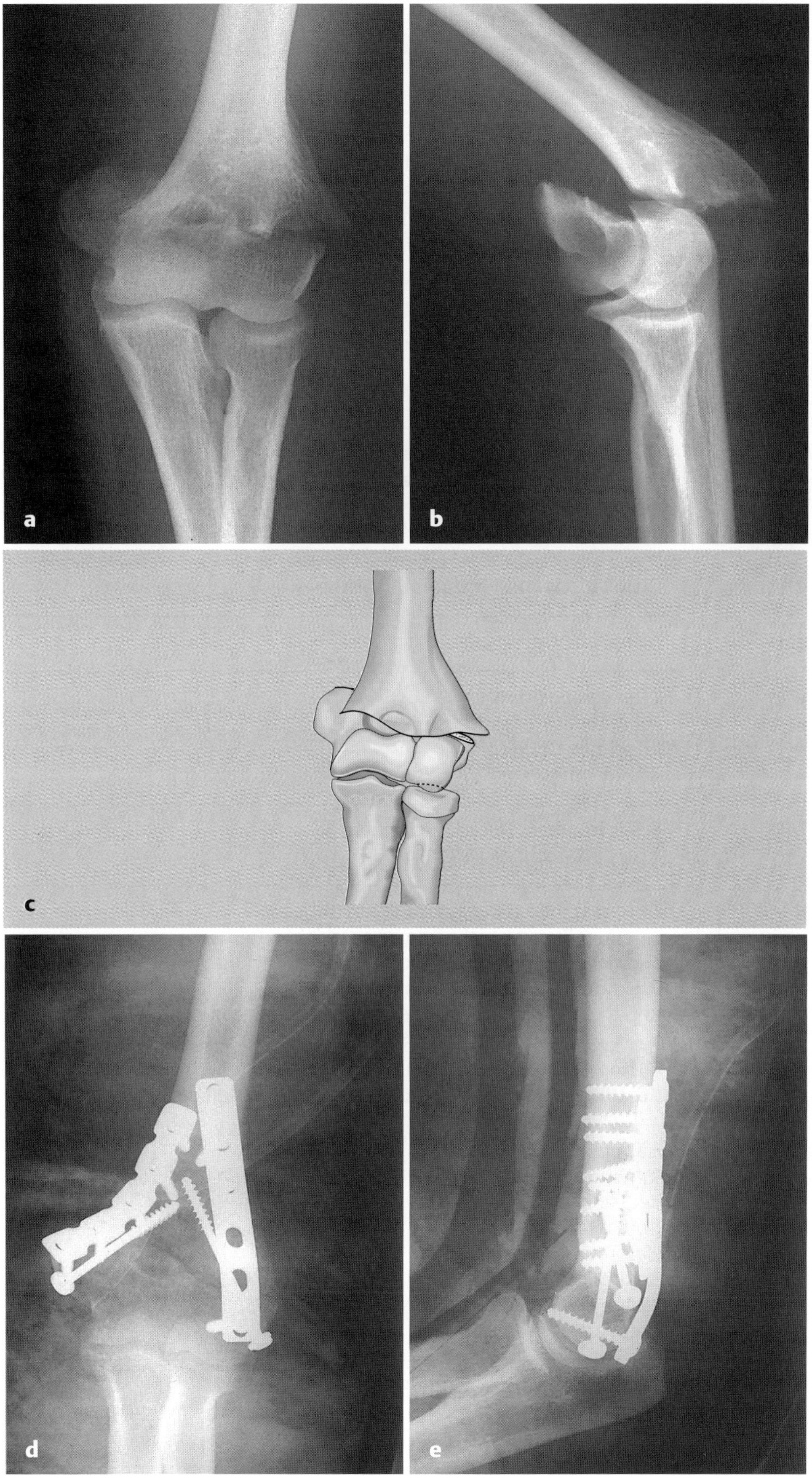
a
b
c
d
e

Diagnose	Fraktur des Condylus radialis humeri
Frakturform	Partiell artikuläre Fraktur
Beschreibung	Dislozierte unikondyläre Fraktur des Condylus radialis mit Luxation des Ellenbogengelenks und ulnarer Bandläsion
Klassifikation	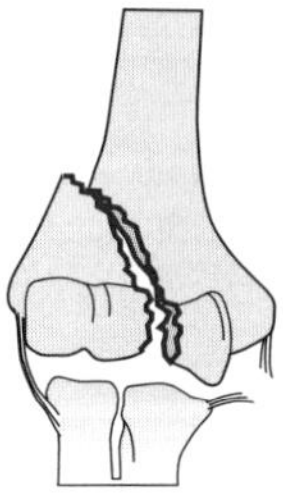 **AO 13 B 1.2**
Begleitverletzung	Klassifizierter Weichteilschaden Osteochondrale Frakturen am Radiusköpfchen Läsion des N. radialis und N. ulnaris Luxation des Ellenbogengelenks mit ulnarer Bandläsion
Operationsindikation	Dislokations- und Instabilitätskriterien
Versorgungsstrategie	Dringliche Operation
Osteosyntheseverfahren	Offene Reposition Schraubenosteosynthese Kirschner-Drähte Zuggurtungsosteosynthese bei Olekranonosteotomie
Implantate	3,5-Schrauben, Unterlegscheiben 1,6-/1,8-Kirschner-Drähte
Praktische Hinweise	Übungsstabile Osteosynthese anstreben Lateraler Zugang nicht immer ausreichend Bei mehrfragmentärer Fraktur dorsaler Zugang mit Olekranonosteotomie in Bauchlage Reposition palmar gelegener Fragmente oft schwierig
Nachbehandlung	Postoperativ dorsale Oberarmgipsschiene KG-Übungsbehandlung nach Stabilitätskriterien der Osteosynthese
Komplikationen	Hämatom Infektion, Osteitis Redislokation Implantatlockerung Heterotope Ossifikationen Arthrofibrose Läsion des N. radialis und N. ulnaris Pseudarthrose, Arthrose
Abbildungen	**23 a–b** Röntgen a.-p. und seitlich **c** Zeichnung **d–e** Röntgen p.o.

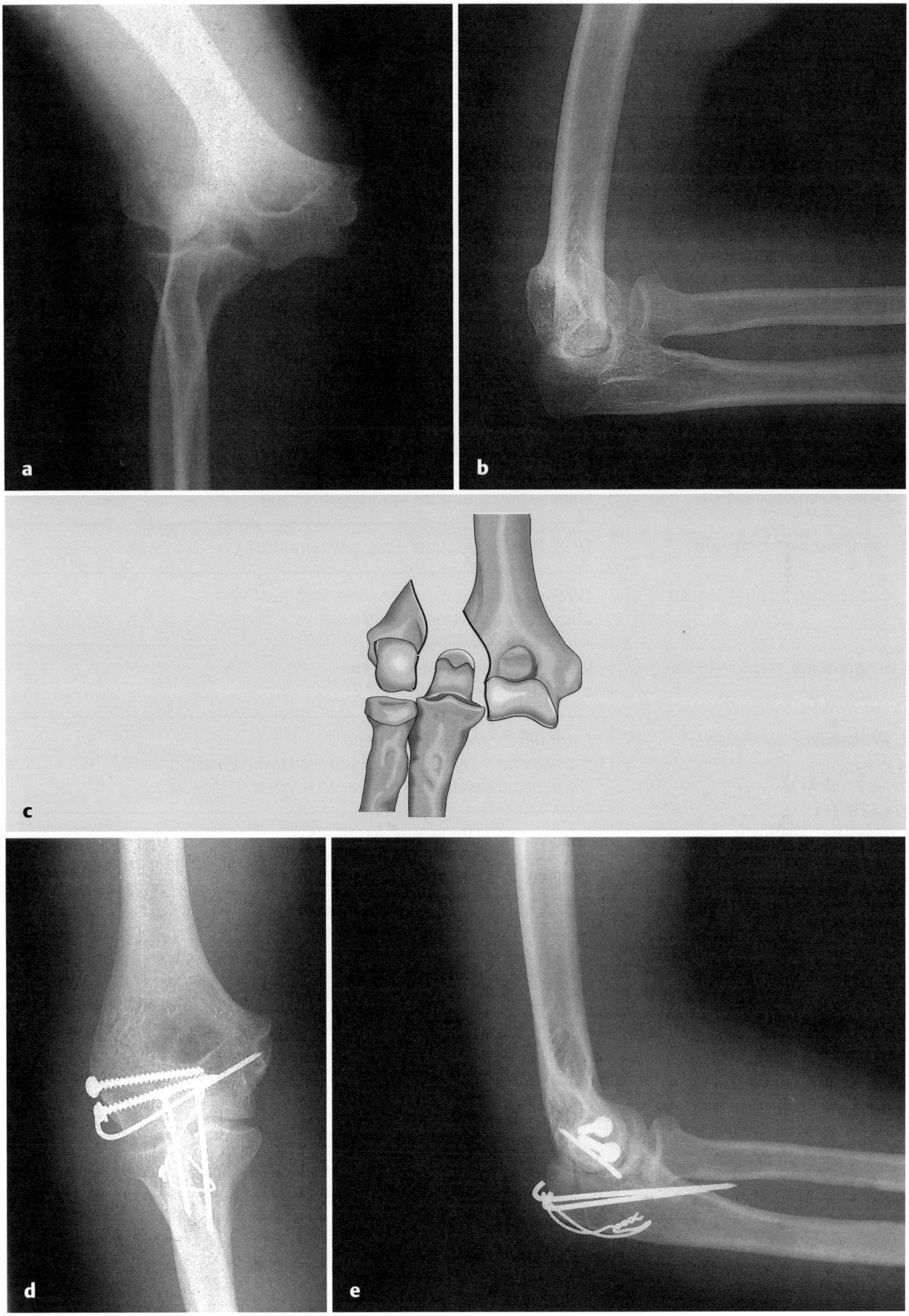
a
b
c
d
e

Diagnose	Fraktur des Capitulum humeri
Frakturform	Partiell artikuläre Fraktur
Beschreibung	Dislozierte, monokondyläre Abscherfraktur des Kapitulum mit frontalem Frakturverlauf
Klassifikation	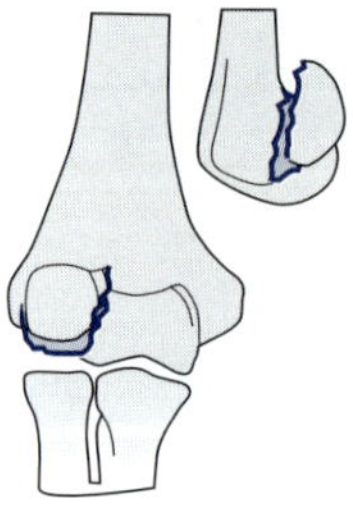 **AO 13 B 3.1**
Begleitverletzung	Klassifizierter Weichteilschaden Osteochondrale Frakturen am Radiusköpfchen Läsion des N. radialis
Operationsindikation	Dislokations- und Instabilitätskriterien
Versorgungsstrategie	Dringliche Operation (Fragmentvitalität!)
Osteosyntheseverfahren	Offene Reposition Zugschraubenosteosynthese
Implantate	2,0-/2,7-/3,5-/4,0-Schrauben Evtl. Kirschner-Drähte
Praktische Hinweise	Lateraler Zugang ausreichend Intraoperativ temporäre Kirschner-Draht-Fixation Übungsstabile Osteosynthese anstreben
Nachbehandlung	Postoperativ Oberarmgipsschiene Aktive und passive Physiotherapie aus der Schiene
Komplikationen	Hämatom, Weichteilinfekt, Osteitis Redislokation, Implantatlockerung Pseudarthrose, periartikuläre Ossifikationen Läsion des N. radialis Arthrose
Abbildungen	**24 a–b** Röntgen a.-p. und seitlich **c** Zeichnung **d–e** Röntgen p.o.

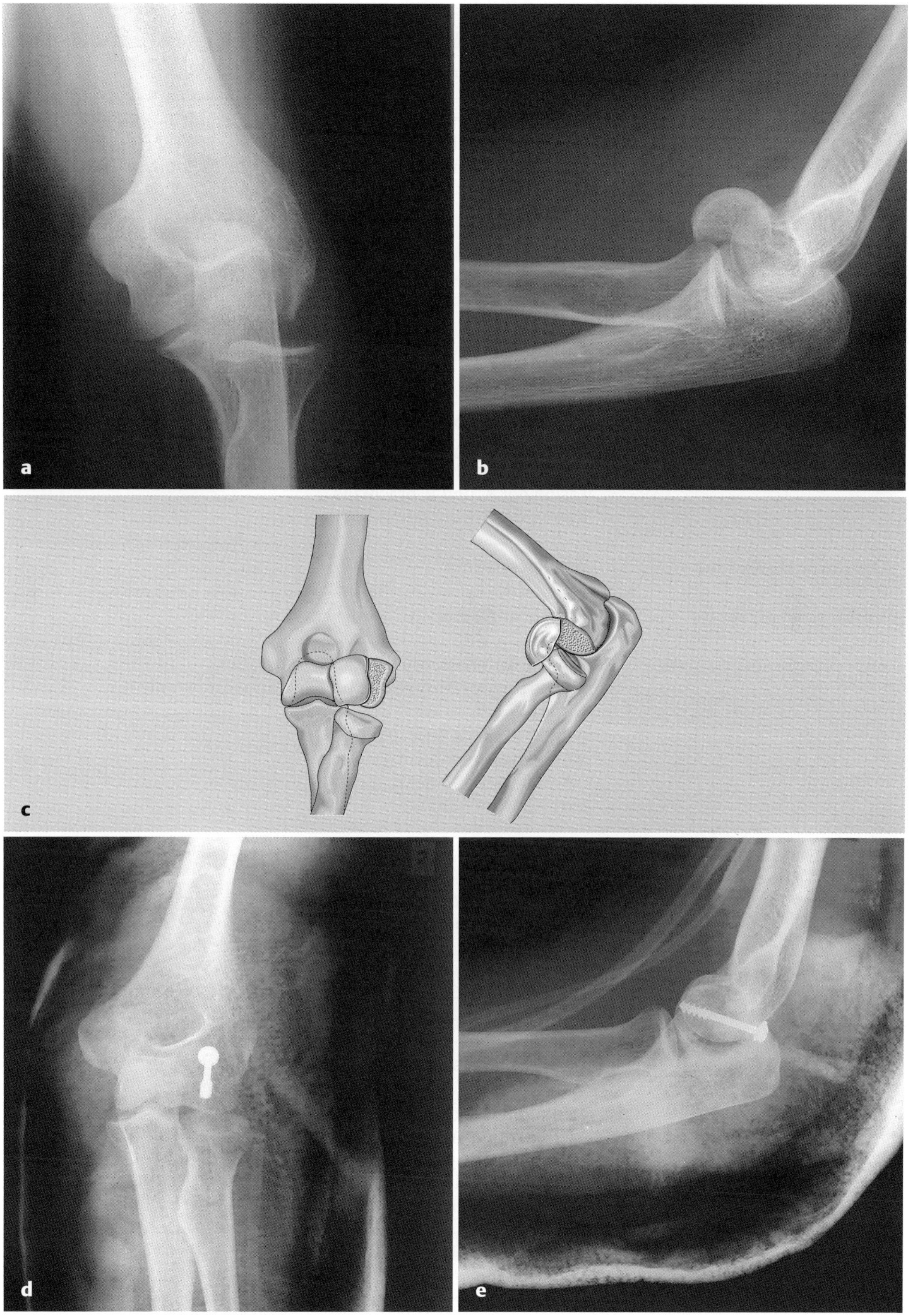
a
b
c
d
e

Diagnose	Supra- und perkondyläre Humerusfraktur
Frakturform	Komplett artikuläre Fraktur
Beschreibung	Stauchungsfraktur beider kondylärer Pfeiler mit T- oder Y-förmigem Frakturverlauf Trümmerzone im Bereich der Trochlea und Metaphyse
Klassifikation	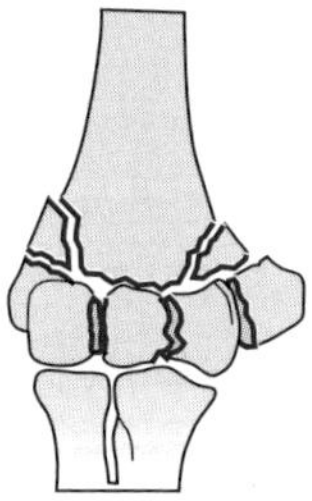 **AO 13 C 3.2**
Begleitverletzung	Klassifizierter Weichteilschaden Kompartmentsyndrom Läsion des N. ulnaris, N. medianus und N. radialis Läsion der A. und V. brachialis Ruptur der Trizepssehne
Operationsindikation	Uneingeschränkt
Versorgungsstrategie	Dringliche Operation
Osteosyntheseverfahren	Doppelplattenosteosynthese, Zugschrauben Zuggurtungsosteosynthese bei Olekranonosteotomie
Implantate	3,5-DC-Platte, 4,5-DC-Platte 3,5-Rekonstruktionsplatte 3,5-/4,0-/4,5-/6,5-Schrauben Evtl. Kirschner-Drähte
Praktische Hinweise	Bauchlage Darstellung des N. ulnaris Quer-/V-Osteotomie des Olekranon Stabilisierung beider Pfeiler mit 2 Platten Trochleaaufbau und Stabilisation mit querer Zugschraube von radial Übungsstabile Osteosynthese anstreben
Nachbehandlung	Postoperativ dorsale Oberarmgipsschiene Aktive und passive Physiotherapie aus der Schiene
Komplikationen	Hämatom, Weichteilinfekt, Osteitis Redislokation, Implantatlockerung Pseudarthrose, periartikuläre Ossifikationen Läsion des N. ulnaris und N. radialis Knorpel- und Knochendefekte, Arthrose
Abbildungen	**25 a–b** Röntgen a.-p. und seitlich **c** Zeichnung **d–e** Röntgen p.o.

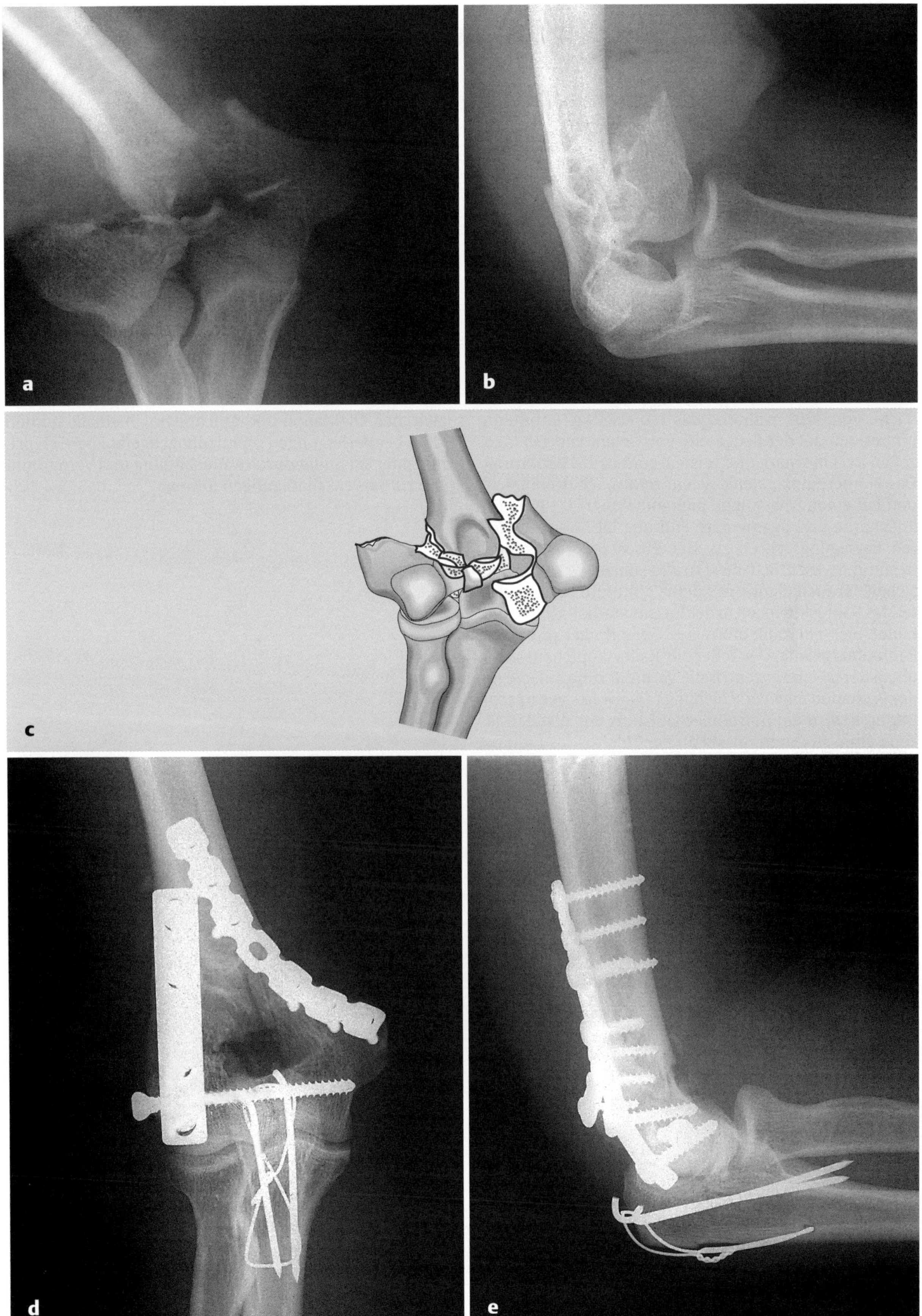
a
b
c
d
e

15 Das Ellenbogengelenk – Articulatio cubiti

Anatomie

Der nach distal mit zwei Pfeilern ausladende Oberarmknochen bildet mit den Kondylen den quergelagerten Gelenkkörper, der radialseitig aus dem Kapitulum und ulnarseitig aus der Trochlea besteht. Die Mitte dieses Konstruktionsdreiecks läßt Raum für die Olekranonspitze und den Processus coronoideus ulnae. Eine dünne Lamelle trennt beide Fossae, welche die Beuge- und Streckfähigkeit des Ellenbogengelenks limitiert.
Die Trochlea hat Walzengestalt und umfaßt eine Gelenkfläche von 320°, während das radialseitige Capitulum humeri nur auf der Beugeseite von Gelenkknorpel überzogen ist. Eine markante Leiste trennt beide Strukturen.
Das Humeroulnargelenk ist ein reines Scharniergelenk und hat einen Bewegungsspielraum von 0–0–150°. Die knöcherne und ligamentäre Führung läßt keine weiteren Bewegungsachsen zu. Der Processus coronoideus bestimmt wesentlich diese straffe Führung.
Neben der Artikulation mit dem Capitulum humeri gleitet das Radiusköpfchen in der Incisura radialis ulnae und bildet hier ein zapfenförmiges Gelenk, das proximale Radioulnargelenk. Der Teller des Radiusköpfchens weist ulnar-dorsal eine exzentrische Verbreiterung auf, die bei der Pronation eine Verschiebung radialwärts verursacht. Dadurch wird ein Aufrollmechanismus der distalen Bizepssehne an ihrem Ansatz an der Tuberositas radii bei der Pronation ermöglicht.

In Supinationsstellung besteht ein physiologischer Armwinkel mit einer Valgusstellung von 6° bei Männern und 12° bei Frauen. In Pronationsstellung kommt es zu einem Ausgleich des Armwinkels.
Auf der Dorsalseite besteht eine ulnare und radiale humeroulnare Seitenbandführung. Das Radiusköpfchen wird durch das Lig. anulare in der Incisura radialis gehalten.
Die enge knöcherne Beziehung des N. ulnaris im Sulkus zwischen Olekranon und Epicondylus medialis humeri kann bei Verletzungen im Ellenbogengelenkbereich primär oder sekundär durch Kallusbildung und Vernarbungen zu Nervenschädigungen führen.

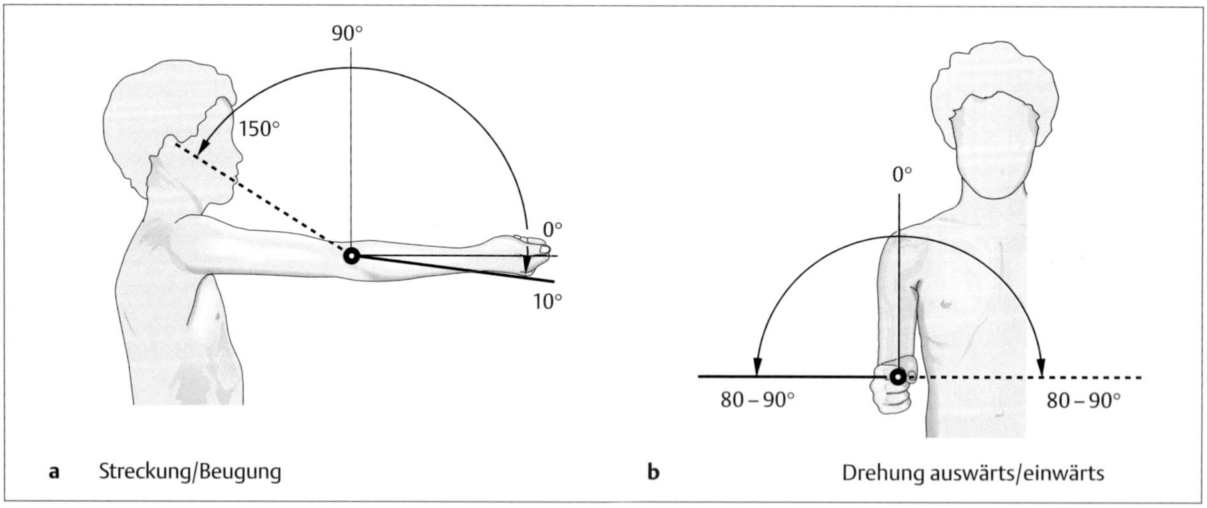

Abb. 26 Physiologisches Bewegungsausmaß des Ellenbogengelenks nach der Neutral-Null-Methode:
a Streckung/Beugung: 10–0–150
b Supination/Pronation: 80–0–80

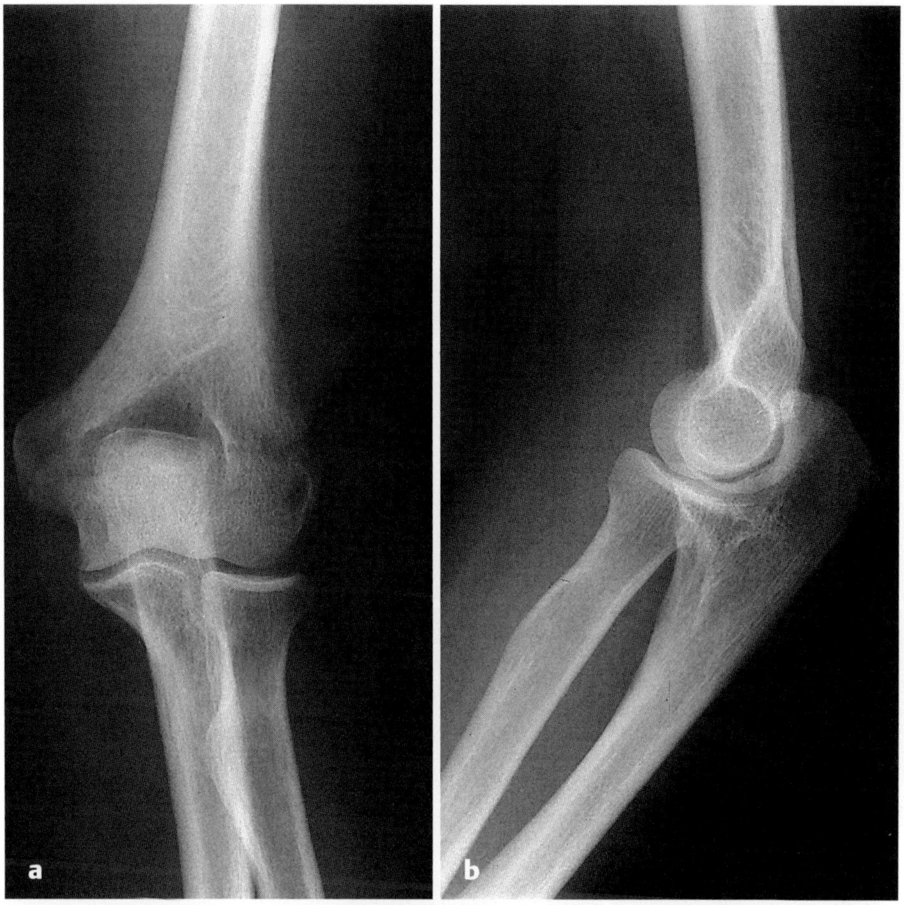

Abb. **27 a – b** Standardröntgenaufnahmen Ellenbogengelenk a.-p. und seitlich.

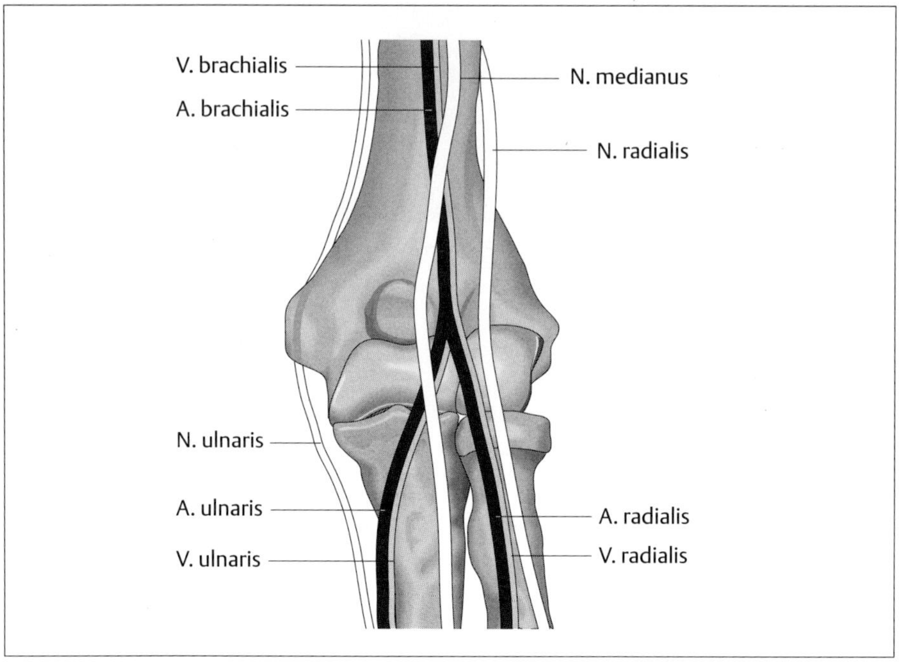

Abb. **28** Strukturen des Ellenbogengelenkes.

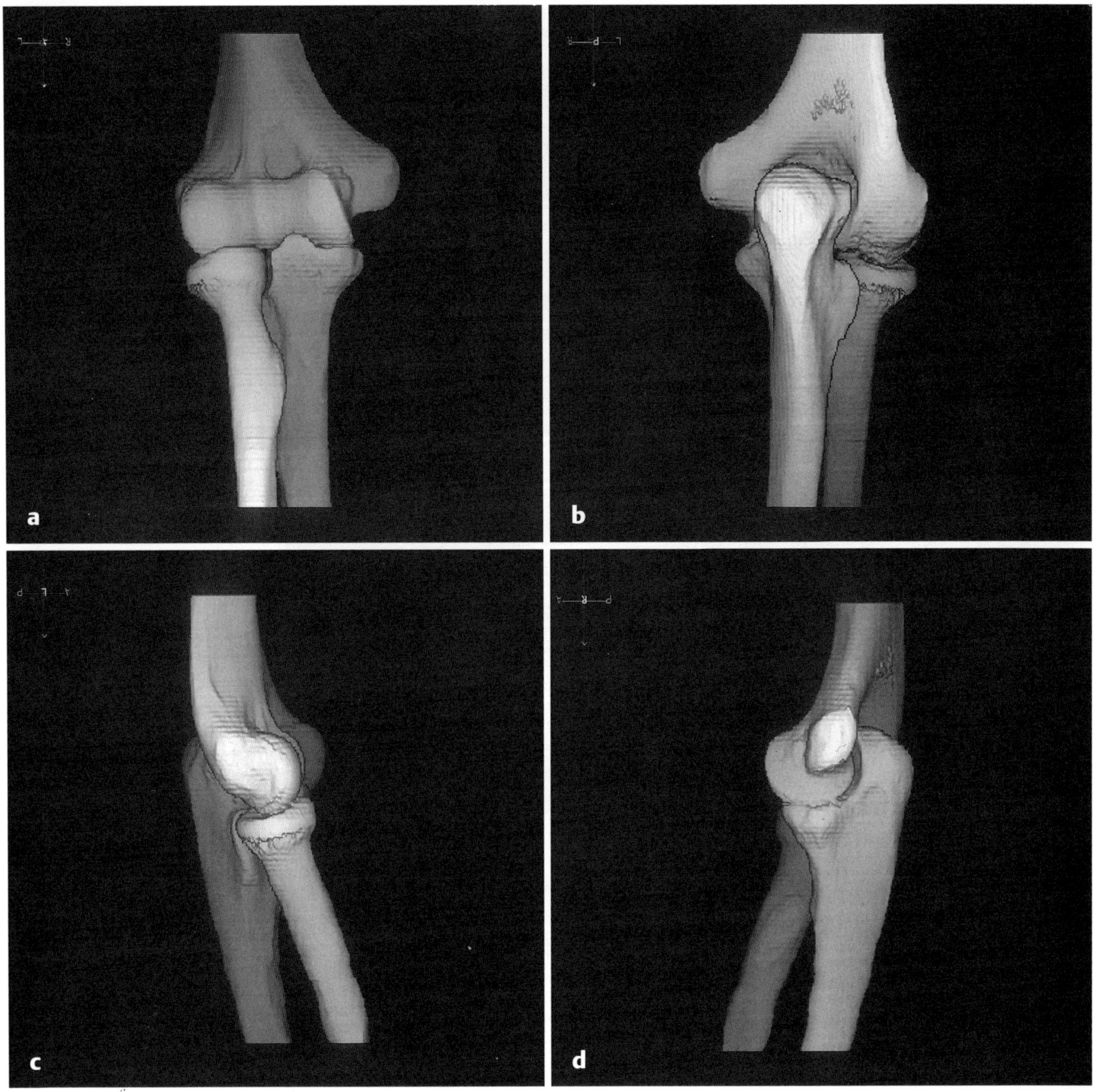

Abb. **29** Knöcherne Strukturen des Ellenbogengelenks (3-D-CT-Bilder in 4 Ebenen).
a Ansicht von palmar.
b Ansicht von dorsal.
c Ansicht von radial.
d Ansicht von ulnar.

16 Proximaler Radius und proximale Ulna

AO-Klassifikation 21-

A1 Extraartikuläre Fraktur der Ulna, Radius intakt
1. Ausriß des Trizepsansatzes aus dem Olekranon
2. metaphysär einfach
3. metaphysär mehrfragmentär

A2 Extraartikuläre Fraktur des Radius, Ulna intakt
1. Ausriß des Bizepsansatzes aus der Tuberositas radii
2. Hals einfach
3. Hals mehrfragmentär

A3 Extraartikuläre Fraktur von Radius und Ulna
1. beide Knochen einfach
2. mehrfragmentär des einen Knochens und einfach des anderen
3. mehrfragmentär beider Knochen

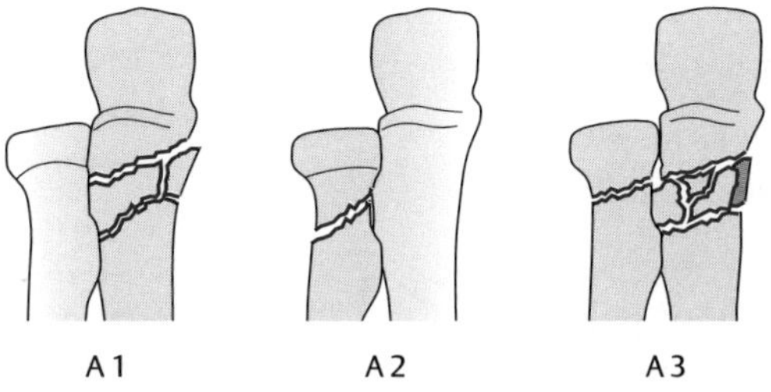

B1 Artikuläre Fraktur der Ulna, Radius intakt
1. unifokal
2. bifokal einfach
3. bifokal mehrfragmentär

B2 Artikuläre Fraktur des Radius, Ulna intakt
1. einfach
2. mehrfragmentär ohne Impression
3. mehrfragmentär mit Impression

B3 Artikuläre Fraktur des einen Knochens mit extraartikulärer Fraktur des anderen
1. Ulna, artikulär einfach
2. Radius, artikulär einfach
3. artikulär mehrfragmentär

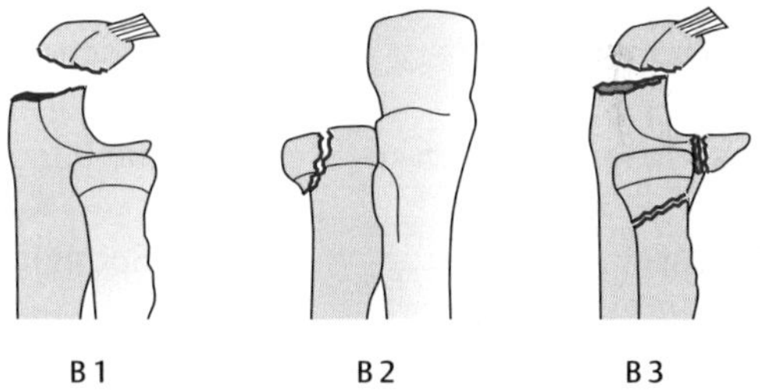

C1 Artikuläre Fraktur beider Knochen, einfach
1. Olekranon und Radiusköpfchen
2. Processus coronoideus und Radiusköpfchen

C2 Artikuläre Fraktur beider Knochen, der eine einfach, der andere mehrfragmentär
1. Olekranon mehrfragmentär, Radiusköpfchen einfach
2. Olekranon einfach, Radiusköpfchen mehrfragmentär
3. Processus coronoideus einfach, Radiusköpfchen mehrfragmentär

C3 Artikuläre Fraktur beider Knochen, mehrfragmentär
1. drei Fragmente an beiden Knochen
2. Ulna, mehr als drei Fragmente
3. Radius, mehr als drei Fragmente

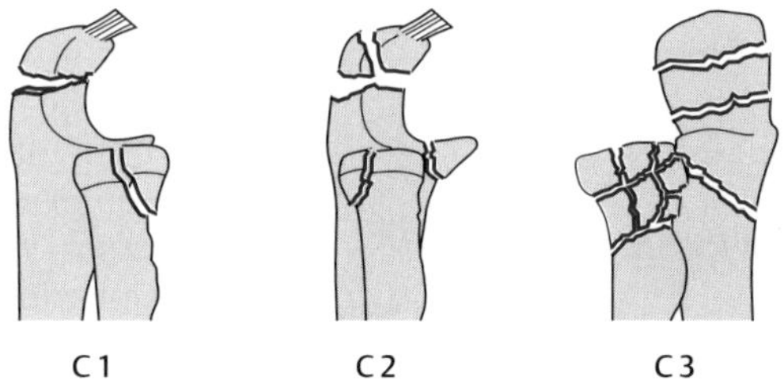

Abb. **30**

Diagnose	Fraktur des Processus coronoideus
Frakturform	Partiell artikuläre Fraktur
Beschreibung	Abrißfraktur mit unterschiedlich großem Fragment Häufig mehrfragmentäre Läsion
Klassifikation	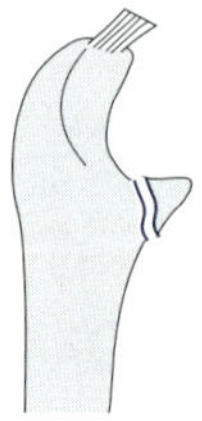 **AO 21 B 1.1** Typ III n. Regan und Morray
Begleitverletzung	Klassifizierter Weichteilschaden Ellenbogengelenksluxation Instabilität des Ellenbogengelenks durch begleitende Band-Kapsel-Ruptur Osteochondrale Fraktur der Trochlea Läsion der A. und V. brachialis
Operationsindikation	Bei großem Fragment und Instabilität
Versorgungsstrategie	Dringliche Operation
Osteosyntheseverfahren	Offene Reposition, Schraubenosteosynthese
Implantate	4,0-Spongiosaschraube (Gewinde gekürzt)
Praktische Hinweise	Ulnarseitiger Zugang Bohrung mit Zielgerät Bei mehrfragmentärer Fraktur, gleichzeitiger Radiusköpfchenfraktur und Instabilität: Radialseitiger Zugang und Ersatzplastik des Processus coronoideus mit reseziertem Radiusköpfchenanteil oder autogenem kortikospongiösem Span Bedingt übungsstabile Osteosynthese
Nachbehandlung	Postoperativ zirkulärer gefensterter Oberarmgips oder Oberarmgipsschiene Physiotherapie nach Stabilität der Versorgung
Komplikationen	Hämatom, Weichteilinfekt, Osteitis Redislokation, Implantatlockerung Pseudarthrose, periartikuläre Ossifikationen Reluxation des Ellenbogengelenks Läsion des N. ulnaris Corpora libera, Arthrose
Abbildungen	**31 a–b** Röntgen a.-p. und seitlich **c** 3-D-CT **d–e** Röntgen p.o.

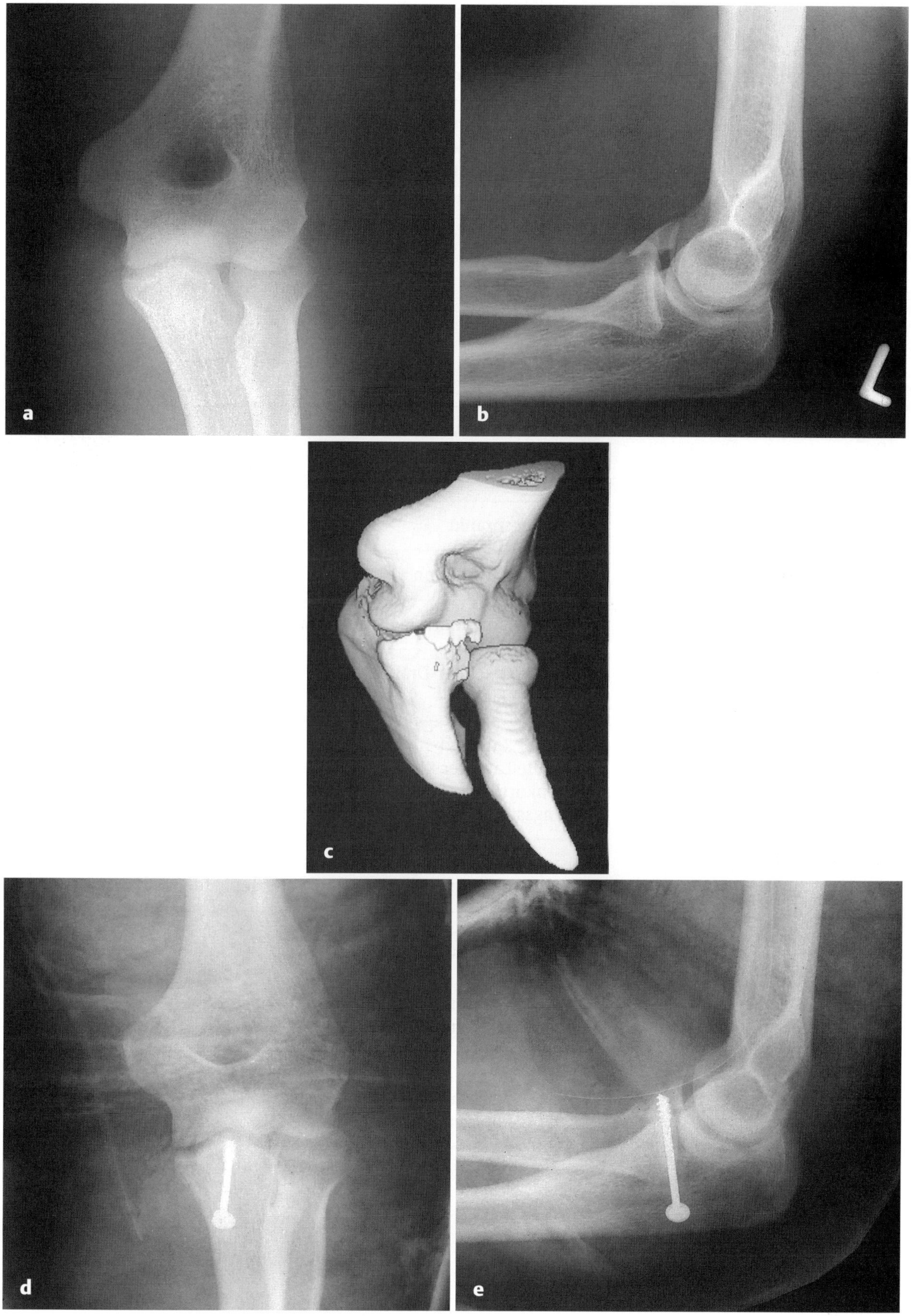
a
b
c
d
e

Diagnose	Olekranonfraktur
Frakturform	Partiell artikuläre Fraktur
Beschreibung	Abrißfraktur mit Dislokation des Olekranon durch Traktion der Trizepssehne Unifokale Querfraktur
Klassifikation	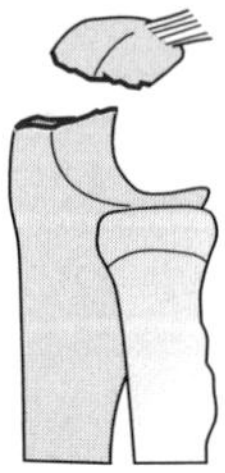 **AO 21 B 1.1**
Begleitverletzung	Klassifizierter Weichteilschaden Läsion des N. ulnaris Zerreißung der Bursa olecrani
Operationsindikation	Uneingeschränkt
Versorgungsstrategie	Dringliche Operation
Osteosyntheseverfahren	Offene Reposition, Zuggurtungsosteosynthese
Implantate	1,8-/2,0-Kirschner-Drähte Drahtcerclage
Praktische Hinweise	Dorsaler Zugang Parallele Lage der Kirschner-Drähte und Verankerung in der Gegenkortikalis Übungsstabile Osteosynthese anstreben
Nachbehandlung	Postoperativ dorsale Oberarmgipsschiene Aktive und passive Physiotherapie aus der Schiene
Komplikationen	Hämatom, Weichteilinfekt, Osteitis Implantatlockerung, Redislokation Pseudarthrose Läsion des N. ulnaris Gelenkinkongruenz, Arthrose
Abbildungen	**32 a–b** Röntgen a.-p. und seitlich **c** Zeichnung **d–e** Röntgen p.o.

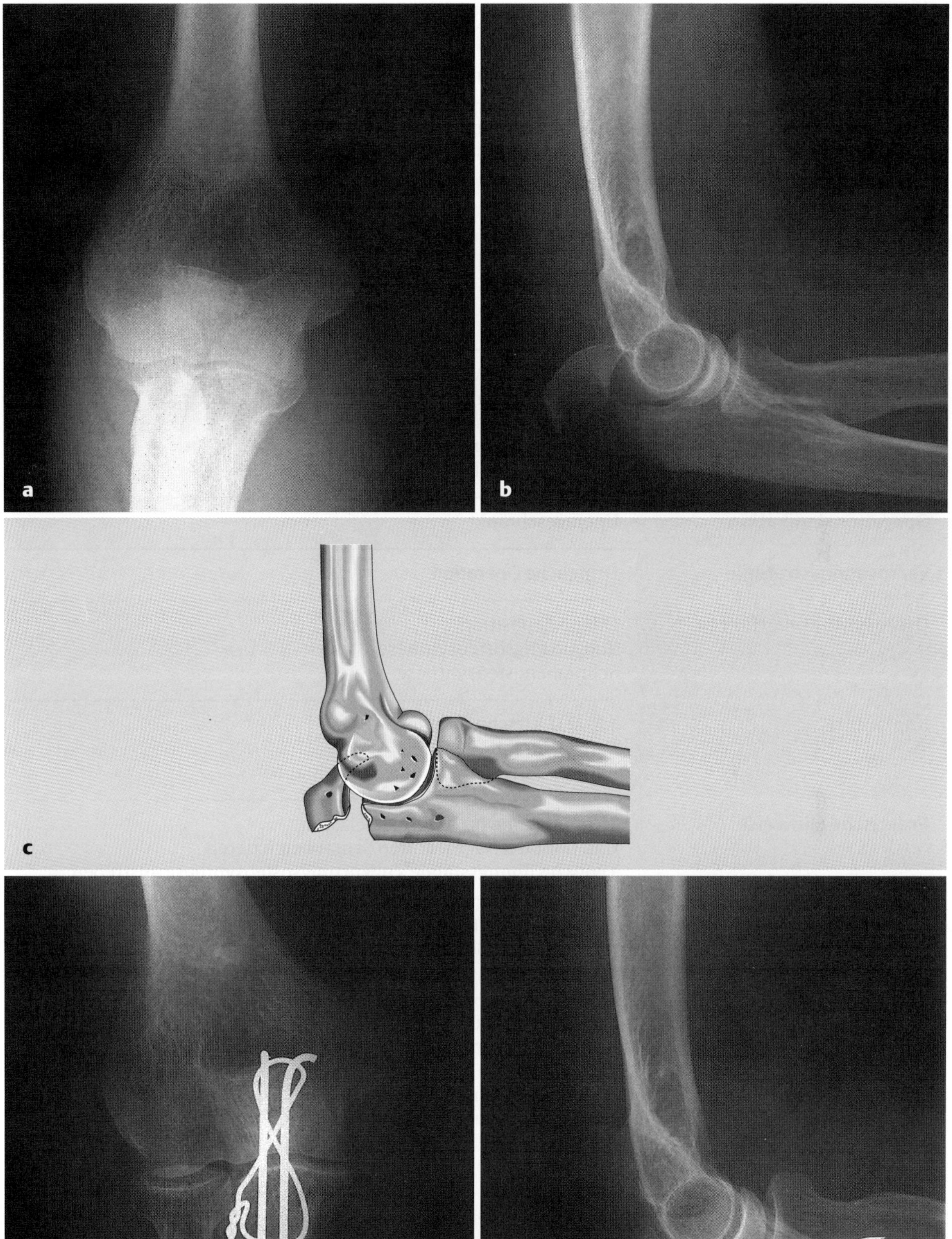
a
b
c
d
e

Diagnose	Olekranonmehrfragmentfraktur
Frakturform	Komplett artikuläre Fraktur
Beschreibung	Dislozierte Mehrfragmentfraktur des Olekranon
Klassifikation	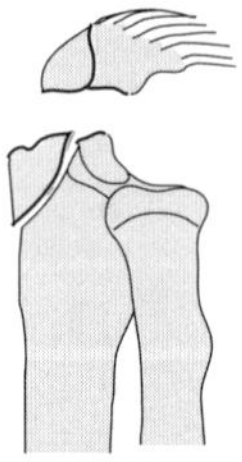 **AO 21 B 1.3**
Begleitverletzung	Klassifizierter Weichteilschaden Ellenbogengelenksluxation Radiusköpfchenfraktur Läsion des N. ulnaris Zerreißung der Bursa olecrani
Operationsindikation	Uneingeschränkt
Versorgungsstrategie	Dringliche Operation
Osteosyntheseverfahren	Offene Reposition Zuggurtungsosteosynthese Schraubenosteosynthese
Implantate	1,8-/2,0-Kirschner-Drähte Cerclagedraht 3,5-/4,0-Kortikalis-/-Spongiosaschrauben
Praktische Hinweise	Trümmerzone im Verbund belassen Ggf. mit interfragmentären Schrauben fixieren Typische übungsstabile Zuggurtungsosteosynthese anstreben
Nachbehandlung	Postoperativ dorsale Oberarmgipsschiene Aktive und passive Physiotherapie nach Stabilitätskriterien aus der Schiene
Komplikationen	Hämatom, Infekt, Osteitis Implantatlockerung, Redislokation Pseudarthrose Läsion des N. ulnaris Gelenkinkongruenz Arthrose Arthrofibrose
Abbildungen	**33 a–b** Röntgen a.-p. und seitlich **c** Zeichnung **d–e** Röntgen p. o.

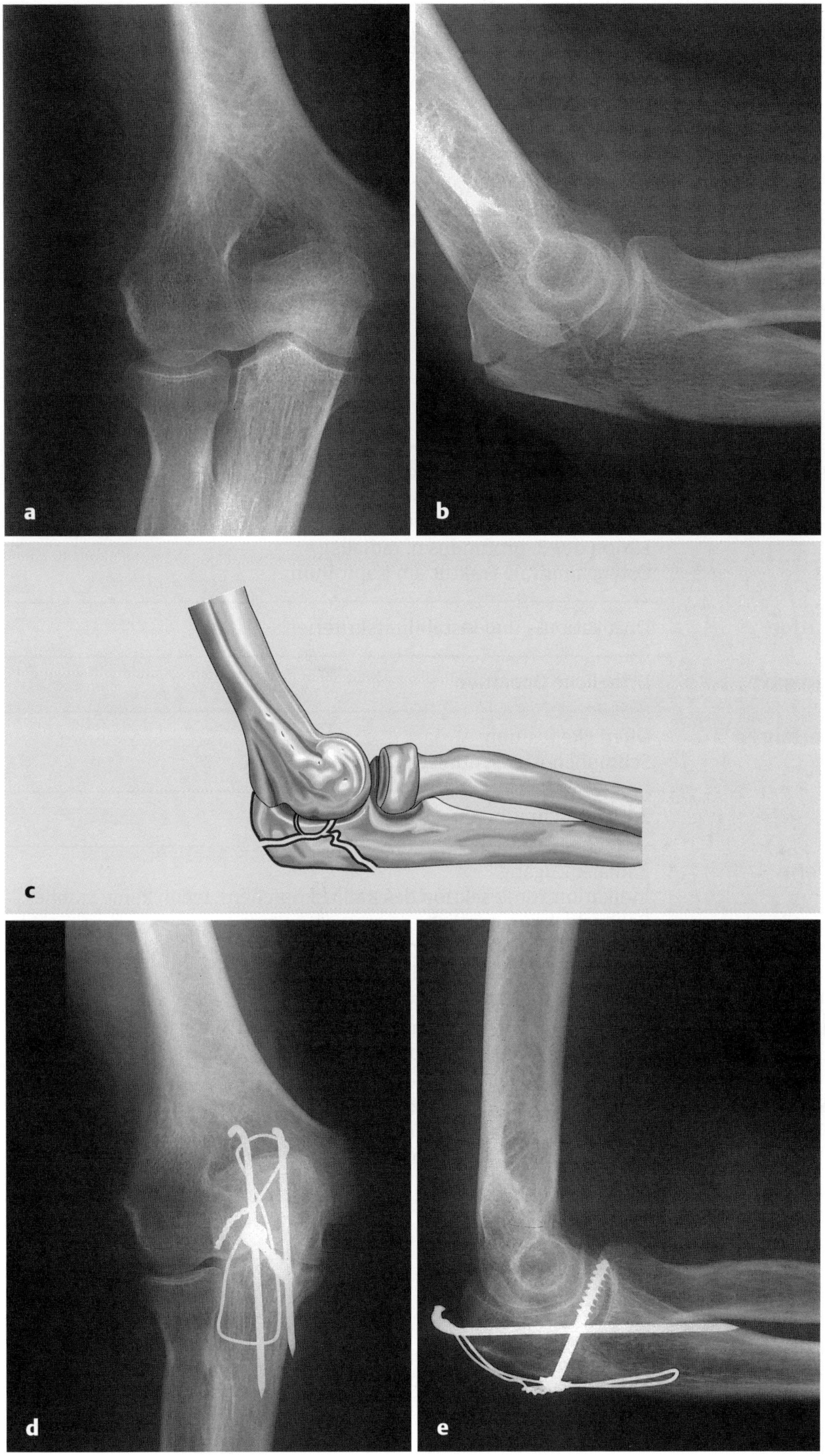
a
b
c
d
e

Diagnose	Radiusköpfchenfraktur
Frakturform	Partiell artikuläre Fraktur
Beschreibung	Axiale Stauchungsfraktur mit Abscherung des radiopalmar gelegenen Köpfchenanteils Dislozierte Meißelfraktur
Klassifikation	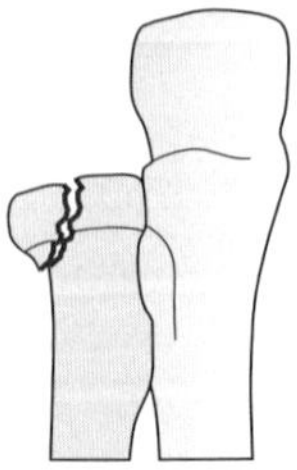 **AO 21 B 2.1**
Begleitverletzung	Klassifizierter Weichteilschaden Ulnare Seitenbandruptur Instabilität des Ellenbogengelenks Läsion des R. profundus n. radialis Osteochondrale Fraktur am Kapitulum
Operationsindikation	Dislokations- und Instabilitätskriterien
Versorgungsstrategie	Dringliche Operation
Osteosyntheseverfahren	Offene Reposition Schraubenosteosynthese
Implantate	2,7-/2,0-Schrauben
Praktische Hinweise	Radialer Zugang Indikation zur Resektion des Radiusköpfchens, wenn keine stabile Rekonstruktion möglich Intraoperative Stabilitätsprüfung Übungsstabile Osteosynthese erforderlich
Nachbehandlung	Postoperativ dorsale Oberarmgipsschiene in Supinationsstellung Aktive und passive Physiotherapie aus der Schiene
Komplikationen	Hämatom, Weichteilinfekt, Osteitis Redislokation, Implantatlockerung Läsion des R. profundus n. radialis Arthrose, Arthrofibrose
Abbildungen	**34 a–b** Röntgen a.-p. und seitlich **c** Zeichnung **d–e** Röntgen p.o.

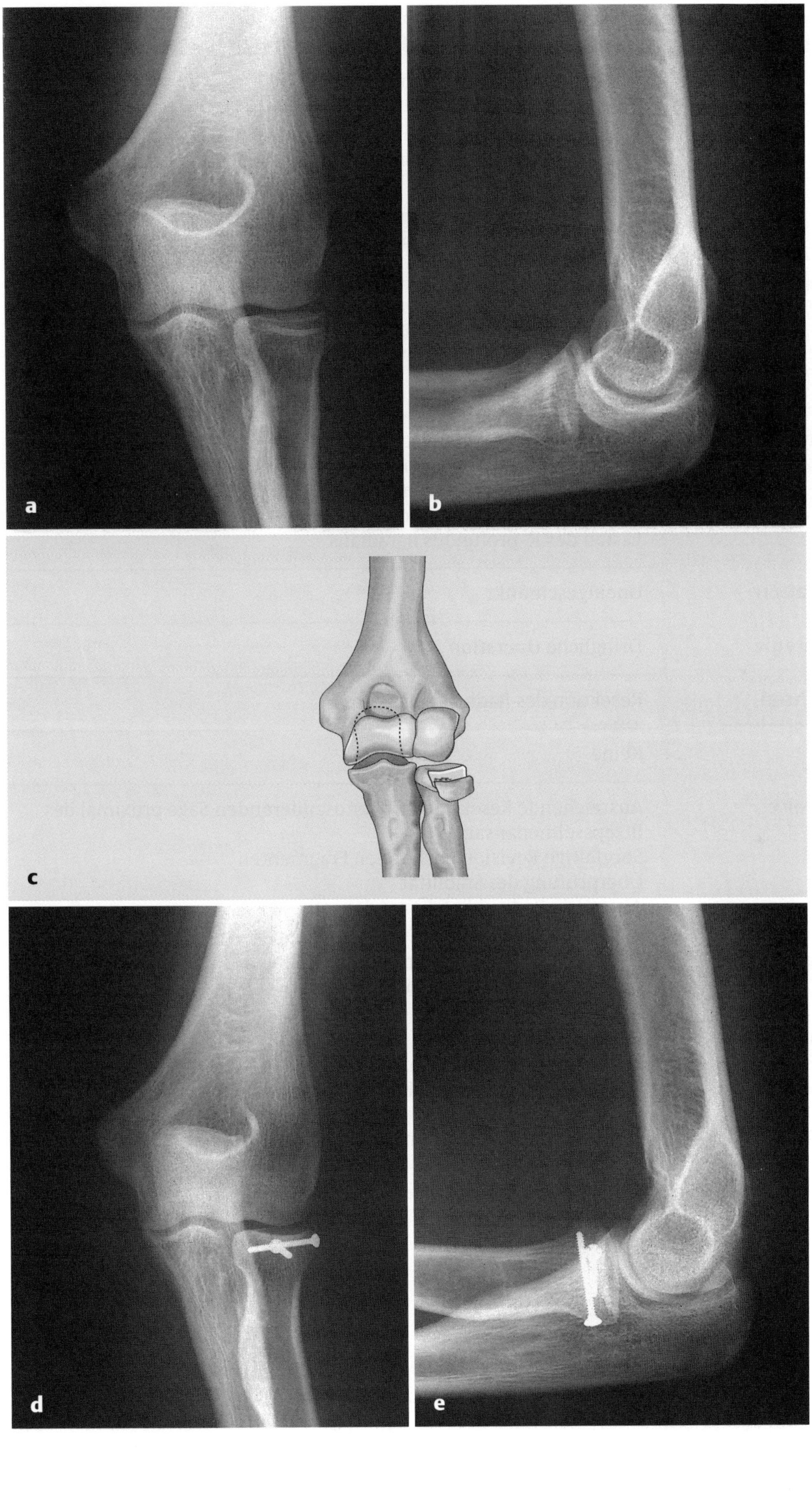
a
b
c
d
e

Diagnose	Radiusköpfchenmehrfragmentfraktur
Frakturform	Komplett artikuläre Fraktur
Beschreibung	Dislozierte, mehrfragmentäre axiale Stauchungsfraktur des Radiusköpfchens mit Destruktion der Gelenkfläche und dislozierte Radiushalsfraktur
Klassifikation	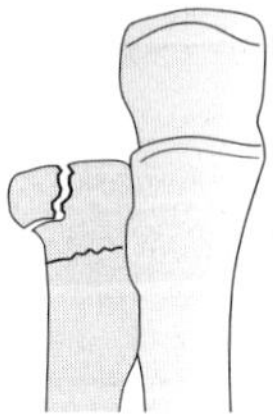 **AO 21 B 2.3**
Begleitverletzung	Klassifizierter Weichteilschaden Instabilität des Ellenbogengelenks Osteochondrale Frakturen am Kapitulum Fraktur des Processus coronoideus Läsion des R. profundus n. radialis
Operationsindikation	Uneingeschränkt
Versorgungsstrategie	Dringliche Operation
Operationsverfahren	Resektion des Radiusköpfchens
Implantate	Keine
Praktische Hinweise	Ausreichende Resektion mit der oszillierenden Säge proximal des Bizepssehnenansatzes Sorgfältige Revision nach freien Fragmenten Überprüfung der Stabilität Alternativ Radiusköpfchenendoprothese
Nachbehandlung	Postoperativ dorsale Oberarmgipsschiene in Supinationsstellung Aktive und passive Physiotherapie aus der Schiene
Komplikationen	Hämatom, Infekt Läsion des R. profundus n. radialis Inkongruenz im distalen Radioulnargelenk mit sekundärem Ulnarvorschub Periartikuläre Ossifikationen, Arthrofibrose
Abbildungen	**35 a–b** Röntgen a.-p. und seitlich **c** Zeichnung **d–e** Röntgen p.o.

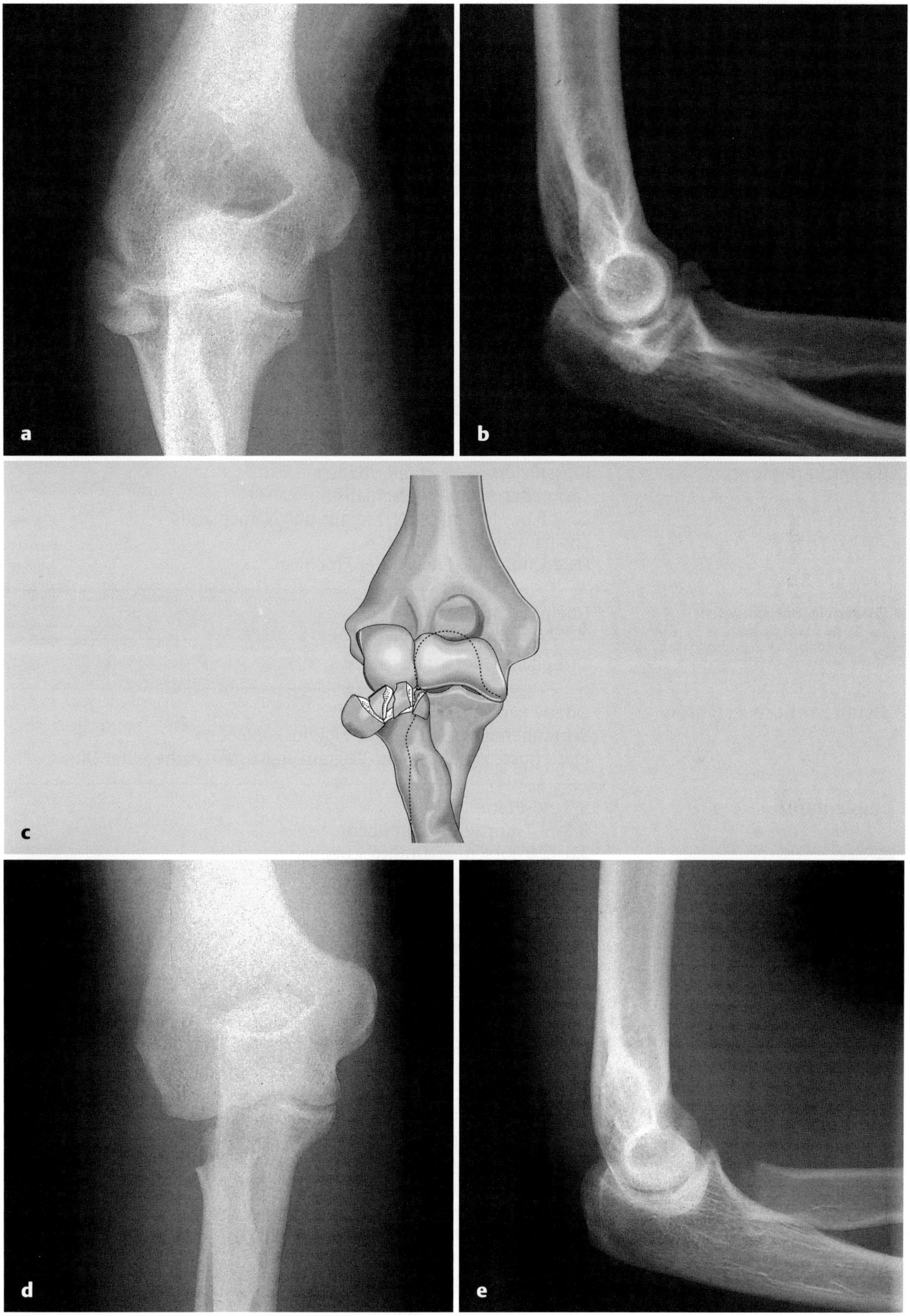
a
b
c
d
e

Diagnose	Olekranon- und Radiusköpfchenfraktur
Frakturform	Komplett artikuläre Fraktur der Ulna Partiell artikuläre Fraktur des Radius
Beschreibung	Mehrfragmentäre Abrißfraktur des Olekranon und metaphysäre Fraktur der Ulna Stauchungsfraktur des Radiusköpfchens mit Radiusköpfchen-luxation
Klassifikation	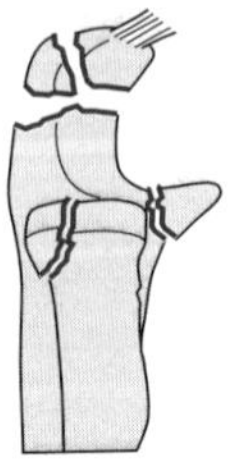 **AO 21 C 2.1**
Begleitverletzung	Klassifizierter Weichteilschaden Läsion der A. und V. brachialis Läsion des N. ulnaris, N. radialis und N. medianus Ligamentäre Instabilität Osteochondrale Fraktur der Trochlea
Operationsindikation	Uneingeschränkt
Versorgungsstrategie	Dringliche Operation
Osteosyntheseverfahren	Offene Reposition Schraubenosteosynthese des Radiusköpfchens Plattenosteosynthese und Zuggurtungsosteosynthese der Ulna
Implantate	3,5-DC-Platte 3,5-/2,7-Kortikalisschrauben 1,8-/2,0-Kirschner-Drähte, Zuggurtungsdraht
Praktische Hinweise	Dorsaler und radialer Zugang Zuerst Ulnaosteosynthese Evtl. Radiusköpfchenresektion Übungsstabile Osteosynthese anstreben
Nachbehandlung	Postoperativ dorsale Oberarmgipsschiene Aktive und passive Physiotherapie aus der Schiene
Komplikationen	Hämatom, Weichteilinfekt, Osteitis Redislokation, Implantatlockerung Pseudarthrose, periartikuläre Ossifikationen Läsion des N. ulnaris und R. profundus n. radialis Gelenkinkongruenz, Arthrose, Arthrofibrose
Abbildungen	**36 a** Röntgen seitlich **b** Zeichnung **c–d** Röntgen p.o.

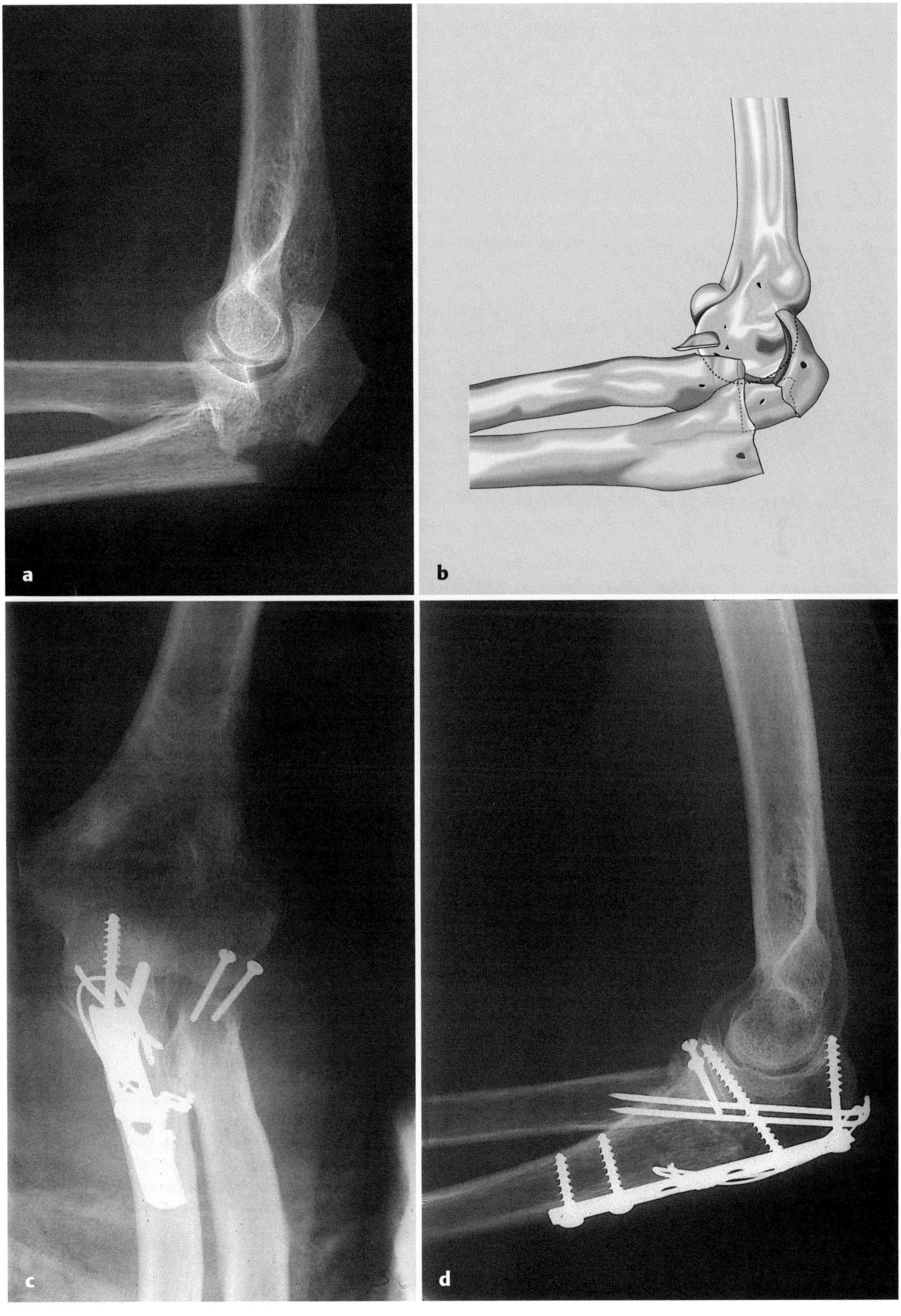
a
b
c
d

17 Radius- und Ulnaschaft

AO-Klassifikation 22-

A1 Einfache Fraktur der Ulna, Radius intakt
1. schräg
2. quer
3. mit Luxation des Radiusköpfchens (Monteggia)

A2 Einfache Fraktur des Radius, Ulna intakt
1. schräg
2. quer
3. mit Luxation des distalen radioulnaren Gelenkes (Galeazzi)

A3 Einfache Fraktur beider Knochen
1. Radius, proximale Zone
2. Radius, mittlere Zone
3. Radius, distale Zone

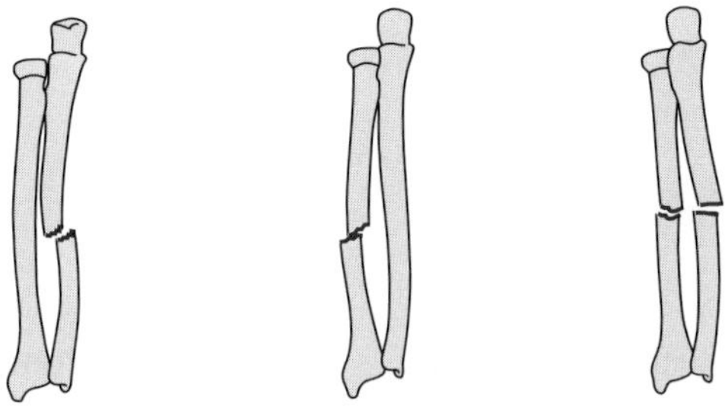

A 1 A 2 A 3

B1 Keilfraktur der Ulna, Radius intakt
1. Keil intakt
2. Keil fragmentiert
3. mit Luxation des Radiusköpfchens (Monteggia)

B2 Keilfraktur des Radius, Ulna intakt
1. Keil intakt
2. Keil fragmentiert
3. mit Luxation des distalen radioulnaren Gelenkes (Galeazzi)

B3 Keilfraktur des einen Knochens, einfache oder Keilfraktur des anderen
1. Ulna Keil und Radius einfach
2. Radius Keil und Ulna einfach
3. Ulna und Radius Keil

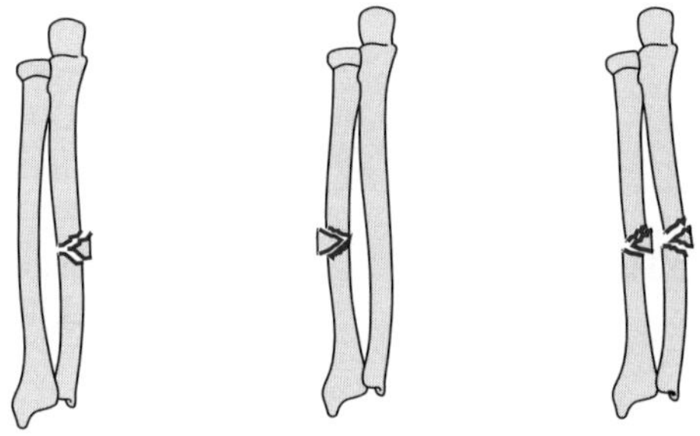

B 1 B 2 B 3

C1 Komplexe Fraktur der Ulna
1. bifokal, Radius intakt
2. bifokal, Radius frakturiert
3. irregulär

C2 Komplexe Fraktur des Radius
1 bifokal, Ulna intakt
2. bifokal, Ulna frakturiert
3. irregulär

C3 Komplexe Fraktur beider Knochen
1. bifokal
2. bifokal des einen Knochens, irregulär des anderen
3. irregulär

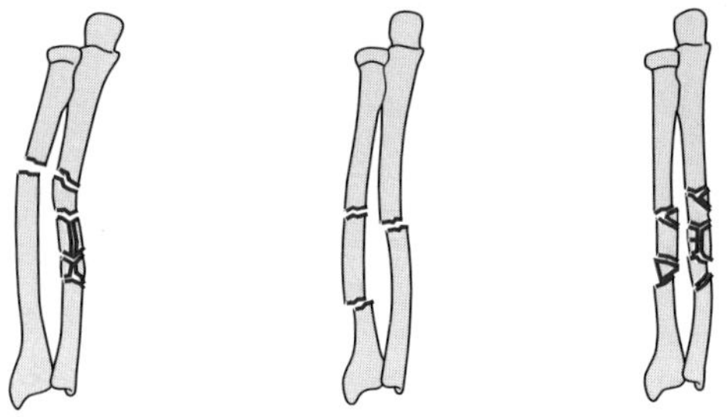

C 1 C 2 C 3

Abb. **37**

Diagnose	Ulnaschaftfraktur
Frakturform	Einfache Fraktur
Beschreibung	Dislozierte, querverlaufende Biegungsfraktur des Ulnaschaftes Parierfraktur
Klassifikation	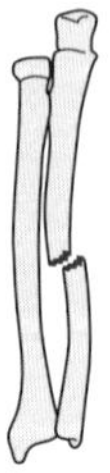 **AO 22 A 1.2**
Begleitverletzung	Klassifizierter Weichteilschaden
Operationsindikation	Uneingeschränkt
Versorgungsstrategie	Geplante Operation
Osteosyntheseverfahren	Offene Reposition Plattenosteosynthese
Implantate	3,5-/4,5-DC-/-LC-DC-Platte 3,5-/4,5-Kortikalisschrauben
Praktische Hinweise	Einfache Druckplattenosteosynthese Übungsstabile Versorgungssituation
Nachbehandlung	Postoperativ palmare Unterarmgipsschiene Aktive und passive Physiotherapie
Komplikationen	Hämatom, Weichteilinfekt, Osteitis Redislokation, Implantatlockerung Pseudarthrose, Brückenkallus
Abbildungen	**38 a–b** Röntgen a.-p. und seitlich **c–d** Röntgen p. o.

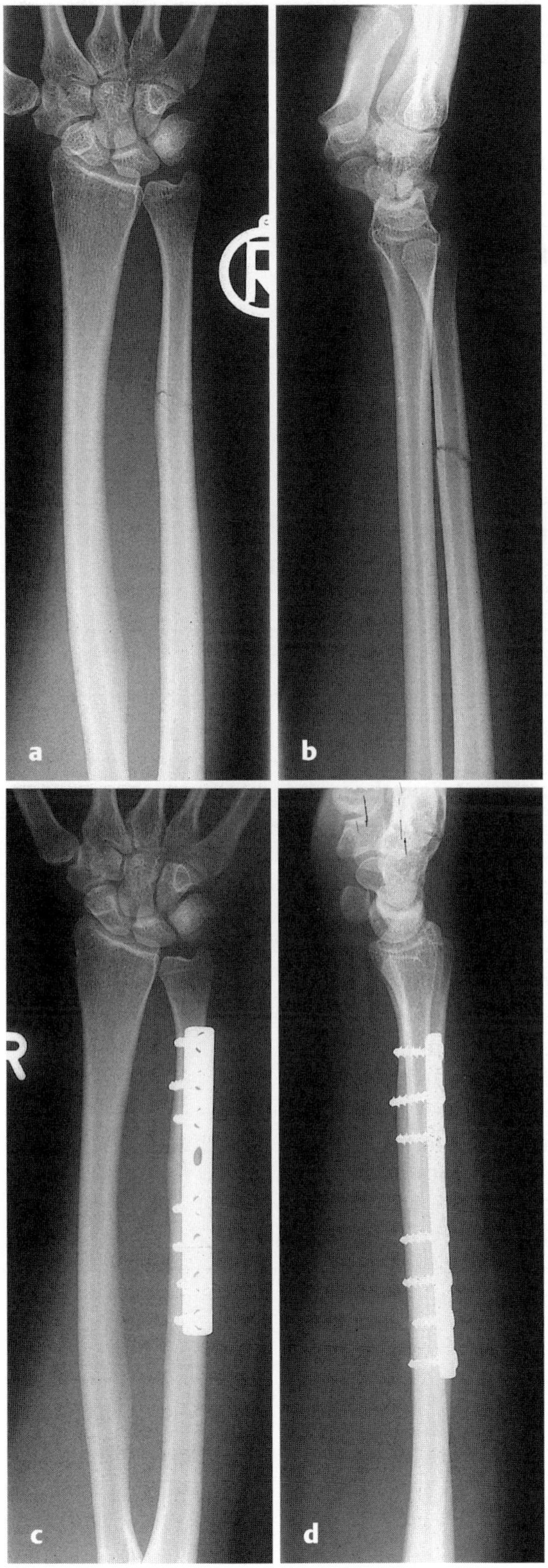
a
b
c
d

Diagnose	Radiusschaftfraktur
Frakturform	Keilfraktur
Beschreibung	Dislozierte, querverlaufende Fraktur des Radiusschafts mit Biegungskeil
Klassifikation	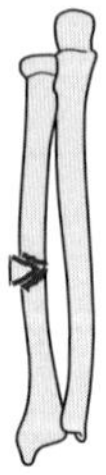 **AO 22 B 2.2**
Begleitverletzung	Klassifizierter Weichteilschaden Luxation im distalen Radioulnargelenk (Galeazzi-Fraktur) Läsion des N. radialis
Operationsindikation	Uneingeschränkt
Versorgungsstrategie	Aufgeschobene Operation
Osteosyntheseverfahren	Offene Reposition, Plattenosteosynthese
Implantate	4,5-/3,5-DC-/-LC-DC-Platte 4,5-/3,5-Kortikalisschrauben
Praktische Hinweise	Einfache Druckplattenosteosynthese Übungsstabile Versorgungssituation
Nachbehandlung	Postoperativ palmare Unterarmgipsschiene Aktive und passive Physiotherapie
Komplikationen	Hämatom, Weichteilinfekt, Osteitis Implantatlockerung, Redislokation Pseudarthrose, Brückenkallus Läsion des R. profundus et superficialis n. radialis
Abbildungen	**39 a–b** Röntgen a.-p. und seitlich **c–d** Röntgen p. o.

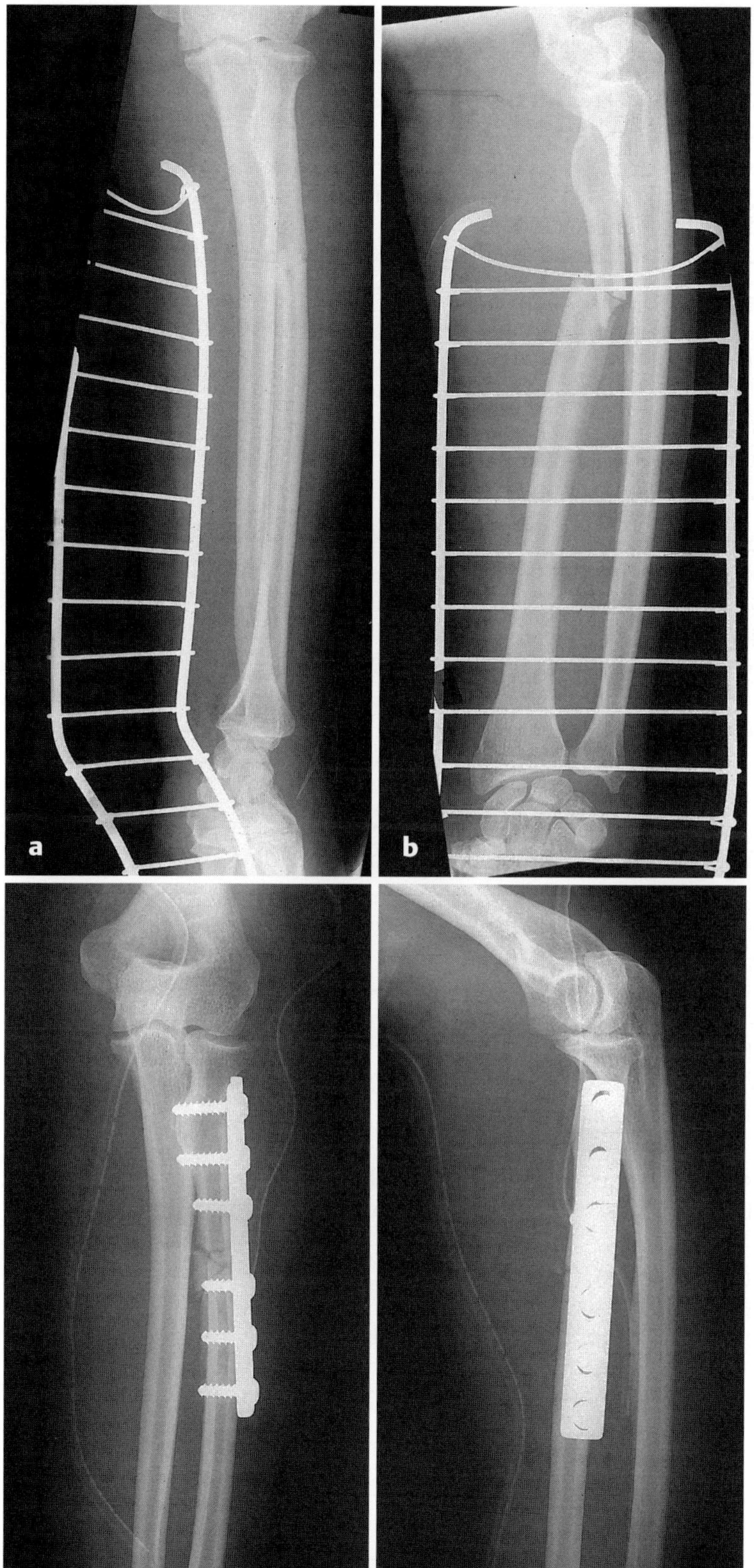
a
b
c
d

Diagnose	Monteggia-Fraktur
Frakturform	Extraartikuläre Fraktur der Ulna Luxation des Radiusköpfchens
Beschreibung	Biegungsfraktur des Ulnaschaftes mit Luxation des Radiusköpfchens nach dorsal
Klassifikation	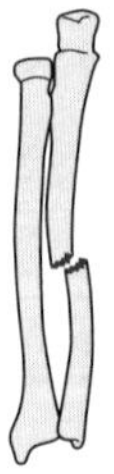 **AO 22 A 1.3** Typ II n. Bado
Begleitverletzung	Klassifizierter Weichteilschaden Läsion des N. radialis Ruptur des Lig. anulare Ligamentäre Ellenbogengelenkinstabilität
Operationsindikation	Uneingeschränkt
Versorgungsstrategie	Dringliche Operation
Osteosyntheseverfahren	Offene Reposition, Plattenosteosynthese der Ulna
Implantate	4,5-/3,5-DC-/-LC-DC-Platte 4,5-/3,5-Kortikalisschrauben
Praktische Hinweise	Meist spontane Reposition des Radiusköpfchens Naht des Lig. anulare nicht obligat Evtl. Bandrekonstruktion Übungsstabile Osteosynthese
Nachbehandlung	Postoperativ dorsale Oberarmgipsschiene Aktive und passive Physiotherapie aus der Schiene
Komplikationen	Hämatom, Infekt, Osteitis Implantatlockerung, Redislokation Pseudarthrose der Ulna, Brückenkallus Reluxation des Radiusköpfchens Läsion des N. ulnaris und N. radialis
Abbildungen	**40 a** Röntgen a.-p. und seitlich **b** Zeichnung **c** Röntgen p. o.

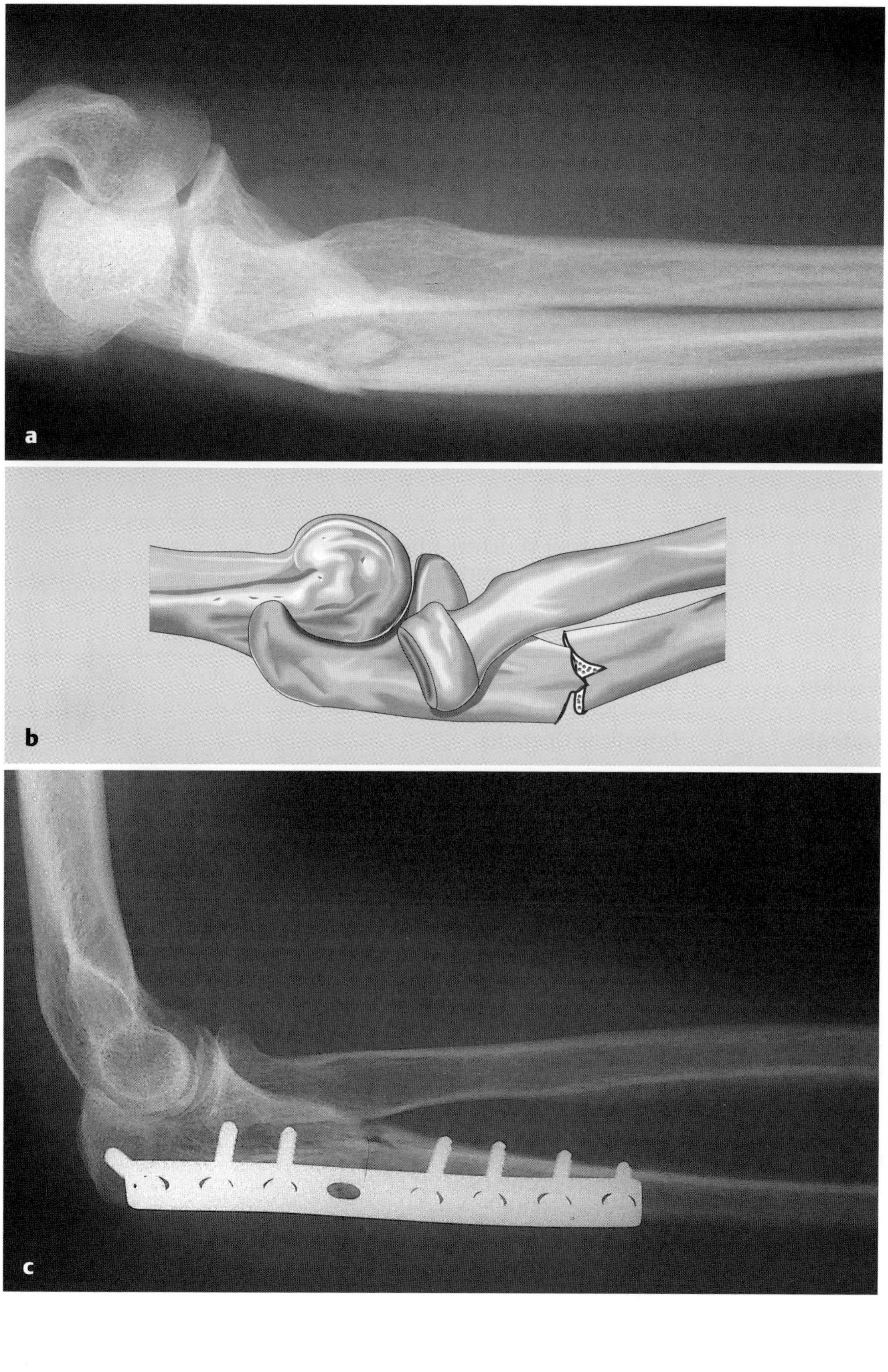
a
b
c

Diagnose	Galeazzi-Fraktur
Frakturform	Radiuskeilfraktur Luxation des Ulnaköpfchens im distalen Radioulnargelenk
Beschreibung	Dislozierte Querfraktur des Radiusschaftes mit fragmentiertem Biegungskeil Dorsale Luxation der Ulna im distalen Radioulnargelenk Zusätzliche Fraktur des Processus styloideus ulnae
Klassifikation	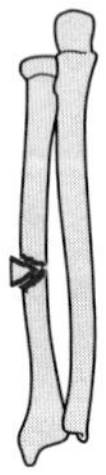 **AO 22 B 2.3**
Begleitverletzung	Klassifizierter Weichteilschaden Diskoligamentäre Verletzung im distalen Radioulnargelenk mit Instabilität Läsion des N. medianus
Operationsindikation	Uneingeschränkt
Versorgungsstrategie	Dringliche Operation
Osteosyntheseverfahren	Offene Reposition Plattenosteosynthese
Implantate	4,5-/3,5-DC-/-LC-DC-Platte 4,5-/3,5-Kortikalisschrauben
Praktische Hinweise	Meist spontane Reposition des Ulnaköpfchens Evtl. ligamentäre Rekonstruktion Übungsstabile Osteosynthese
Nachbehandlung	Postoperativ palmare Unterarmgipsschiene Aktive und passive Physiotherapie aus der Schiene
Komplikationen	Hämatom, Weichteilinfekt, Osteitis Persistierende Instabilität und Inkongruenz im distalen Radioulnargelenk Arthrose Implantatlockerung, Redislokation Pseudarthrose Läsion des R. superficialis n. radialis
Abbildungen	**41 a–b** Röntgen a.-p. und seitlich **c–d** Röntgen p. o.

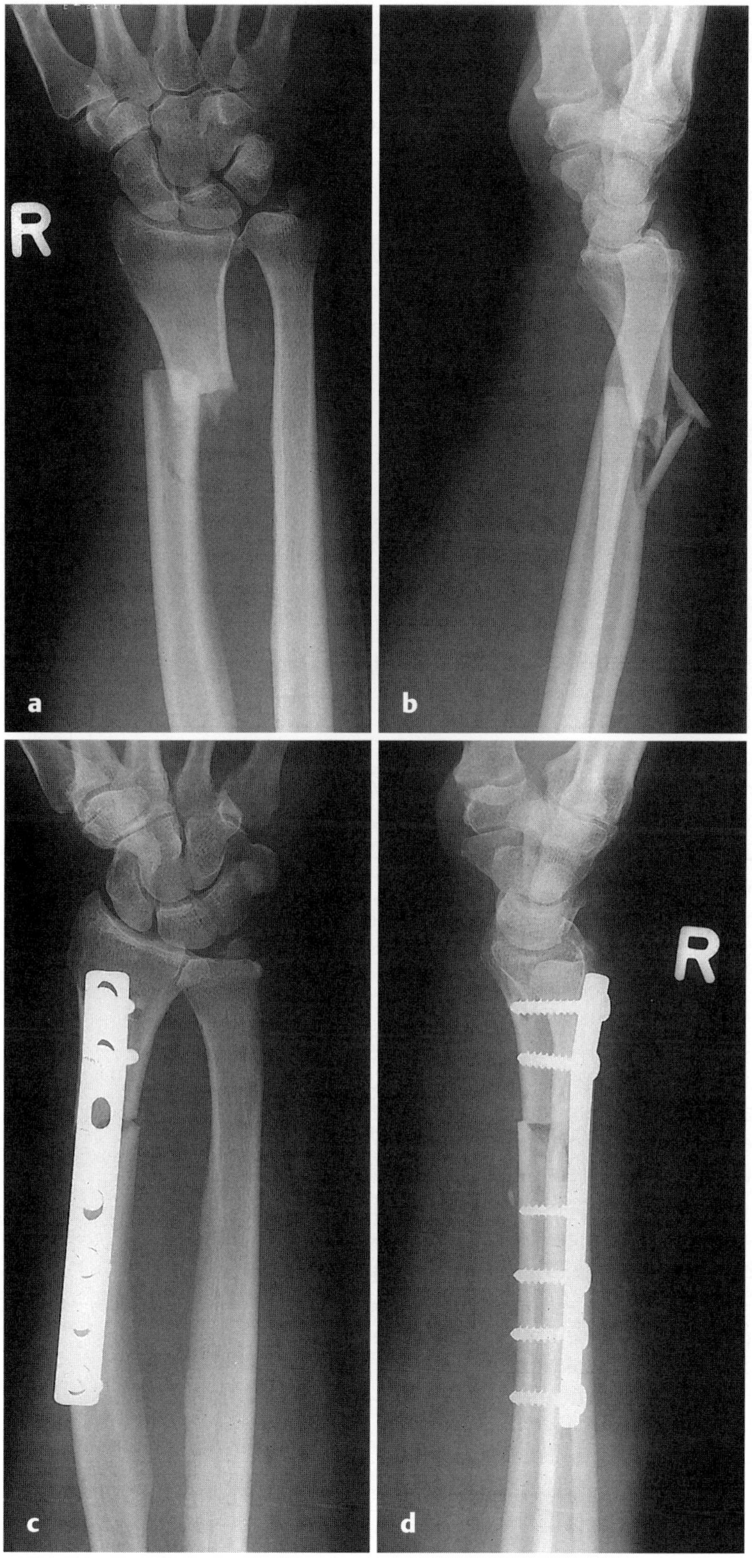
R
a
b
c
d
R

Diagnose	Unterarmschaftfraktur
Frakturform	Einfache Ulnafraktur Keilfraktur Radius
Beschreibung	Dislozierte, kombinierte Unterarmschaftfraktur Querfraktur der Ulna Ausgesprengter Biegungskeil am Radius
Klassifikation	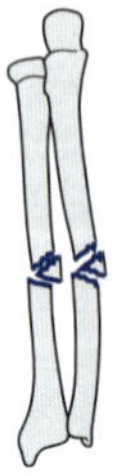 **AO 22 B 3.2**
Begleitverletzung	Klassifizierter Weichteilschaden Kompartmentsyndrom Läsion des N. medianus, N. radialis und N. ulnaris Läsion der A. radialis und A. ulnaris
Operationsindikation	Uneingeschränkt
Versorgungsstrategie	Dringliche Operation
Osteosyntheseverfahren	Offene Reposition Plattenosteosynthese von Radius und Ulna
Implantate	4,5-/3,5-DC-/-LC-DC-Platten 4,5-/3,5-Kortikalisschrauben
Praktische Hinweise	Bilateraler Zugang Zuerst Stabilisierung der Ulna („Sei helle, beginn mit der Elle“) Übungsstabile Osteosynthese anstreben
Nachbehandlung	Postoperativ palmare Unterarmgipsschiene Aktive und passive Physiotherapie aus der Schiene
Komplikationen	Hämatom, Weichteilinfekt, Osteitis Redislokation, Implantatlockerung Pseudarthrose, Brückenkallus Läsion des N. radialis
Abbildungen	**42 a–b** Röntgen a.-p. und seitlich **c–d** Röntgen p. o.

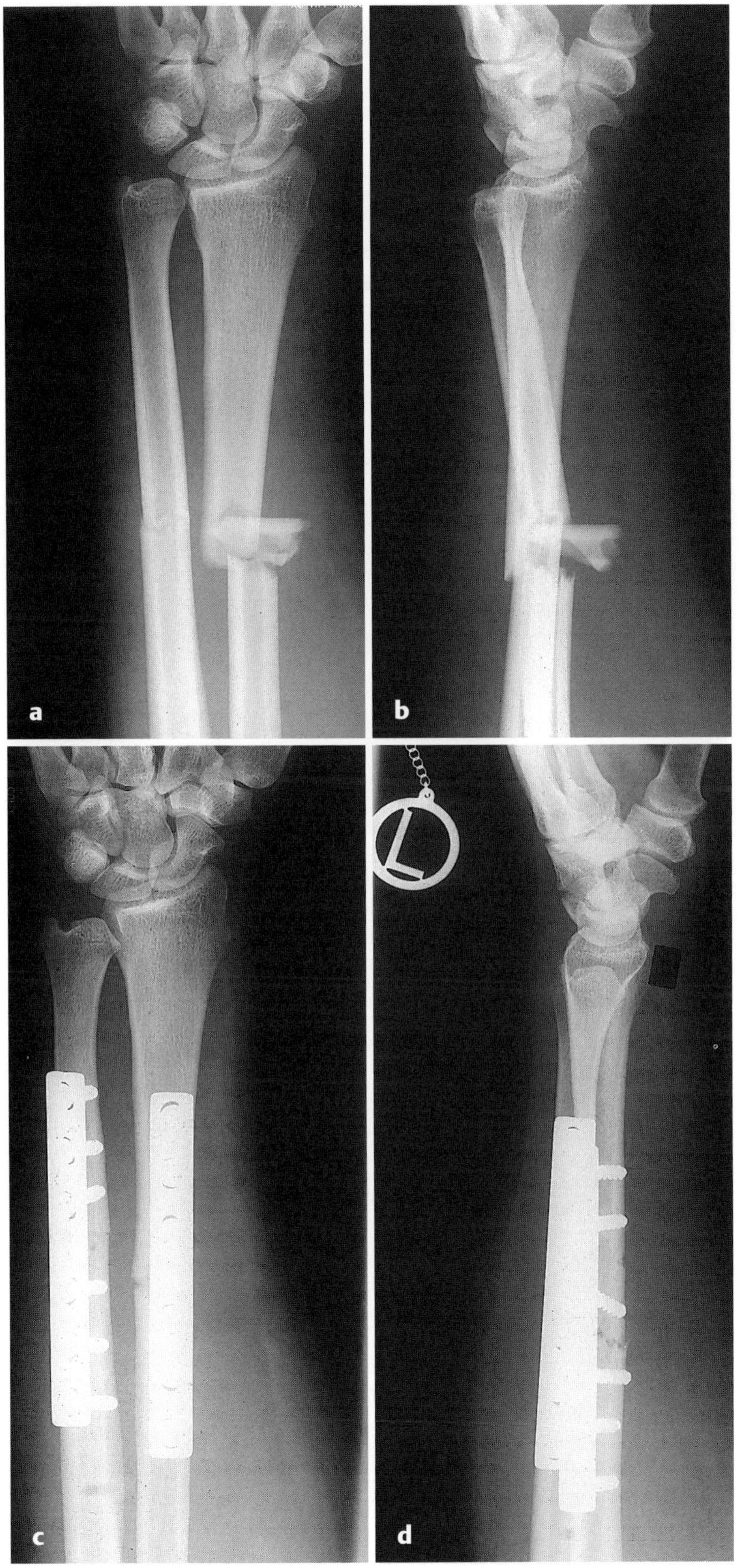
a
b
c
d

18 Distaler Radius und distale Ulna

AO-Klassifikation 23-

A1 Extraartikuläre Fraktur der Ulna, Radius intakt
1. Processus styloideus
2. metaphysär einfach
3. metaphysär mehrfragmentär

A2 Extraartikuläre Fraktur des Radius, einfach und impaktiert
1. ohne Fehlstellung
2. mit dorsaler Fehlstellung (Pouteau-Colles)
3. mit palmarer Fehlstellung (Goyrand-Smith)

A3 Extraartikuläre Fraktur des Radius, mehrfragmentär
1. impaktiert mit axialer Verkürzung
2. mit Keil
3. komplex

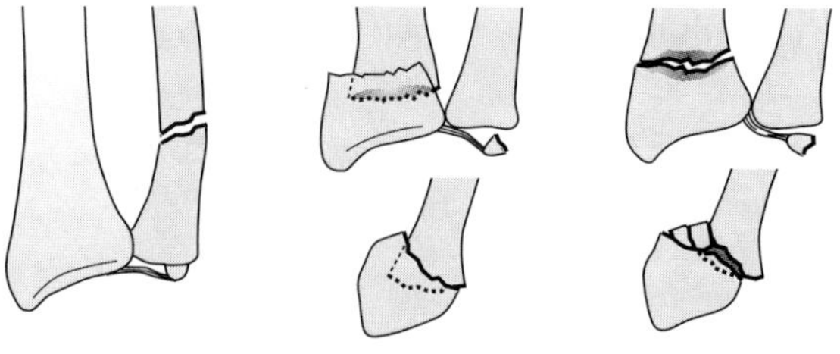

A 1 A 2 A 3

B1 Partiell artikuläre Fraktur des Radius, sagittal
1. lateral einfach
2. lateral mehrfragmentär
3. medial

B2 Partiell artikuläre Fraktur des Radius, dorsale Kante (Barton)
1. einfach
2. mit lateraler sagittaler Fraktur
3. mit dorsaler Dislokation der Handwurzel

B3 Partiell artikuläre Fraktur des Radius, palmare Kante (reverse Barton, Goyrand-Smith II)
1. einfach, mit einem kleinen Fragment
2. einfach, mit einem großen Fragment
3. mehrfragmentär

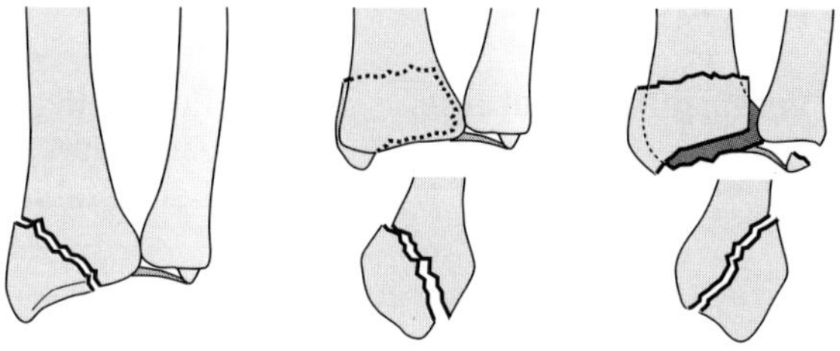

B 1 B 2 B 3

C1 Vollständig artikuläre Fraktur des Radius, artikulär einfach, metaphysär einfach
1. mit posteromedialem Fragment
2. mit sagittal verlaufender Frakturlinie
3. mit frontal verlaufender Frakturlinie

C2 Vollständig artikuläre Fraktur des Radius, artikulär einfach, metaphysär mehrfragmentär
1. mit sagittal verlaufender Frakturlinie
2. mit frontal verlaufender Frakturlinie
3. in die Diaphyse reichend

C3 Vollständig artikuläre Fraktur des Radius, mehrfragmentär
1. metaphysär einfach
2. metaphysär mehrfragmentär
3. in die Diaphyse reichend

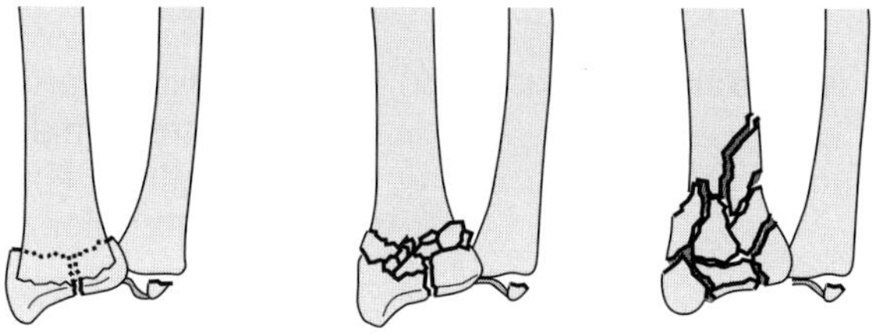

C 1 C 2 C 3

Abb. **43**

Diagnose	Distale Radiusfraktur
Frakturform	Extraartikuläre Fraktur
Beschreibung	Metaphysäre, nach dorsal dislozierte Fraktur des distalen Radius mit dorsaler Trümmerzone Stauchungsfraktur (Typ Colles)
Klassifikation	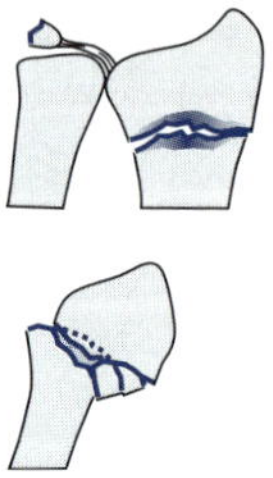 **AO 23 A 3.3** Typ I n. Frykman
Begleitverletzung	Klassifizierter Weichteilschaden Verletzung des distalen Radioulnargelenks mit Diskusläsion Abriß des Processus styloideus ulnae Läsion des N. medianus
Operationsindikation	Instabile Fraktur (im Gips nicht retinierbar)
Versorgungsstrategie	Primär Reposition der Fraktur (BV) Zirkulärer gespaltener Unterarmgips Bei Instabilität oder Sekundärdislokation Osteosynthese
Osteosyntheseverfahren	Geschlossene Reposition Kirschner-Draht-Osteosynthese
Implantate	1,8-/2,0-Kirschner-Drähte
Praktische Hinweise	Perkutane Kirschner-Drähte vom Processus styloideus radii in beiden Ebenen divergierend Fixation in der Gegenkortikalis Alternativ: Subkutan versenkte Drähte Spaltung des Lig. carpi transversum
Nachbehandlung	Postoperativ Ruhigstellung im gefensterten zirkulären Unterarmgips Tägliche Pinpflege Materialentfernung nach 5 Wochen
Komplikationen	Pininfekt, Osteitis Redislokation, Implantatlockerung Läsion von Hautästen des N. radialis Sehnenirritation, -ruptur
Abbildungen	**44 a–b** Röntgen a.-p. und seitlich **c** Zeichnung **d–e** Röntgen p.o.

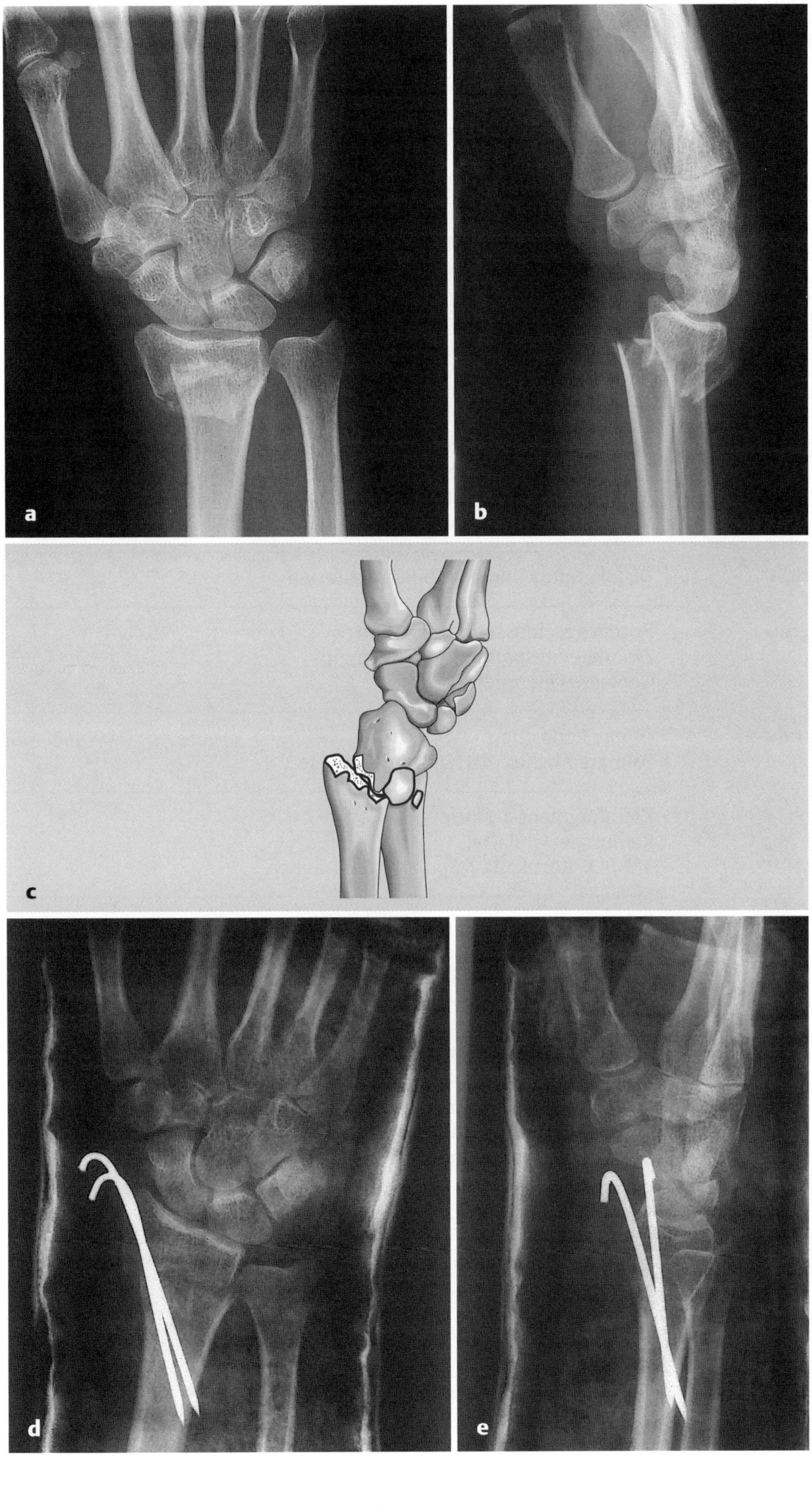

Diagnose	Distale Radiusfraktur
Frakturform	Extraartikuläre Fraktur
Beschreibung	Distale metaphysäre Fraktur des Radius mit palmarer Dislokation (Typ Smith)
Klassifikation	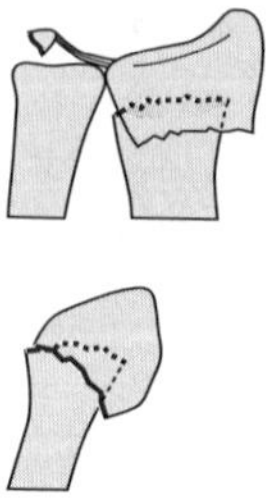 **AO 23 A 2.3** Typ I n. Thomas
Begleitverletzung	Klassifizierter Weichteilschaden Verletzung des distalen Radioulnargelenks Abriß des Processus styloideus ulnae Läsion des N. medianus
Operationsindikation	Dislokations- und Instabilitätskriterien
Versorgungsstrategie	Primär geschlossene Reposition (BV) Zirkulärer gespaltener Unterarmgips Geplante Operation
Osteosyntheseverfahren	Offene Reposition Palmare Abstützplattenosteosynthese
Implantate	Kleinfragment-T-Platte Radiusspezialplatte 3,5-/4,0-Kortikalis-/-Spongiosaschrauben
Praktische Hinweise	Palmarer Zugang mit zusätzlicher Spaltung des Lig. carpi transversum Übungsstabile Osteosynthese
Nachbehandlung	Postoperativ palmare Unterarmgipsschiene Aktive und passive Physiotherapie aus der Schiene
Komplikationen	Hämatom, Weichteilinfekt, Osteitis Redislokation, Implantatlockerung Läsion des N. medianus
Abbildungen	**45 a–b** Röntgen a.-p. und seitlich **c** Zeichnung **d–e** Röntgen p.o.

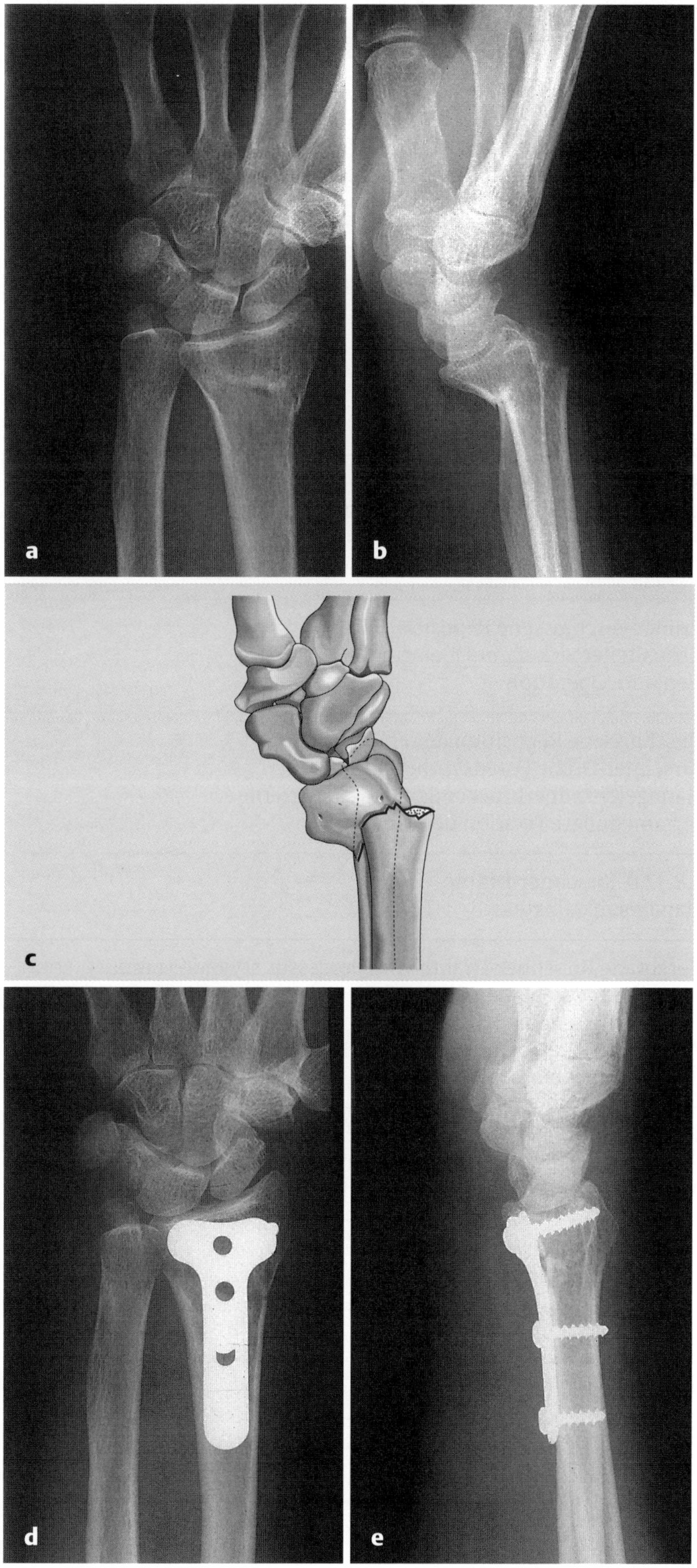
a
b
c
d
e

Diagnose	Distale Unterarmfraktur
Frakturform	Extraartikuläre Frakturen
Beschreibung	Dislozierte metaphysäre Unterarmfraktur mit einfacher Ulnafraktur und mehrfragmentärer Radiusfraktur
Klassifikation	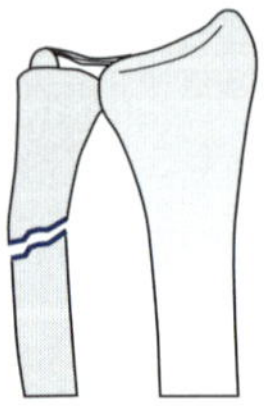 **AO 23 A 1.2** 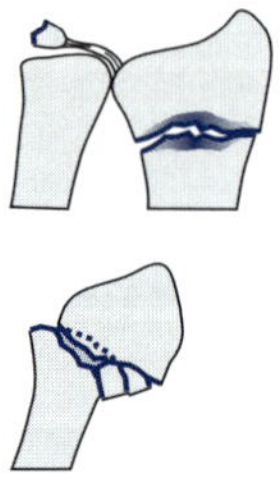 **AO 23 A 3.3**
Begleitverletzungen	Klassifizierter Weichteilschaden Läsion des N. medianus und N. ulnaris
Operationsindikation	Dislokations- und Instabilitätskriterien
Versorgungsstrategie	Primär geschlossene Reposition (BV) Gespaltener zirkulärer Oberarmgips Geplante Operation
Osteosyntheseverfahren	Geschlossene Reposition der Frakturen Kirschner-Draht-Osteosynthese des Radius Handgelenksüberbrückender Fixateur externe Intramedulläre Fixation der Ulna
Implantate	1,8-/2,0-Kirschner-Drähte Handgelenksfixateur
Praktische Hinweise	Perkutane Kirschner-Drähte vom Processus styloideus radii divergierend in beiden Ebenen Fixation in Gegenkortikalis Antero- oder retrograde intramedulläre Ulnafixation Kein zusätzlicher Gips
Nachbehandlung	Tägliche Pinpflege Physiotherapie von Hand und Ellenbogen Materialentfernung nach 5 Wochen
Komplikationen	Pininfekt, Osteitis Redislokation, Implantatlockerung Läsion von Hautästen des N. radialis Sehnenirritation, -ruptur
Abbildungen	**46 a–b** Röntgen a.-p. und seitlich **c–d** Röntgen p. o.

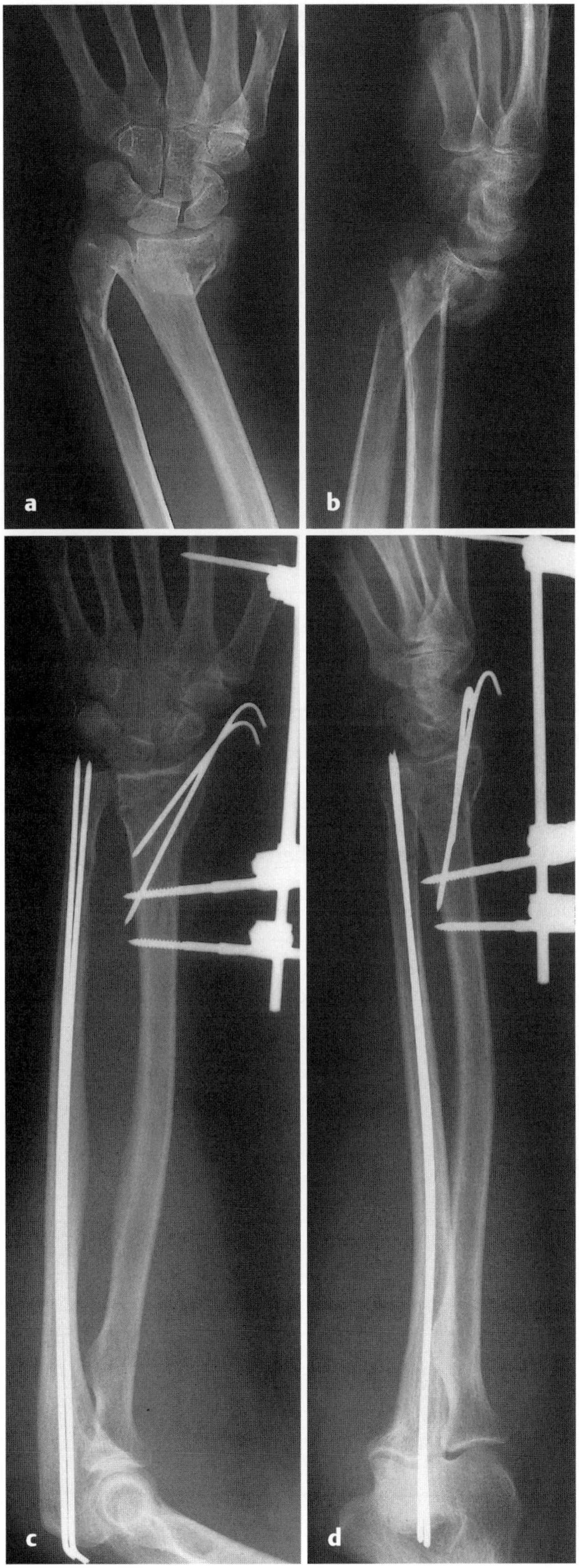
a
b
c
d

Diagnose	Fraktur des Processus styloideus radii
Frakturform	Partiell artikuläre Fraktur
Beschreibung	Dislozierte Abscherfraktur mit sagittalem Frakturverlauf ins Handgelenk (Typ Hutchinson)
Klassifikation	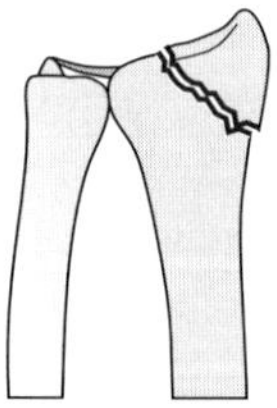 **AO 23 B 1.1** Typ III n. Frykman
Begleitverletzungen	Klassifizierter Weichteilschaden Skapholunäre Dissoziation Skaphoidfraktur Läsion des N. medianus
Operationsindikation	Dislokationskriterien
Versorgungsstrategie	Dringliche Operation
Osteosyntheseverfahren	Zugschraubenosteosynthese
Implantate	4,0-Spongiosaschrauben
Praktische Hinweise	Minimalinvasive Osteosynthese anstreben oder offene Reposition über palmaren Zugang Übungsstabile Osteosynthese
Nachbehandlung	Postoperativ palmare Unterarmgipsschiene Aktive und passive Physiotherapie aus der Schiene
Komplikationen	Hämatom, Weichteilinfekt, Osteitis Redislokation, Implantatlockerung Pseudarthrose Sehnenirritation, -ruptur Läsion von Hautästen des N. radialis Arthrose
Abbildungen	**47 a–b** Röntgen a.-p. und seitlich **c** Zeichnung **d–e** Röntgen p.o.

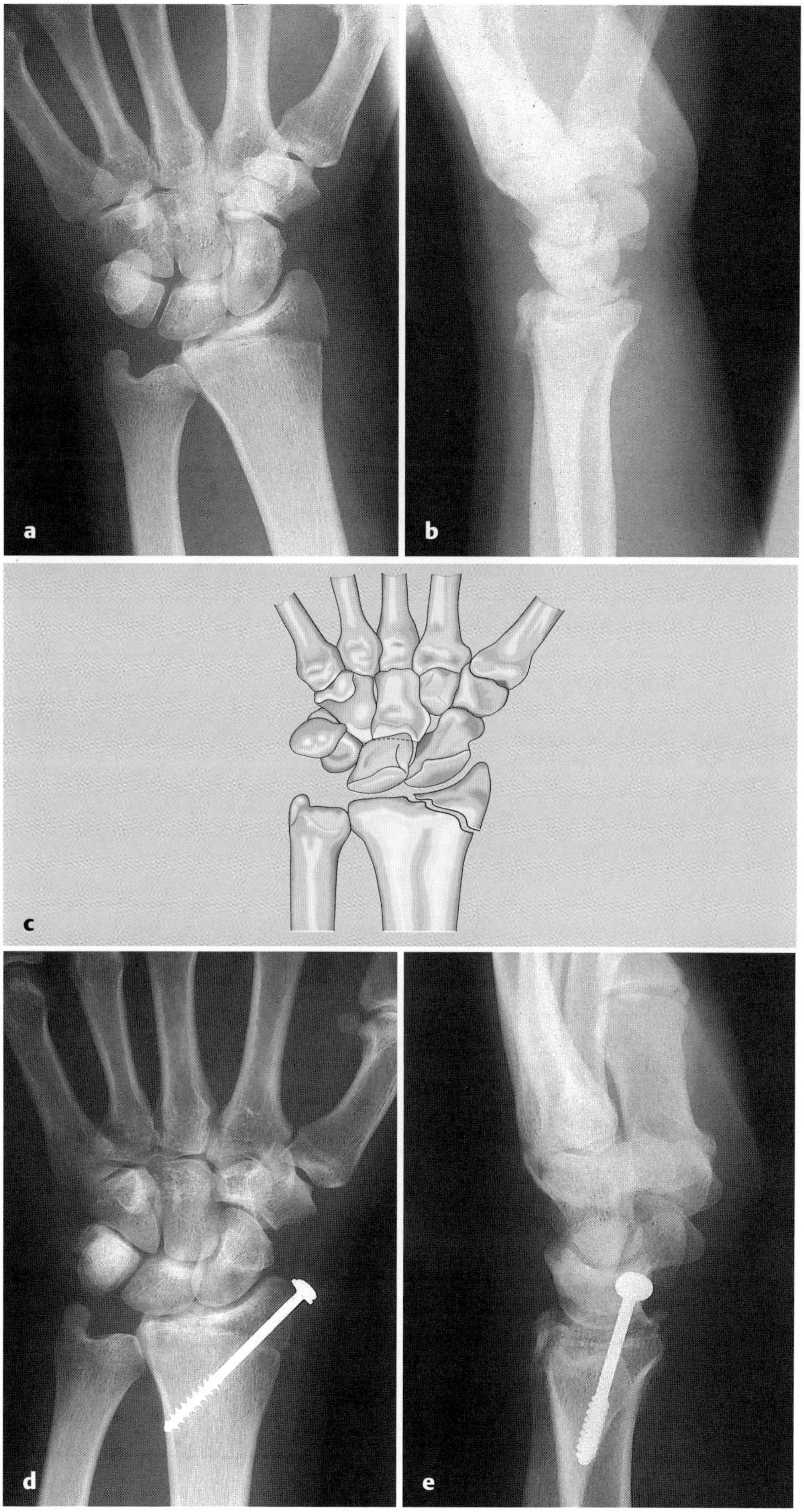
a
b
c
d
e

Diagnose	Intraartikuläre distale Radiusfraktur
Frakturform	Partiell artikuläre Fraktur
Beschreibung	Distale Radiusfraktur mit palmar disloziertem Gelenkkantenfragment (Typ Reverse Barton)
Klassifikation	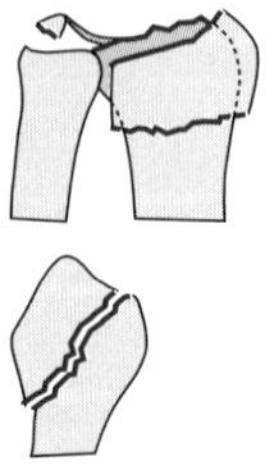 **AO 23 B 3.2** Typ II n. Thomas
Begleitverletzungen	Klassifizierter Weichteilschaden Verletzung im distalen Radioulnargelenk Abriß des Processus styloideus ulnae Läsion des N. medianus
Operationsindikation	Dislokations- und Instabilitätskriterien
Versorgungsstrategie	Dringliche Operation
Osteosyntheseverfahren	Offene Reposition Palmare Abstützplattenosteosynthese
Implantate	Kleinfragment-T-Platte Radiusspezialplatte 3,5-/4,0-Kortikalis-/-Spongiosaschrauben
Praktische Hinweise	Palmarer Zugang mit zusätzlicher Spaltung des Lig. carpi transversum Übungsstabile Osteosynthese
Nachbehandlung	Postoperativ palmare Unterarmgipsschiene Aktive und passive Physiotherapie aus der Schiene
Komplikationen	Hämatom, Weichteilinfekt, Osteitis Redislokation, Implantatlockerung Läsion des N. medianus Arthrose
Abbildungen	**48 a–b** Röntgen a.-p. und seitlich **c** Zeichnung **d–e** Röntgen p. o.

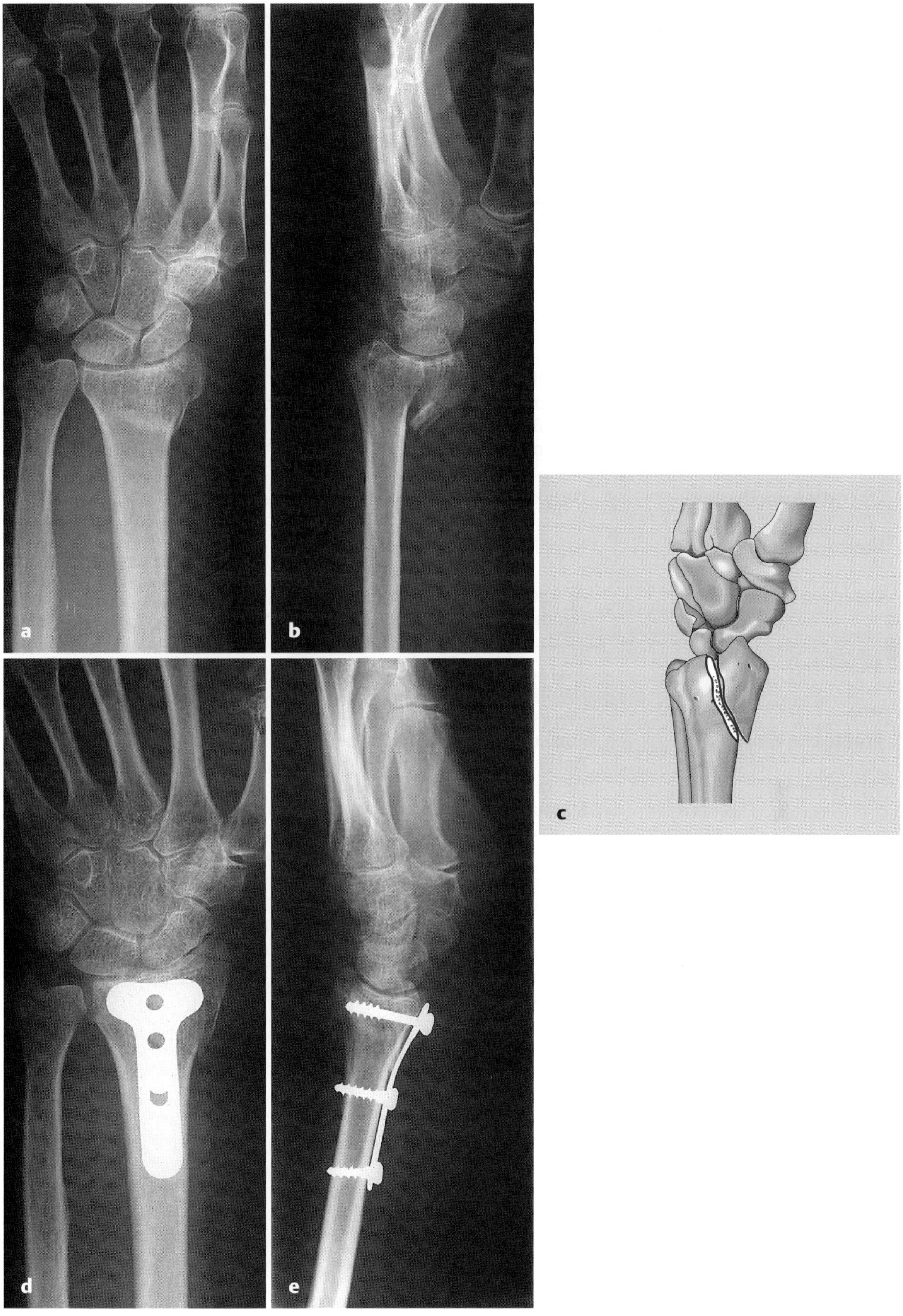
a
b
c
d
e

Diagnose	Intraartikuläre distale Radiusfraktur
Frakturform	Komplett artikuläre Fraktur
Beschreibung	Dislozierte artikuläre und metaphysäre Mehrfragmentfraktur des Radius mit dorsaler Abkippung und Verkürzung/Stauchung
Klassifikation	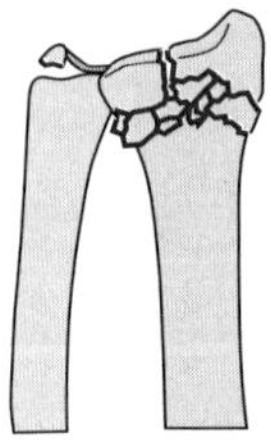 **AO 23 C 3.2** Frykman VII
Begleitverletzungen	Klassifizierter Weichteilschaden Instabilität und Diskusverletzung im distalen Radioulnargelenk Fraktur/Luxation Handwurzelknochen Läsion des N. medianus
Operationsindikation	Dislokations- und Instabilitätskriterien
Versorgungsstrategie	Dringliche definitive operative Versorgung
Osteosyntheseverfahren	Perkutane Kirschner-Draht-Osteosynthese Handgelenksüberbrückender Fixateur externe
Implantate	1,8-/2,0-Kirschner-Drähte Handgelenksfixateur
Praktische Hinweise	Zuerst geschlossene Reposition und Fixation mit Kirschner-Drähten Anlage des Fixateurs in Neutralstellung des Handgelenks, moderate Distraktion, keine Ulnarabduktionsstellung Spaltung des Lig. carpi transversum
Nachbehandlung	Keine zusätzliche Gipsfixation erforderlich Frühzeitige Krankengymnastik Sorgfältige Pinpflege Materialentfernung nach 5 Wochen (Röntgenkontrollen)
Komplikationen	Pininfektion Implantatlockerung Redislokation Dystrophie Sehnenirritation, -läsion Arthrose
Abbildungen	**49 a–b** Röntgen a.-p. und seitlich **c** 3-D-CT **d** 2-D-CT **e–f** Röntgen p. o.

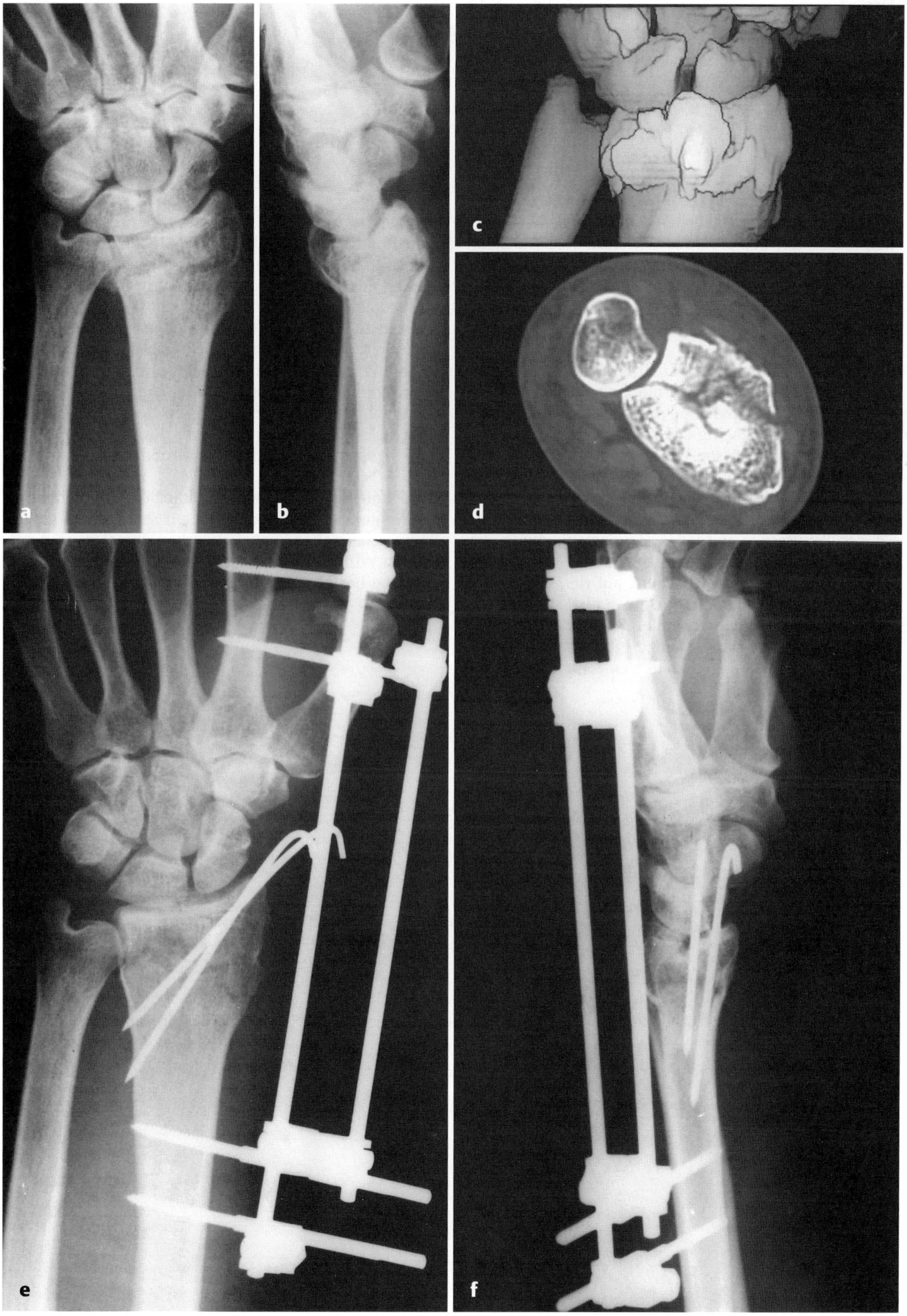
a
b
c
d
e
f

19 Das Handgelenk – Articulatio manus

Anatomie

Die distalen Unterarmknochen Radius und Ulnaköpfchen bilden mit der proximalen Handwurzelknochenreihe eine komplex aufgebaute Gelenkverbindung. Während die Pro- und Supinationsbewegung im distalen Radioulnargelenk (DRUG) erfolgt, wird das eigentliche Handgelenk durch das Radio- und Ulnokarpalgelenk gebildet.

Die distale radioulnare Artikulation wird durch eine kräftige ligamentär-fibröse Verbindung zwischen distalem ulnarem Radiusrand und Processus styloideus ulnae fixiert, welche gleichzeitig den Discus articularis im Ulnokarpalgelenk bildet (sog. Ulnarkomplex).

Aufgrund von Plus- und Minus-Varianten der Länge der Ulna ist die Gelenkfläche des distalen Radioulnargelenks halbkugelig, zylindrisch oder kegelförmig ausgebildet.

Auf der Palmarseite wird das Handgelenk durch die V-förmig angeordneten proximalen und distalen Ligg. radiocarpalia palmaria stabilisiert, auf der Dorsalseite durch das Lig. radiocarpale dorsale. Radial- und ulnarseitig fixieren die entsprechenden Kollateralligamente. Der Bandapparat ist komplex angelegt, zumal eine interkarpale Stabilisation zwischen den einzelnen Handwurzelknochen vorhanden ist.

Der Verlauf und die Festigkeit der Bandstrukturen, die man funktionell in Haltebänder, Stabilisierungsbänder und Leitbänder einteilen kann, ermöglichen die Beweglichkeit des Handgelenks in zwei Achsen als ellipsoidförmig gestaltetes Gelenk. Die Achsen des Gelenks projizieren sich auf das Os capitatum (Monokarpustheorie).

Ein weiteres sogenanntes extraartikuläres Bändersystem wird durch das Retinaculum flexorum und das Retinaculum extensorum mit seinen sechs Sehnenfächern gebildet. Diese gewährleisten gleichzeitig die Führung der Beuge- und Strecksehnen des Handgelenks und der Finger sowie der Sehne des M. abductor pollicis longus.

Die distale Radiusepiphyse bildet in der Frontalebene einen Neigungswinkel von ca. 20° zur Senkrechten mit der Radiusschaftachse, wobei zwischen dorsalem und palmarem Winkel differenziert werden muß. In der Sagittalebene besteht eine Kippung der radialen Gelenkfläche um 10° nach palmar.

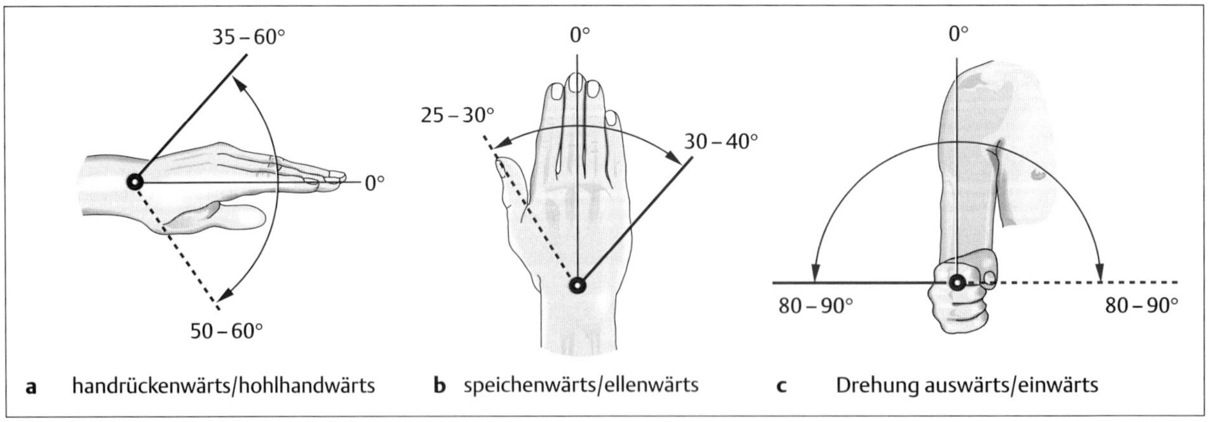

Abb. **50** Physiologisches Bewegungsausmaß des Handgelenks nach der Neutral-Null-Methode.
a Extension/Flexion: 60 – 0 – 60
b Radialabduktion/Ulnarabduktion: 25 – 0 – 25
c Supination/Pronation: 80 – 0 – 80

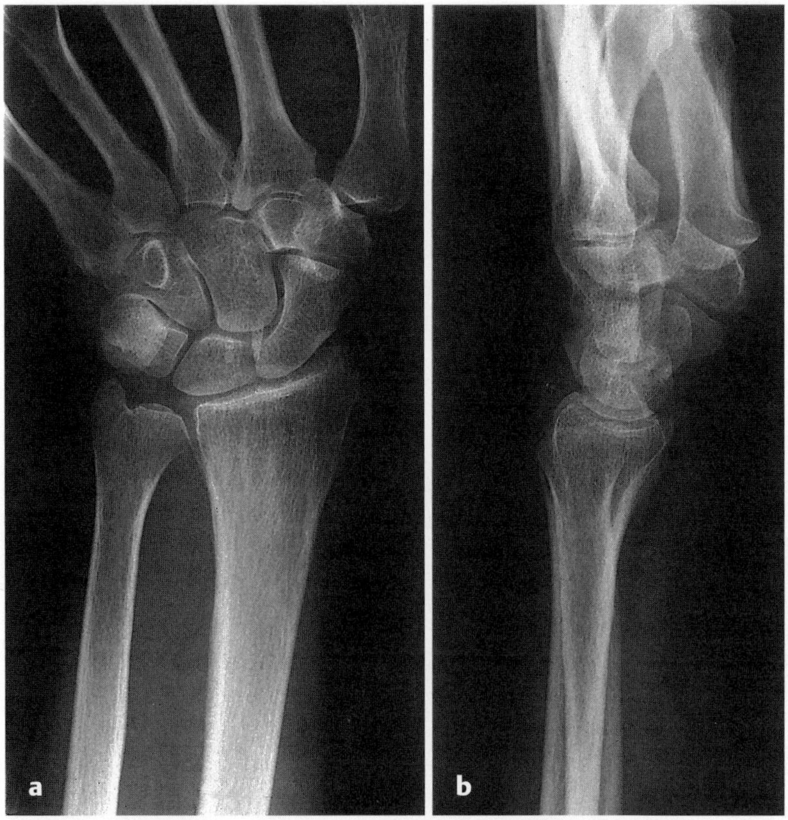

Abb. **51 a–b** Standardröntgenaufnahmen Handgelenk a.-p. und seitlich.

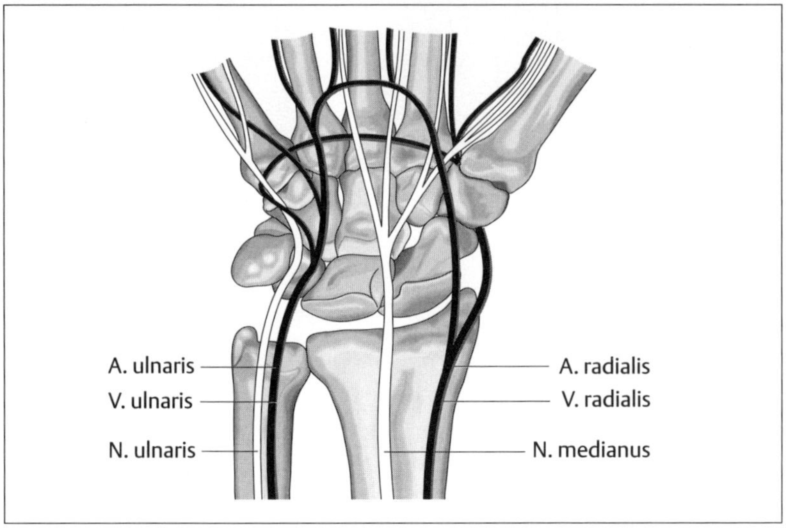

Abb. **52** Strukturen des Handgelenkes.

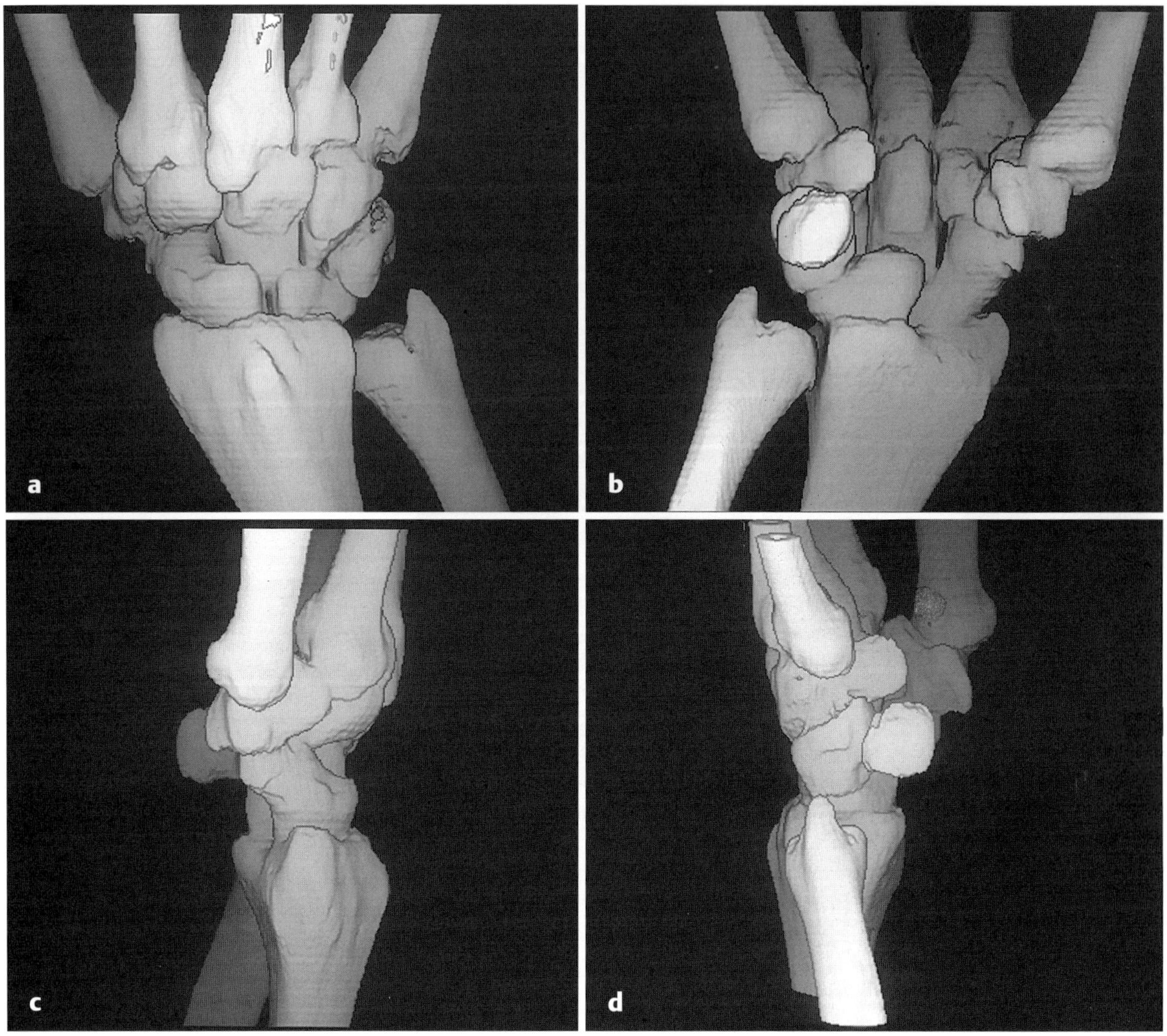

Abb. **53** Knöcherne Strukturen des Handgelenks (3-D-CT-Bilder in 4 Ebenen).
a Ansicht von dorsal.
b Ansicht von palmar.
c Ansicht von radial.
d Ansicht von ulnar.

Untere Extremität

20 Das Hüftgelenk – Articulatio coxae

Anatomie

Das Hüftgelenk ist ein Kugelgelenk. Es ermöglicht entweder die Bewegung des Beines gegen das Becken (Spielbein) oder die Bewegung des Beckens gegen das Bein (Standbein). Der Hüftgelenkskopf artikuliert in der Hüftgelenkspfanne (Azetabulum). Der Rand der Hüftpfanne wird durch einen faserknorpeligen ringförmigen Reif (Labrum acetabulare) verstärkt, der eine bessere Führung des Hüftkopfes gewährleistet. Der Femurkopf ist annähernd kugelig und hat einen durchschnittlichen Krümmungsradius von 2,5 cm beim Erwachsenen. Die überknorpelte Oberfläche bedeckt etwa zwei Drittel der Hüftkugel und beinhaltet eine größere Fläche als die gegenseitige Pfannenfläche.
Die Bewegungsfreiheit des Hüftgelenkes ist durch einen straffen Bandapparat limitiert. Die Gelenkkapsel des Hüftgelenkes wird durch mehrere kräftige Bänder augmentiert, ihre Basis liegt am Hüftbein mit Insertion am vorderen knöchernen Rand des Azetabulums. Sie verläuft trichterförmig zum Oberschenkel nach anterior in den Bereich der Linea intertrochanterica und nach posterior bis zur Mitte des Schenkelhalses. Je nach Form der Schenkelhalsfrakturen ist es deshalb erklärlich, daß diese Brüche teilweise intra- und teilweise extrakapsulär zu liegen kommen.
Das Hüftgelenk besitzt eine kombinierte Knochen-, Band- und Muskelführung, die dazu führt, daß Verrenkungen dieses Gelenkes relativ selten sind, es sei denn, es kommt zu maximalen Gewalteinwirkungen, die ausreichen, um die kräftige Bandführung zu zerstören. Das Lig. iliofemorale ist dabei das stärkste Band des Körpers und verstärkt in erster Linie die vorn liegende Gelenkkapsel. Die hintere Wand der Gelenkkapsel wird hingegen durch die Bandführung der Lig. pubofemorale und ischiofemorale verstärkt. Alle drei Bänder sind durch ligamentäre Faserzüge untereinander verbunden.
Das körpernahe Ende des Oberschenkelknochens besteht aus dem kugeligen Hüftkopf (Caput femoris) und dem Schenkelhals (Collum femoris), der für die Stabilität und die Funktion des Oberschenkels eine richtungweisende Bedeutung hat. Der Femurhals liegt lateral vom Femurkopf und bildet mit dem Femurschaft einen Winkel von durchschnittlich 130°, den Caput-Collum-Diaphysenwinkel (CCD-Winkel). Die Durchblutung von Femurkopf und Femurhals wird durch drei Arterien gewährleistet. Von der Fovea capitis führt zum antero-medialen Zentrum des Azetabulums (Incisura acetabuli) das Lig. capitis femoris, das beim Erwachsenen etwa 20% der Blutversorgung des Hüftkopfes gewährleistet. Der überwiegende Teil der Blutversorgung wird durch die beiden Aa. circumflexae femoris lateralis und medialis gesichert, die beide aus der Arteria femoralis entspringen. Der Hüftkopf befindet sich in bezug auf die Blutgefäßzufuhr dann in einer kritischen Situation, wenn durch eine Schenkelhalsfraktur die beiden Gefäße im Halsbereich zerreißen und die Blutversorgung nur noch über das Lig. capitis femoris erfolgt.
Als Kugelgelenk ist das Hüftgelenk um zahlreiche Achsen beweglich. Die Retroversion des Beines ist aus der Normallage heraus allerdings nur in einem Ausmaß von etwa 10–15° möglich. Die Abduktion ist im Stand bis etwa 40°, bei Rumpfbeugung bis 60° möglich. Die Adduktion gelingt üblicherweise im Umfang von 10–15°, die Beugung bis 120°. Schließlich besteht eine Außenrotation von 20° und eine Innenrotation von 30° beim gesunden Hüftgelenk. Die Einschränkungen der Freiheitsgrade des Hüftgelenkes durch die ligamentäre oder auch muskuläre Stabilisierung stellt biologisch gesehen eine positive Sicherung dar, da Bewegungsausmaße, die mit dem Gehen oder mit dem Laufen nicht vereinbar sind, hierdurch ausgeschlossen werden.

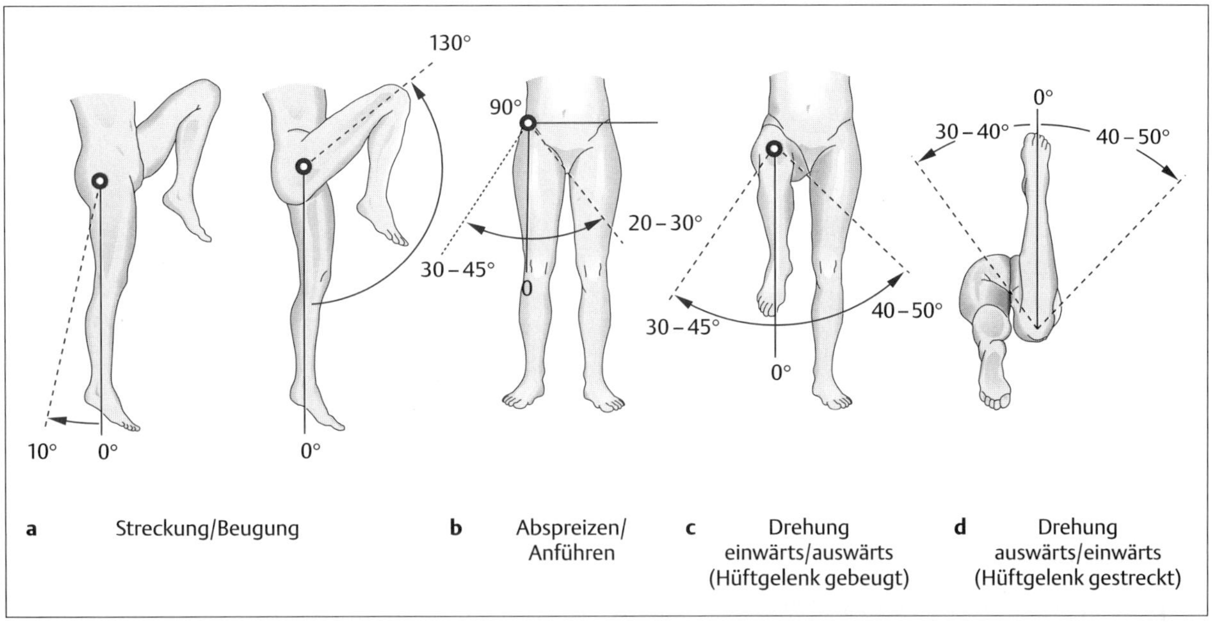

Abb. **54** Physiologisches Bewegungsausmaß des Hüftgelenkes nach der Neutral-Null-Methode.
a Streckung/Beugung: 10 – 0 – 130
b Abspreizen/Anführen: 40 – 0 – 30
c Drehung einwärts/auswärts (Hüftgelenk gebeugt): 40 – 0 – 40
d Drehung auswärts/einwärts (Hüftgelenk gestreckt): 40 – 0 – 40

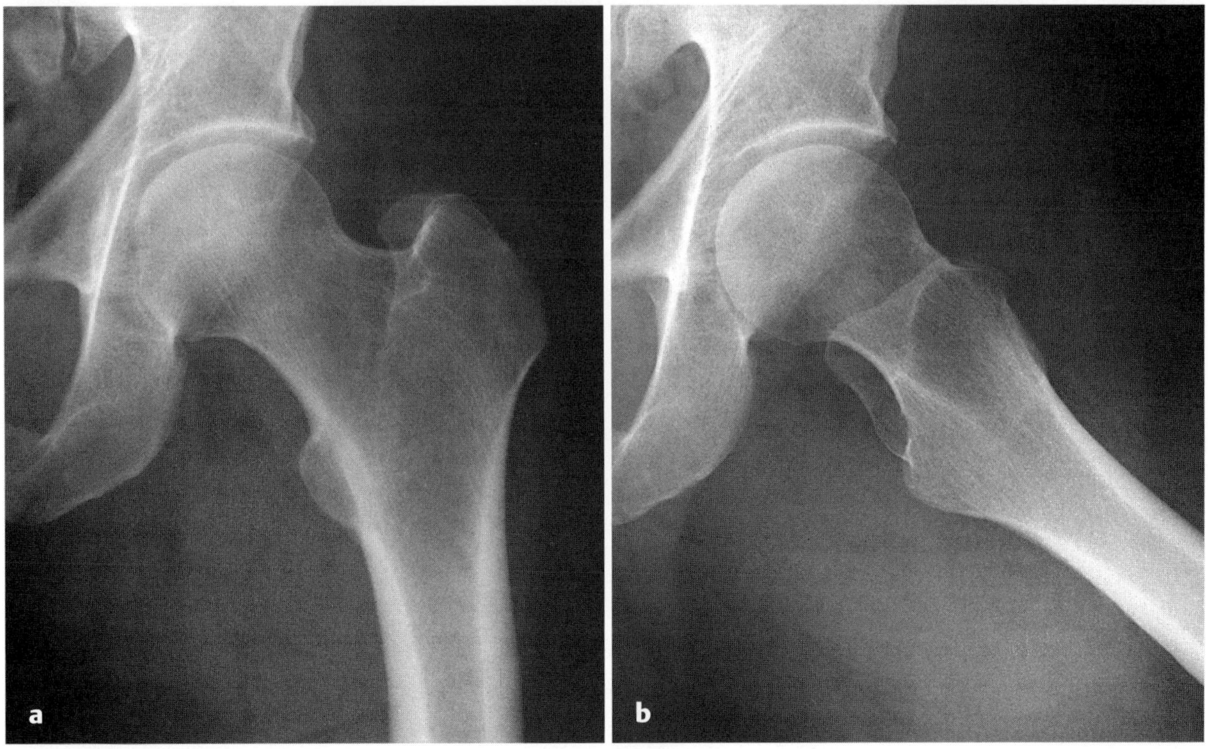

Abb. **55 a – b** Standardröntgenaufnahmen Hüftgelenk a.-p. und axial.

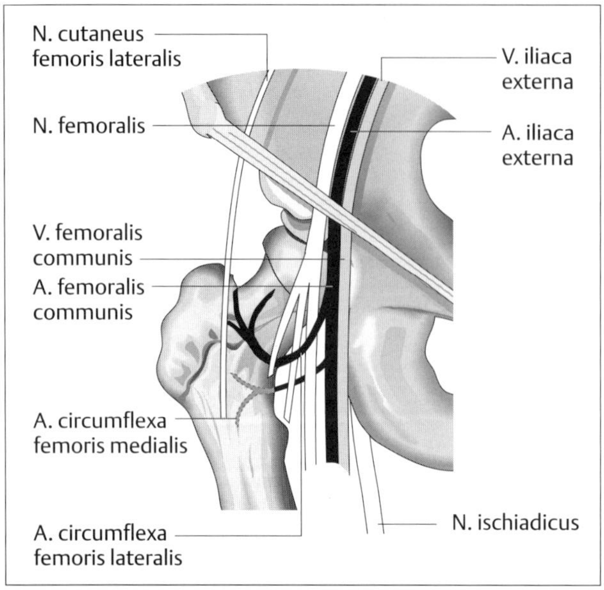

Abb. **56** Strukturen des Hüftgelenkes.

Unten:
Abb. **57** Knöcherne Strukturen des Hüftgelenkes (3-D-CT-Bilder in 4 Ebenen).
a Ansicht von ventral.
b Ansicht von dorsal.
c Ansicht von lateral.
d Ansicht von lateral (Femur entfernt).

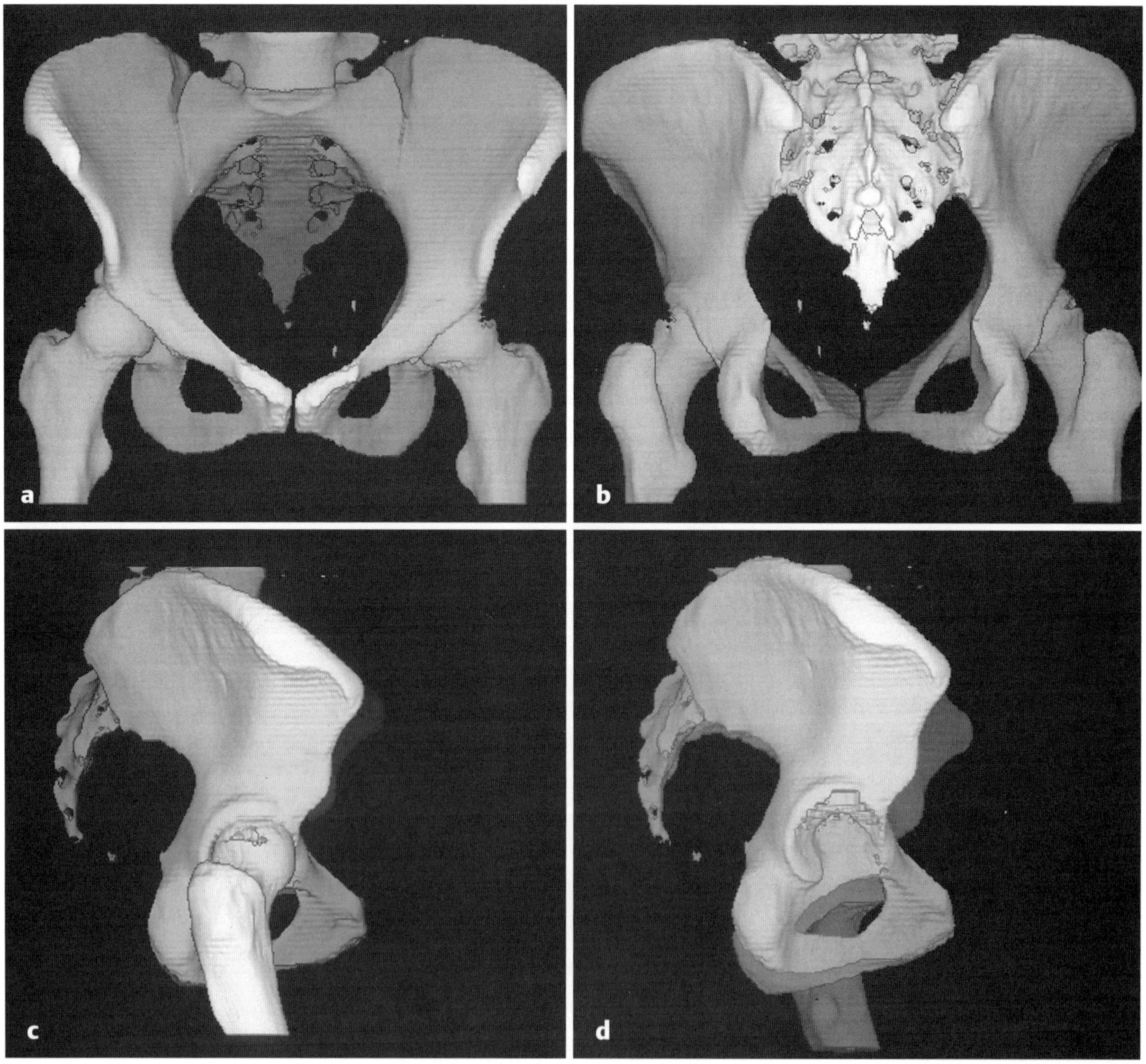

21 Proximaler Femur

AO-Klassifikation 31-

A Femur proximal, Fraktur Trochanterregion

A1 Fraktur der Trochanterregion, pertrochantär einfach
1. entlang der Linea intertrochanterica
2. durch den Trochanter major
3. nach distal des Trochanter minor

A2 Fraktur Trochanterregion, pertrochantär multifragmentär
1. mit einem Zwischenfragment
2. mit mehreren Zwischenfragmenten
3. nach distal des Trochanter minor

A3 Fraktur Trochanterregion, intertrochantär
1. einfach, schräg
2. einfach, quer
3. mehrfragmentär

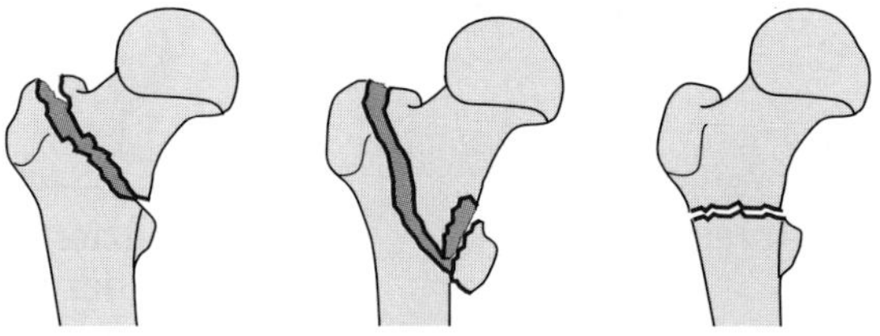

A1 A2 A3

B Femur proximal, Schenkelhalsfraktur

B1 Schenkelhalsfraktur, subkapital, gering disloziert
1. impaktiert in Valgus ≥15°
2. impaktiert in Valgus < 15°
3. nicht impaktiert

B2 Schenkelhalsfraktur, transzervikal
1. basal
2. medial durch Adduktion
3. medial durch Abscherung

B3 Schenkelhalsfraktur, subkapital, nicht impaktiert, disloziert
1. leichte Dislokation in Varus und Außenrotation
2. leichte Dislokation mit vertikaler Verkürzung und Außenrotation
3. deutliche Dislokation

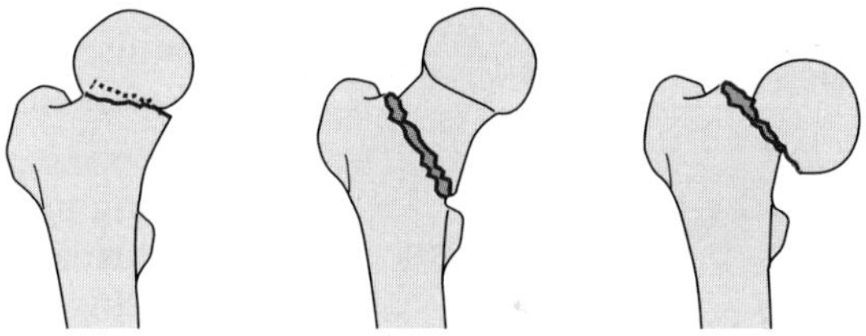

B 1 B 2 B 3

C Femur proximal, Kopffraktur

C 1 Kopffraktur, Spaltung
1. Ausriß des Lig. teres
2. mit Ruptur des Lig. teres
3. großes Fragment

C 2 Kopffraktur, mit Impression
1. dorsal und kranial
2. ventral und kranial
3. Spaltimpression

C 3 Kopffraktur, mit Schenkelhalsfraktur
1. Spaltung des Kopfes und mediale Halsfraktur
2. Spaltung des Kopfes und subkapitale Halsfraktur
3. Impression und Halsfraktur

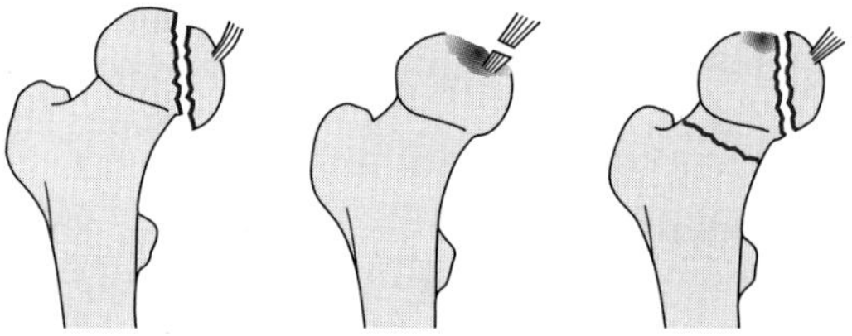

C 1 C 2 C 3

Abb. **58**

Diagnose	Pertrochantäre Femurfraktur
Frakturform	Extraartikuläre Fraktur
Beschreibung	Dislozierte pertrochantäre mehrfragmentäre Femurfraktur mit Aussprengung des Trochanter minor
Klassifikation	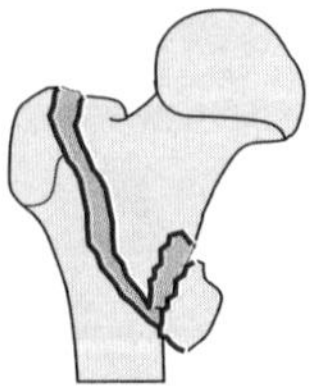 **AO 31 A 2.3**
Begleitverletzung	Klassifizierter Weichteilschaden Läsion der A. und V. femoralis Läsion des N. ischiadicus und N. femoralis
Operationsindikation	Uneingeschränkt
Versorgungsstrategie	Primär suprakondyläre Femurdrahtextension (1/10 Körpergewicht) Dringliche Operation
Osteosyntheseverfahren	Reposition Stabilisierung mit DMS
Implantate	Dynamische Martin-Schraube (6-Loch-Platte) 4,5-Kortikalisschrauben
Praktische Hinweise	Lagerung und Reposition auf dem Extensionstisch Überkorrektur im Valgus anstreben CCD-Winkel mit verstellbarem Implantat ideal korrigierbar Übungsstabile Osteosynthese Alternativ: DHS, PFN (proximaler Femurnagel)
Nachbehandlung	Postoperativ Lagerungsschiene Aktive und passive Physiotherapie, CPM (continuous passive motion) Gangschule, frühzeitige Mobilisation, Vollbelastung
Komplikationen	Hämatom, Infekt, Osteitis Redislokation, Implantatlockerung Implantatbruch, Implantatausbruch (cutting out) Pseudarthrose, Hüftkopfnekrose Läsion des N. ischiadicus und N. femoralis
Abbildungen	**59 a** Röntgen a.-p. **b–c** 3-D-CT **d** Röntgen p. o.

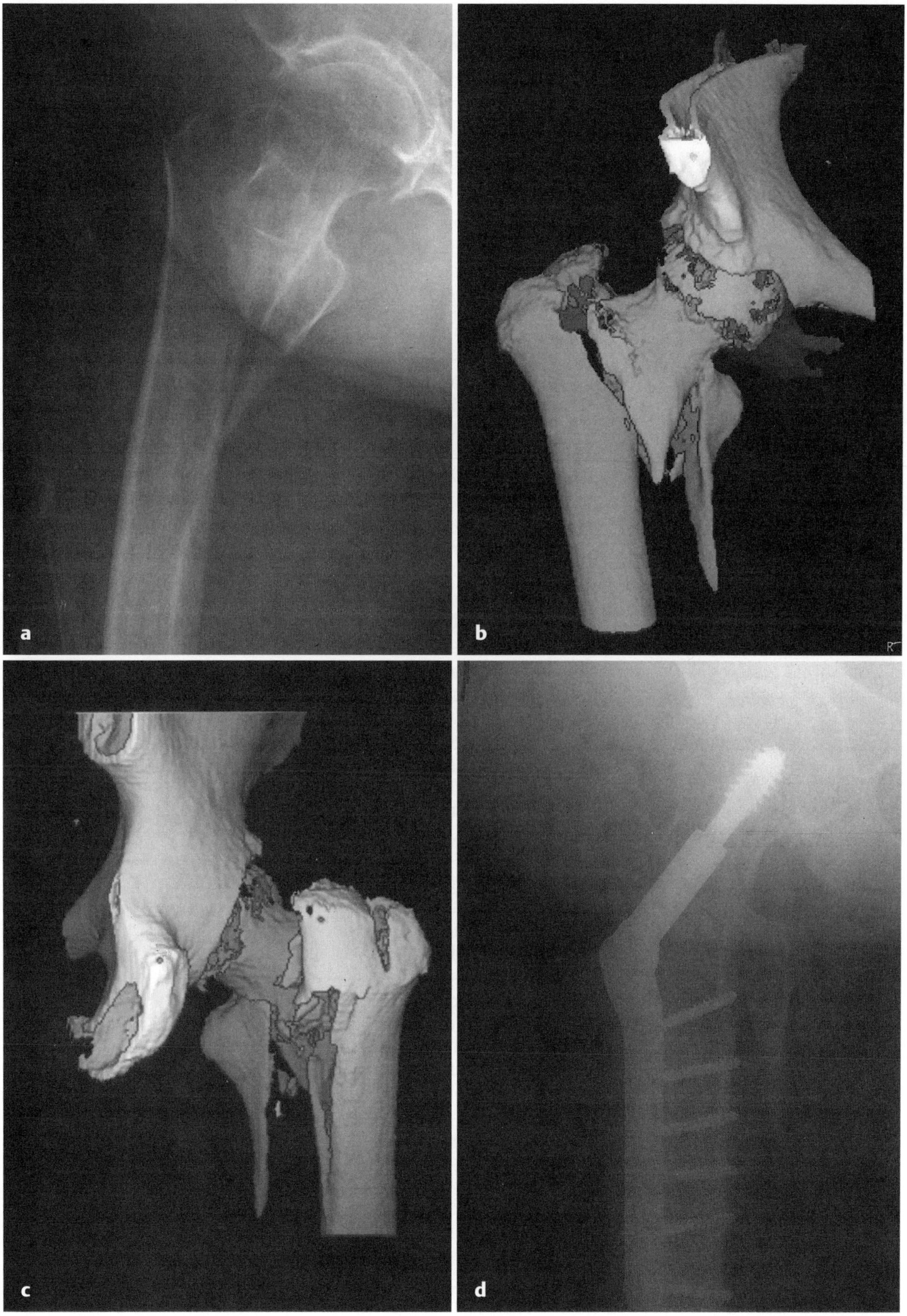
a
b
c
d

Diagnose	Pertrochantäre Femurfraktur
Frakturform	Extraartikuläre Fraktur
Beschreibung	Dislozierte intertrochantäre, schrägverlaufende Fraktur (Reverse fracture)
Klassifikation	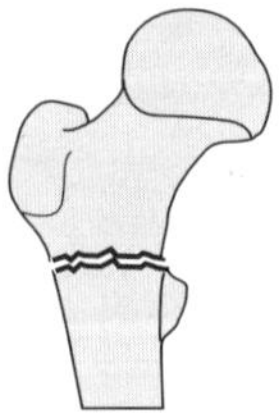 **AO 31 A 3.3**
Begleitverletzung	Klassifizierter Weichteilschaden Läsion der A. und V. femoralis Läsion des N. ischiadicus und N. femoralis
Operationsindikation	Uneingeschränkt
Versorgungsstrategie	Primär suprakondyläre Femurdrahtextension (1/10 Körpergewicht) Dringliche Operation
Osteosyntheseverfahren	Offene Reposition Stabilisation mit DMS
Implantate	Dynamische Martin-Schraube (6-Loch-Platte) 4,5-Kortikalisschrauben
Praktische Hinweise	Lagerung und Reposition auf dem Extensionstisch Zieldraht und Tragschraube oberhalb der Fraktur, bei verstellbarem Implantat kleiner Winkel Teilbelastungsstabile Osteosynthese Alternativ: PFN, DCS, Gammanagel
Nachbehandlung	Postoperativ Lagerungsschiene Aktive und passive Physiotherapie, CPM Gangschule, frühzeitige Mobilisation Teilbelastung für 6 Wochen
Komplikationen	Hämatom, Weichteilinfekt, Osteitis Redislokation, Implantatlockerung Implantatbruch, Implantatausbruch (cutting out) Pseudarthrose, Hüftkopfnekrose Läsion des N. ischiadicus und N. femoralis
Abbildungen	**60 a–b** Röntgen a.-p. und axial **c** Zeichnung **d–e** Röntgen p. o.

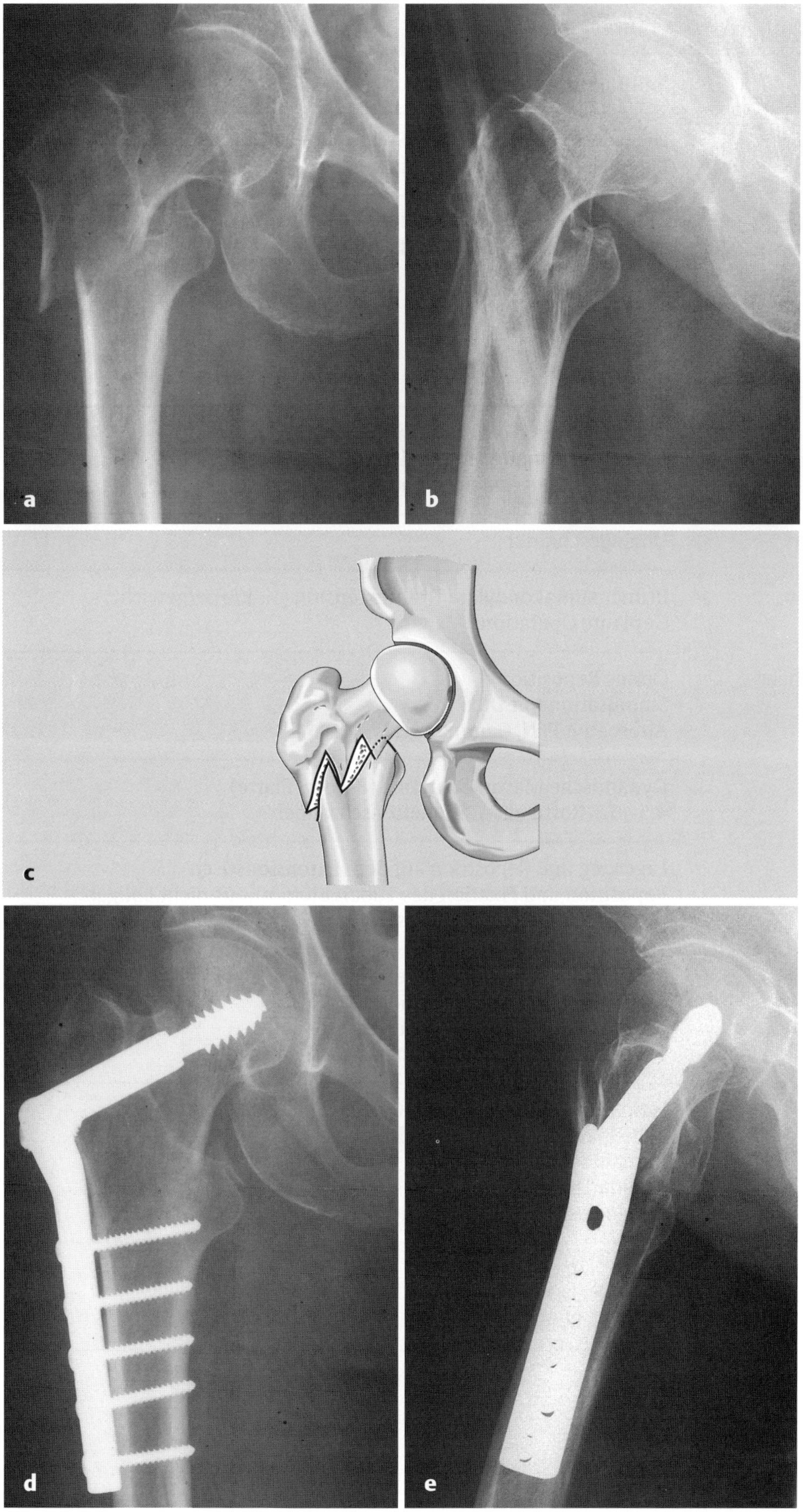
a
b
c
d
e

Diagnose	Subtrochantäre Femurfraktur
Frakturform	Keilfraktur
Beschreibung	Dislozierte subtrochantäre Spiralfraktur mit fragmentiertem Drehkeil und Trochanter-minor-Ausriß
Klassifikation	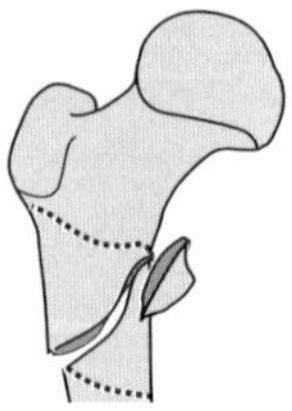 **AO 31 A 3.3** **AO 32 B 3.1**
Begleitverletzung	Klassifizierter Weichteilschaden Läsion der A. und V. femoralis Läsion des N. ischiadicus und N. femoralis
Operationsindikation	Uneingeschränkt
Versorgungsstrategie	Primär suprakondyläre Drahtextension (1/10 Körpergewicht) Geplante Operation
Osteosyntheseverfahren	Offene Reposition Stabilisation mit DMS Alternativ: PFN, Gammanagel
Implantate	Dynamische Martin-Schraube (8-Loch-Platte) 4,5-/6,5-Kortikalis-/-Spongiosaschrauben
Praktische Hinweise	Lagerung und Reposition auf dem Extensionstisch Reposition und Fixation des Tuberculum minus nicht obligat Übungsstabile Osteosynthese
Nachbehandlung	Postoperativ Lagerungsschiene Aktive und passive Physiotherapie, CPM Gangschule, frühzeitige Mobilisation Teilbelastung, volle Belastung ab 6. – 8. Woche
Komplikationen	Hämatom, Weichteilinfekt, Osteitis Redislokation, Implantatlockerung Implantatbruch Pseudarthrose Läsion des N. ischiadicus und N. femoralis
Abbildungen	**61 a** Röntgen a.-p. **b – c** 3-D-CT **d** Röntgen p. o.

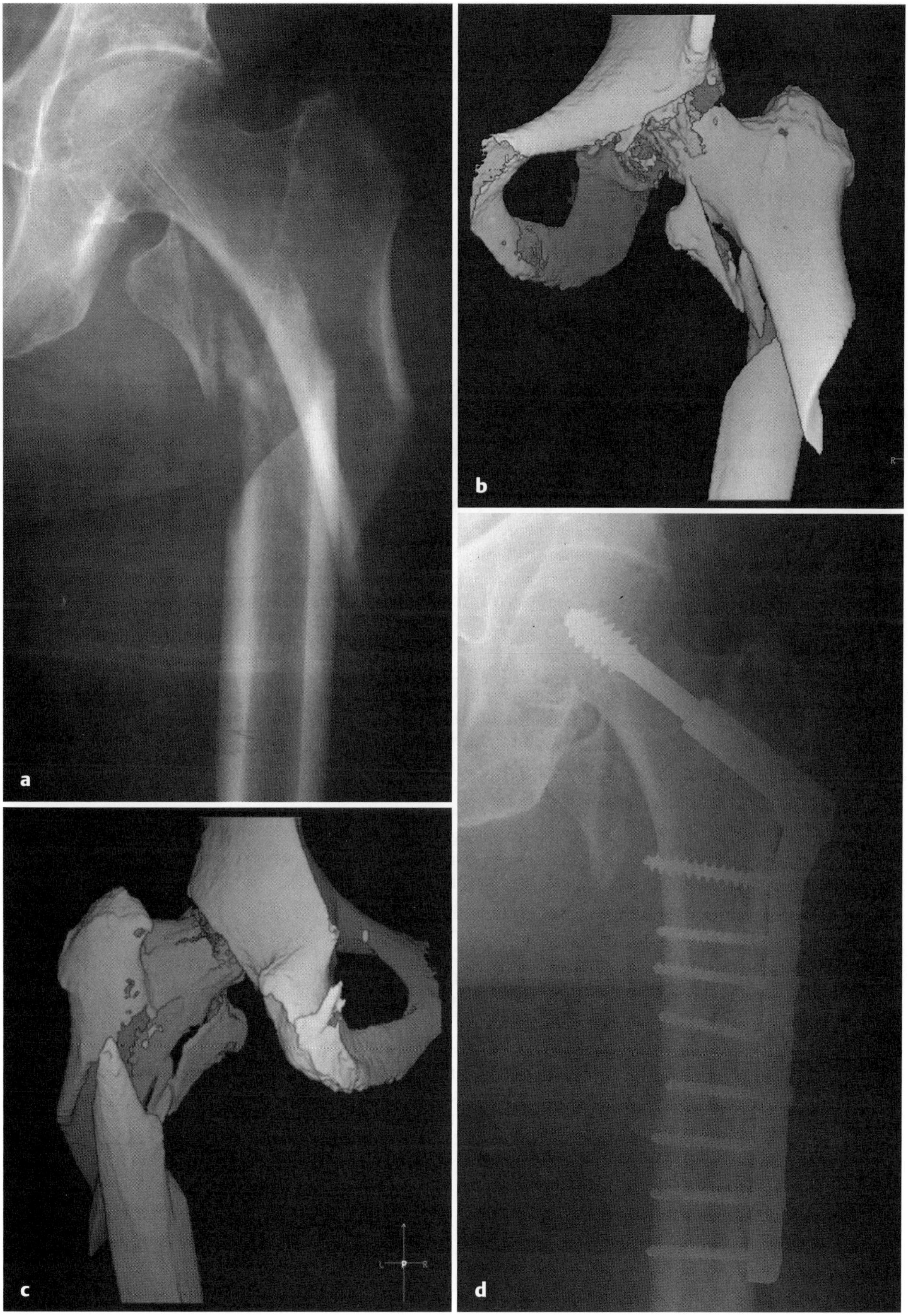

Diagnose	Mediale Schenkelhalsfraktur
Frakturform	Extraartikuläre Fraktur
Beschreibung	Dislozierte, im Valgus impaktierte subkapitale Fraktur des medialen Schenkelhalses
Klassifikation	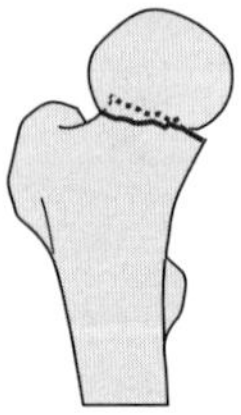 **AO 31 B 1.2** Typ I n. Pauwels Typ III n. Garden
Begleitverletzung	Klassifizierter Weichteilschaden Hüftpfannenverletzung
Operationsindikation	Instabilitätskriterien
Versorgungsstrategie	Dringliche Operation
Osteosyntheseverfahren	Zugschraubenosteosynthese
Implantate	6,5-Spongiosaschrauben, Unterlegscheiben Kanülierte 7,0-Spongiosaschrauben
Praktische Hinweise	Keine primäre Extension Lagerung auf dem Extensionstisch 3 Zugschrauben, eine kaudal und zwei kranial im Femurkopf (perkutan minimalinvasiv) Übungsstabile Osteosynthese Alternativ: DMS, DHS und Zugschraube
Nachbehandlung	Postoperativ Lagerungsschiene Aktive und passive Physiotherapie, CPM Gangschule, frühzeitige Mobilisation Teilbelastung (Beistellen) für 6 Wochen p.o.
Komplikationen	Hämatom, Weichteilinfekt, Osteitis Redislokation, Implantatlockerung Avaskuläre Femurkopfnekrose, Arthrose Pseudarthrose
Abbildungen	**62 a–b** Röntgen a.-p. und seitlich **c** Zeichnung **d–e** Röntgen p.o.

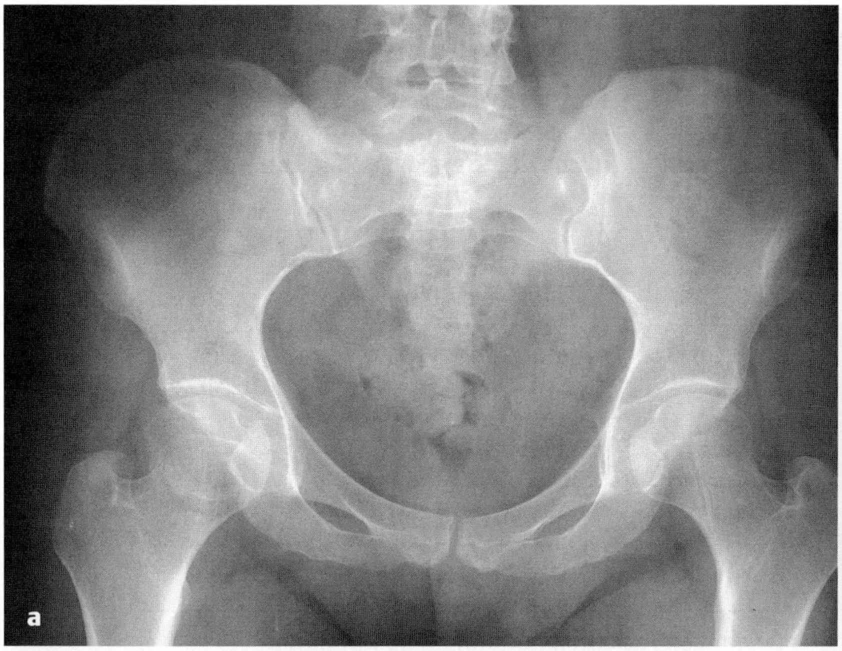
a

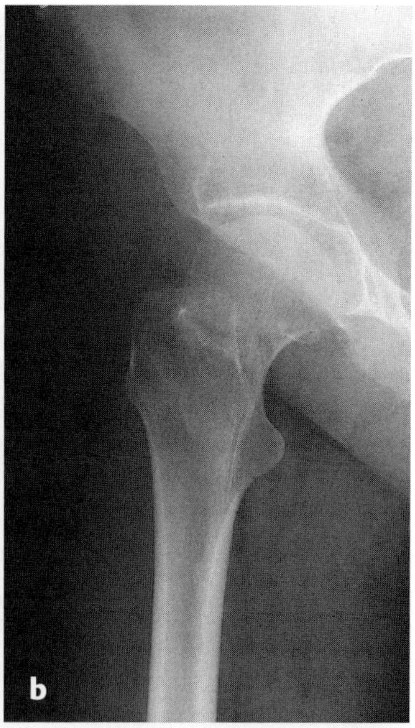
b

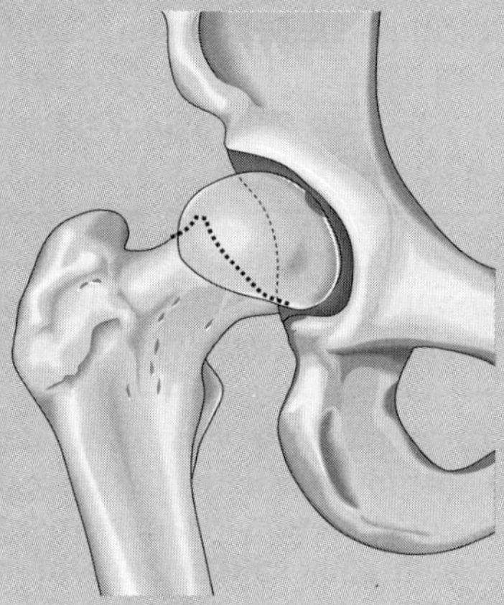
c

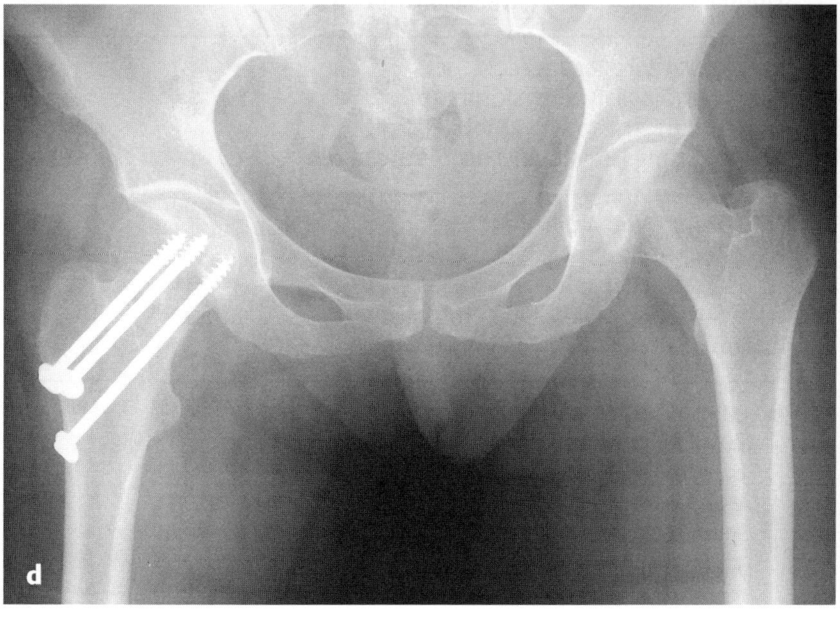
d

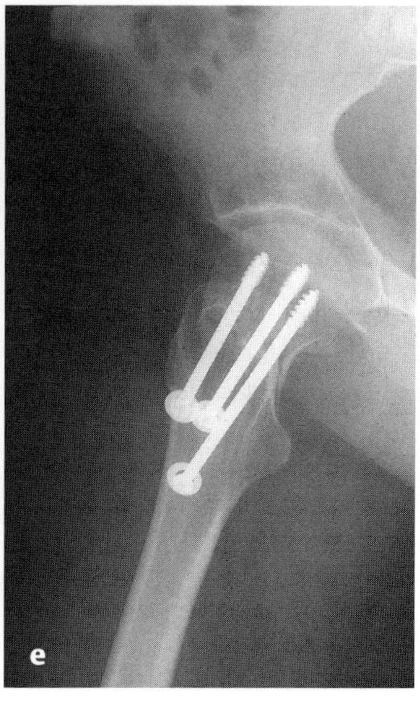
e

Diagnose	Mediale Schenkelhalsfraktur
Frakturform	Extraartikuläre Fraktur
Beschreibung	Dislozierte, nicht impaktierte, subkapitale Fraktur des medialen Schenkelhalses
Klassifikation	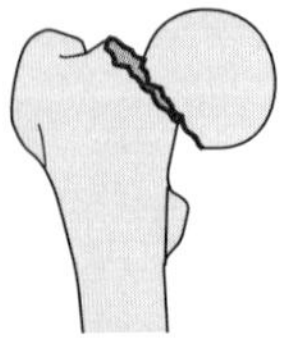 **AO 31 B 3.3** Typ III n. Pauwels Typ IV n. Garden
Begleitverletzung	Klassifizierter Weichteilschaden Hüftpfannenfraktur Läsion des N. ischiadicus
Operationsindikation	Uneingeschränkt
Versorgungsstrategie	Bei jungen Patienten notfallmäßige Operation
Osteosyntheseverfahren	Geschlossene Reposition: Stabilisierung mit DMS (DHS) und Zugschraube Alternativ geschlossene Reposition: Stabilisierung mit Zugschrauben
Implantate	Dynamische Martin-Schraube (2-Loch-Platte) 6,5-Spongiosaschraube mit kurzem Gewinde und Unterlegscheibe 7,0-Spongiosazugschrauben kanüliert
Praktische Hinweise	Lagerung und Reposition auf dem Extensionstisch Reposition in Valgusüberkorrektur Kapselfensterung (Hämatomentlastung) Tragschraube kaudal, Zugschraube kranial Alternativ: 3 Zugschrauben Übungsstabile Osteosynthese anstreben
Nachbehandlung	Postoperativ Lagerungsschiene Aktive und passive Physiotherapie, CPM Gangschule, frühzeitige Mobilisation Teilbelastung (Beistellen) bis 6. Woche p. o.
Komplikationen	Hämatom, Weichteilinfekt, Osteitis Redislokation Implantatlockerung Pseudarthrose, avaskuläre Hüftkopfnekrose, Arthrose Läsion des N. ischiadicus und N. femoralis
Abbildungen	**63 a** Röntgen a.-p. **b** Zeichnung **c–d** 3-D-CT **e–f** Röntgen p. o.

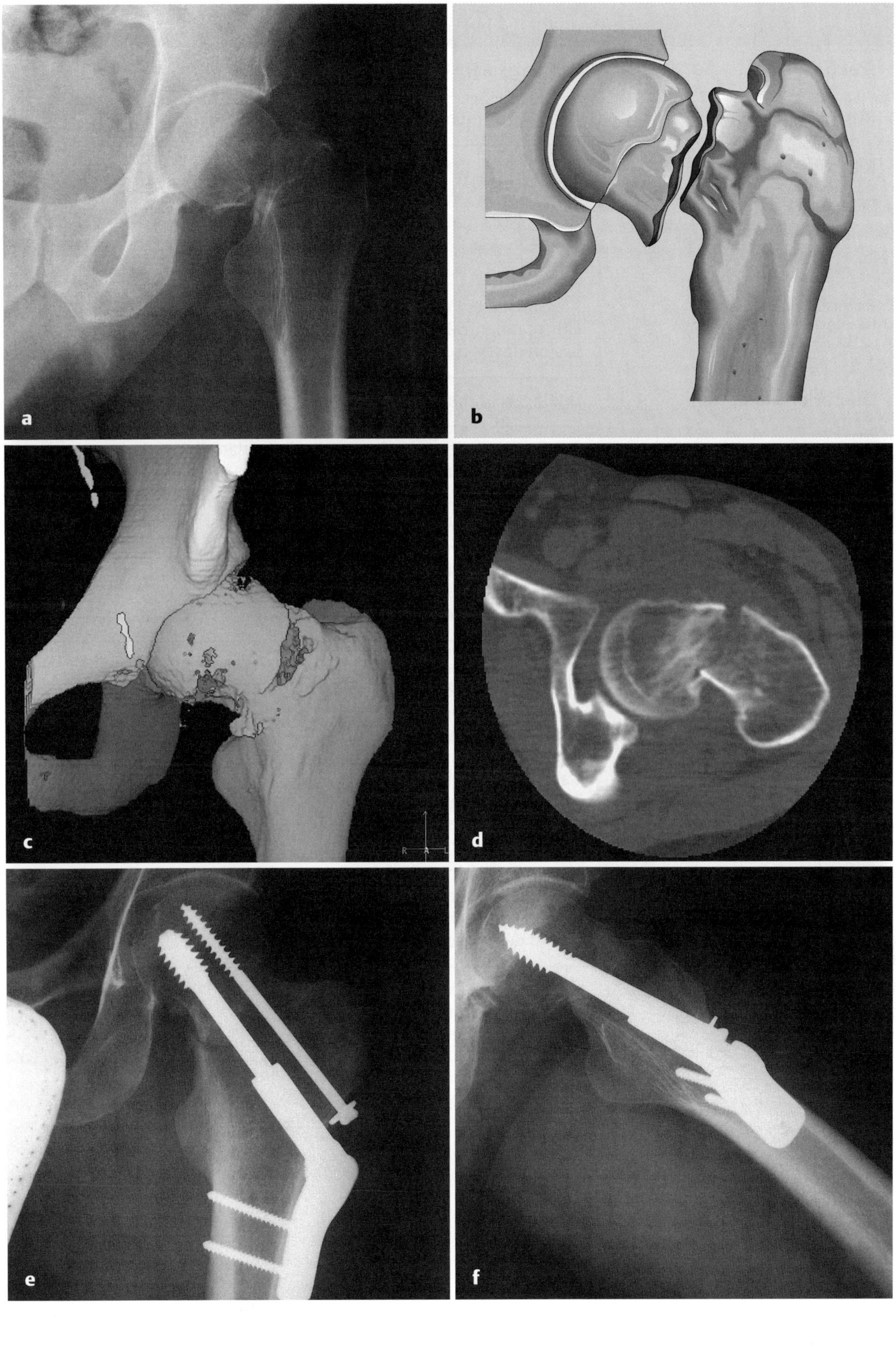
a
b
c
d
e
f

Diagnose	Mediale Schenkelhalsfraktur
Frakturform	Extraartikuläre Fraktur
Beschreibung	Dislozierte, nicht impaktierte mediale Schenkelhalsfraktur
Klassifikation	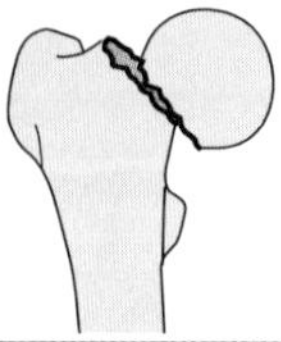 **AO 31 B 3.3** Typ III n. Pauwels Typ IV n. Garden
Begleitverletzung	Klassifizierter Weichteilschaden Hüftpfannenfraktur Läsion des N. ischiadicus
Operationsindikation	Uneingeschränkt
Versorgungsstrategie	Bei älteren Patienten primär suprakondyläre Femurdrahtextension Sekundär geplante Operation
Osteosyntheseverfahren	Implantation einer Totalendoprothese
Implantate	Zementfreie Schaftprothese (Typ Bicontact) Zementfreie Preßfitpfanne (Typ Plasmacup) Aufsteckbarer Metallkopf/Keramikkopf
Praktische Hinweise	Diverse Hüftendoprothesensysteme! Übungsstabile bzw. belastungsstabile Versorgungssituation
Nachbehandlung	Postoperativ Lagerungsschiene Aktive und passive Physiotherapie, CPM Gangschule, frühzeitige Mobilisation Teilbelastung (halbes Körpergewicht) für 6 Wochen postoperativ Medikamentöse Ossifikationsprophylaxe
Komplikationen	Hämatom, Weichteilinfekt, Gelenkinfekt, Fistel Prothesenlockerung, Prothesenluxation Periartikuläre Ossifikationen Läsion des N. ischiadicus und N. femoralis
Abbildungen	**64 a** Röntgen a.-p. **b** Zeichnung **c–d** Röntgen p. o.

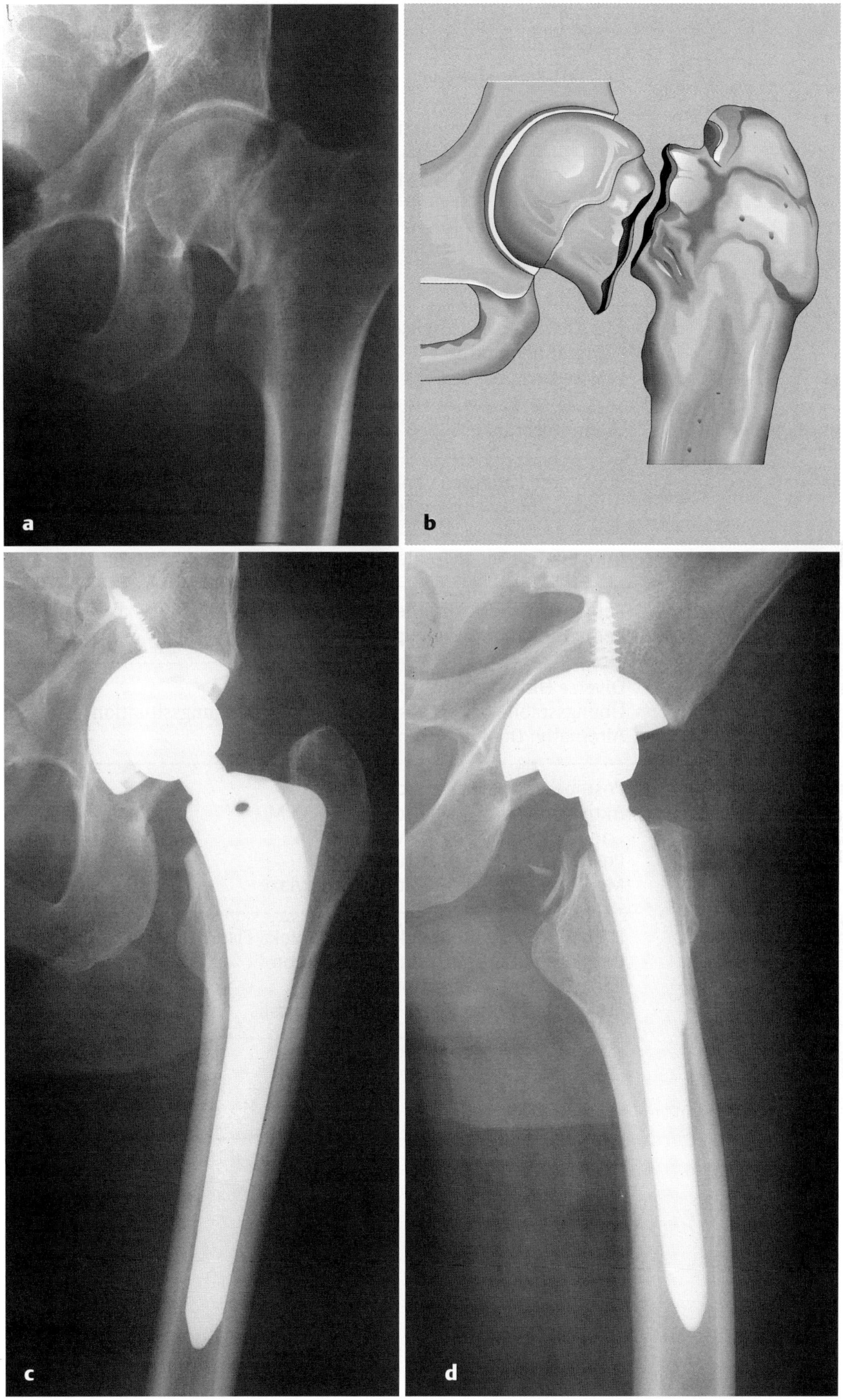
a
b
c
d

Diagnose	Mediale Schenkelhalsfraktur
Frakturform	Extraartikuläre Fraktur
Beschreibung	Dislozierte, nicht impaktierte mediale Schenkelhalsfraktur
Klassifikation	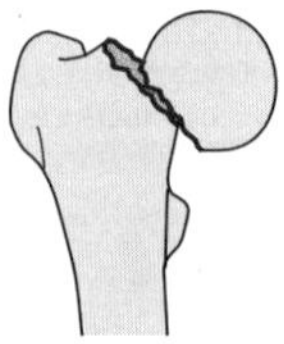 **AO 31 B 3.3** Typ III n. Pauwels Typ IV n. Garden
Begleitverletzung	Klassifizierter Weichteilschaden Hüftpfannenfraktur Läsion des N. ischiadicus
Operationsindikation	Uneingeschränkt
Versorgungsstrategie	Bei älteren Patienten geplante Operation Primär suprakondyläre Femurdrahtextension (1/10 Körpergewicht)
Osteosyntheseverfahren	Implantation einer Totalendoprothese
Implantate	Zementierte Schaftprothese (Typ II n. Weller) Zementierte Polyäthylenpfanne
Praktische Hinweise	Diverse Hüftendoprothesensysteme! Übungsstabile bzw. belastungsstabile Versorgungssituation Alternativ: Duokopfprothese
Nachbehandlung	Postoperativ Lagerungsschiene Aktive und passive Physiotherapie, CPM Gangschule, frühzeitige Mobilisation Postoperativ volle Belastung Medikamentöse Ossifikationsprophylaxe
Komplikationen	Hämatom, Weichteilinfekt, Gelenkinfekt, Fistel Prothesenlockerung, Prothesenluxation Periartikuläre Ossifikationen Läsion des N. ischiadicus und N. femoralis
Abbildungen	**65 a** Röntgen a.-p. **b–c** 3-D-CT **d** Röntgen p.o.

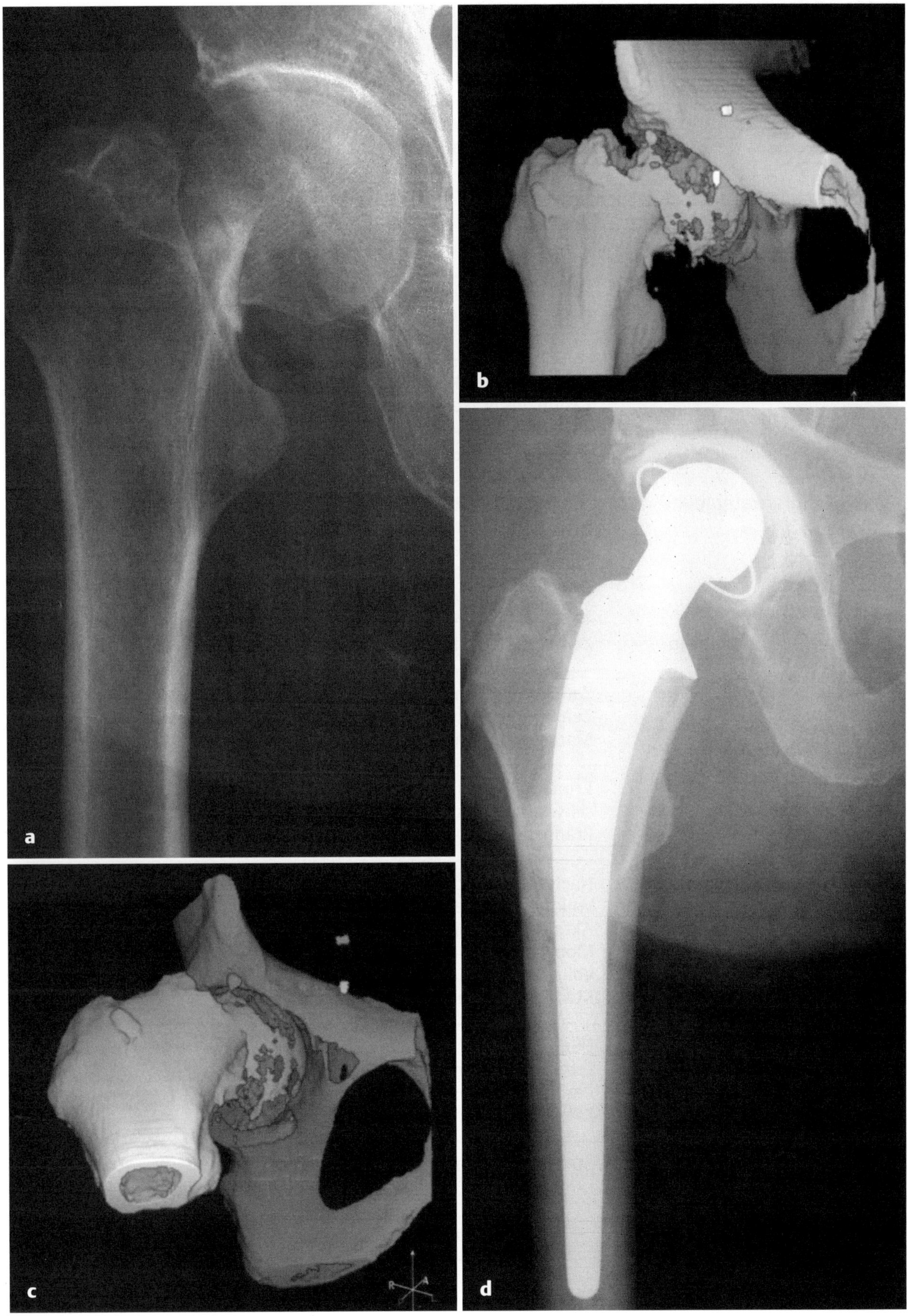
a
b
c
d

Diagnose	Femurkopfluxationsfraktur
Frakturform	Partiell artikuläre Fraktur mit Luxation
Beschreibung	Dislozierte Femurkalottenabscherfraktur mit kaudalem Fragment und dorsokranialer Luxation des Hüftgelenks
Klassifikation	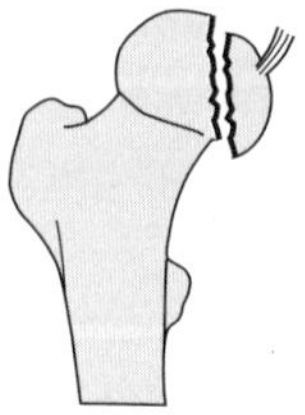 **AO 31 C 1.3** Typ 2 n. Pipkin
Begleitverletzung	Hüftpfannenfraktur Läsion des N. ischiadicus
Operationsindikation	Uneingeschränkt
Versorgungsstrategie	Notfallmäßige Reposition des Hüftgelenks – bei jungen Patienten: Sofortige offene Reposition und stabile Osteosynthese – bei älteren Patienten: Primär suprakondyläre Femurdrahtextension, geplante Endoprothese
Osteosyntheseverfahren	Zementierte Hüfttotalprothese (HTP)
Implantate	Zementierte Schaftprothese (Typ II n. Weller) Zementierte Polyäthylenpfanne Markraumsperrer
Praktische Hinweise	Primäre Reposition wegen Fragmentinterponat in der Hüftpfanne schwierig Präoperative CT-Diagnostik obligat
Nachbehandlung	Nach zementierter HTP postoperativ Lagerung auf Volkmann-Schiene Aktive und passive Physiotherapie, Gangschule, frühzeitige Mobilisation Volle Belastung Medikamentöse Ossifikationsprophylaxe
Komplikationen	Hämatom, Weichteilinfekt, Gelenkinfekt Prothesenlockerung, Prothesenluxation Periartikuläre Ossifikationen Läsion des N. ischiadicus und N. femoralis
Abbildungen	**66 a** Röntgen a.-p. **b** 3-D-CT nach Reposition des Hüftgelenks **c–d** 2-D-CT nach Reposition des Hüftgelenks **e** Röntgen p. o.

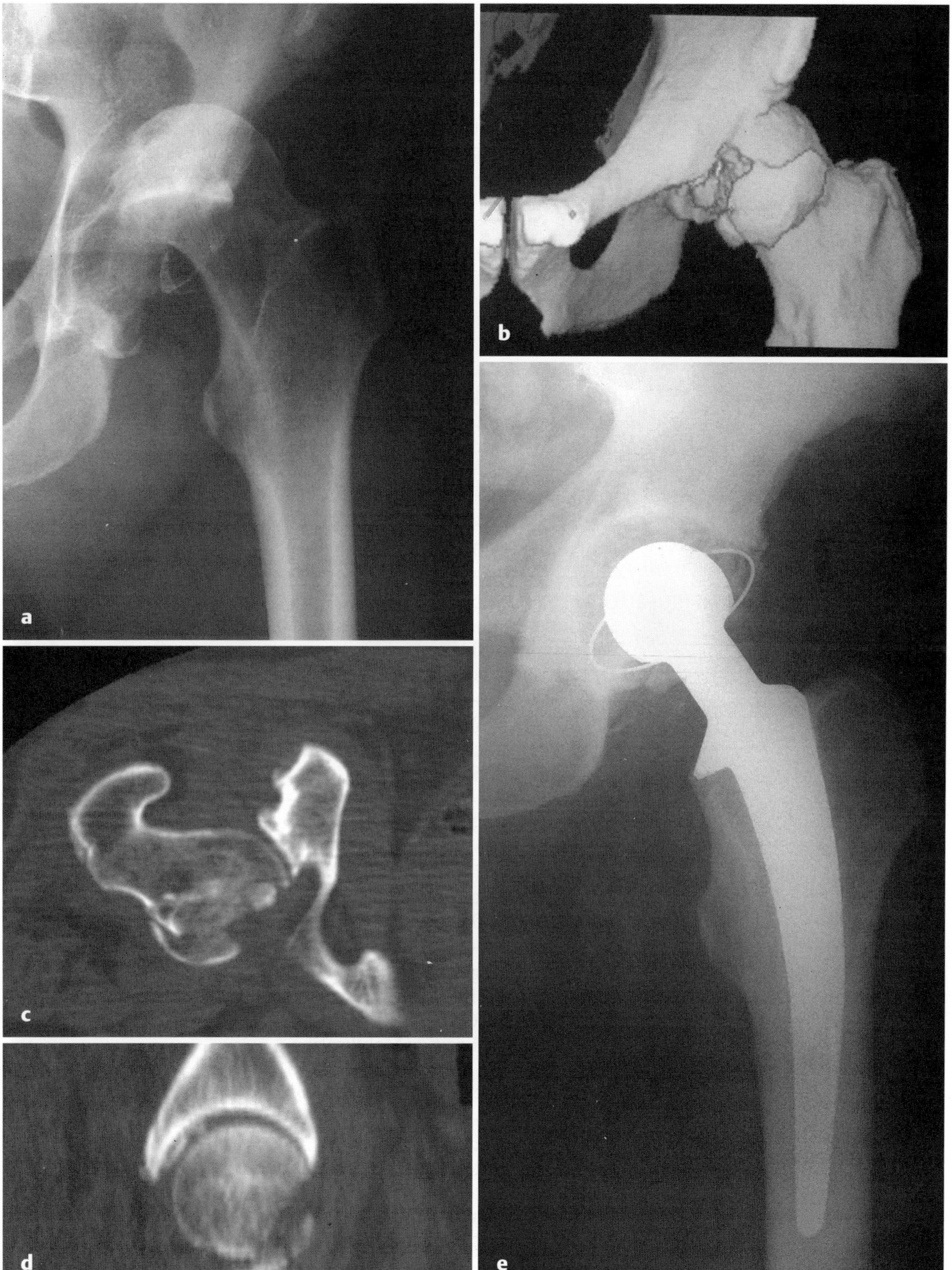
a
b
c
d
e

Diagnose	Femurkopfluxationsfraktur
Frakturform	Komplett artikuläre Fraktur mit Luxation
Beschreibung	Dislozierte Spaltfraktur der Femurkalotte mit gleichzeitiger subkapitaler Schenkelhalsfraktur und Luxation des Hüftgelenks
Klassifikation	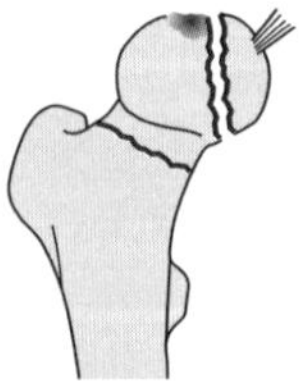 **AO 31 C 3.2** Typ 3 n. Pipkin
Begleitverletzung	Hüftpfannenfraktur Läsion der A. und V. femoralis Läsion des N. ischiadicus und N. femoralis
Operationsindikation	Uneingeschränkt
Versorgungsstrategie	Notfallmäßige Operation
Osteosyntheseverfahren	Offene Reposition Schraubenosteosynthese der Kalottenfraktur und Schenkelhalsfraktur Endoprothese bei älteren Patienten
Implantate	3,5-/4,0-Kortikalis-/Spongiosaschrauben 6,5-Spongiosaschrauben mit kurzem Gewinde Ggf. kanülierte Schrauben
Praktische Hinweise	Präoperatives CT obligat Lagerung auf dem Extensionstisch Provisorische Kirschner-Draht-Fixation Schwierige Rekonstruktion Übungsstabile Osteosynthese
Nachbehandlung	Postoperativ Lagerungsschiene Aktive und passive Physiotherapie nach Stabilitätskriterien der Osteosynthese, CPM Gangschule, frühzeitige Mobilisation Beistellen, volle Belastung nach 10–12 Wochen Medikamentöse Ossifikationsprophylaxe
Komplikationen	Hämatom, Infekt, Osteitis, Gelenkinfekt Redislokation, Reluxation, Implantatlockerung Pseudarthrose Koxarthrose, periartikuläre Ossifikationen Läsion des N. ischiadicus und N. femoralis
Abbildungen	**67 a** Röntgen a.-p. **b** Zeichnung **c–d** Röntgen p.o.

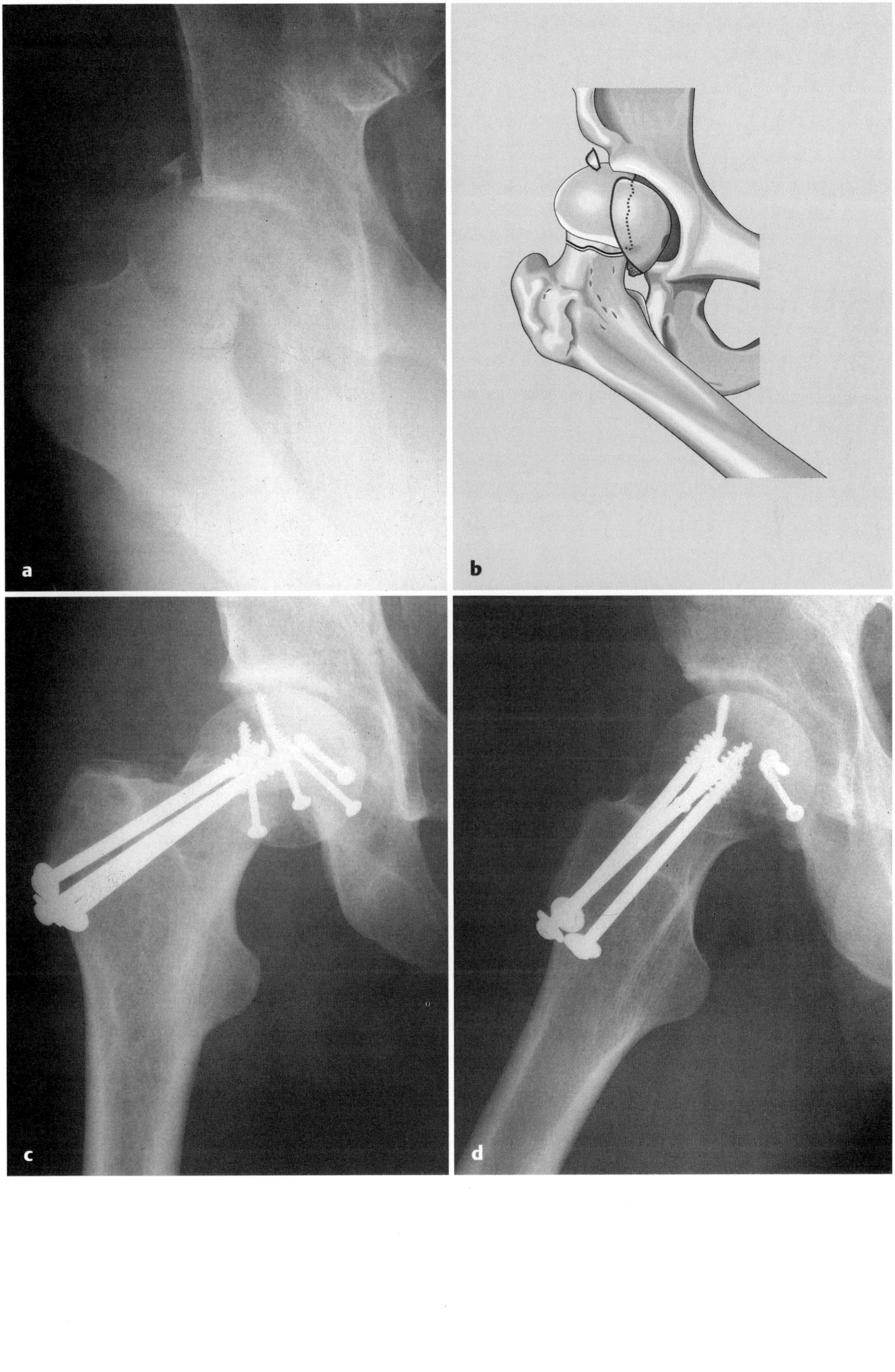
a
b
c
d

22 Femurschaft

AO-Klassifikation 32-

A Femurdiaphyse, einfache Fraktur

A1 Einfache Fraktur, spiralförmig
1. subtrochantäre Zone
2. mittlere Zone
3. distale Zone

A2 Einfache Fraktur, schräg (≥ 30°)
1. subtrochantäre Zone
2. mittlere Zone
3. distale Zone

A3 Einfache Fraktur, quer (< 30°)
1. subtrochantäre Zone
2. mittlere Zone
3. distale Zone

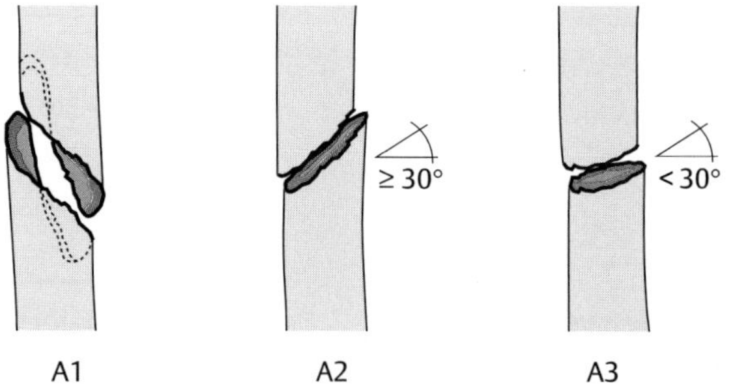

B Femurdiaphyse, Keilfraktur

B1 Keilfraktur, Drehkeil
1. subtrochantäre Zone
2. mittlere Zone
3. distale Zone

B2 Keilfraktur, Biegungskeil
1. subtrochantäre Zone
2. mittlere Zone
3. distale Zone

B3 Keilfraktur, Keil fragmentiert
1. subtrochantäre Zone
2. mittlere Zone
3. distale Zone

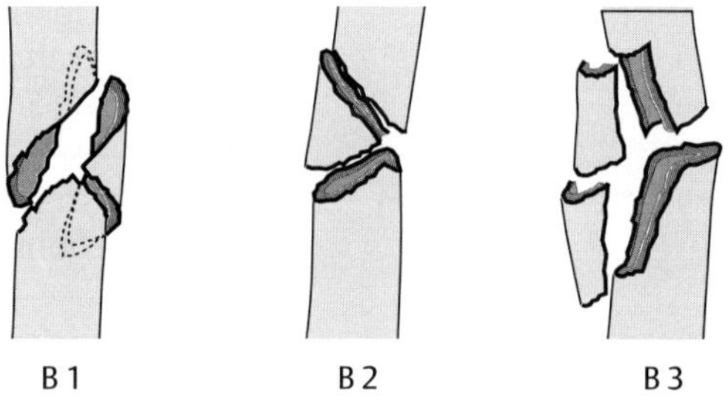

C Femurdiaphyse, komplexe Fraktur

C1 Komplexe Fraktur, spiralförmig
1. mit zwei Zwischenfragmenten
2. mit drei Zwischenfragmenten
3. mit mehr als drei Zwischenfragmenten

C2 Komplexe Fraktur, etagenförmig
1. mit einem segmentalen Zwischenfragment
2. mit einem segmentalen Zwischenfragment und zusätzlichem(n) Keilfragment(en)
3. mit zwei segmentalen Zwischenfragmenten

C3 Komplexe Fraktur, irregulär
1. mit zwei oder drei Zwischenfragmenten
2. mit geringer Trümmerzone (< 5 cm)
3. mit ausgedehnter Trümmerzone (≥ 5 cm)

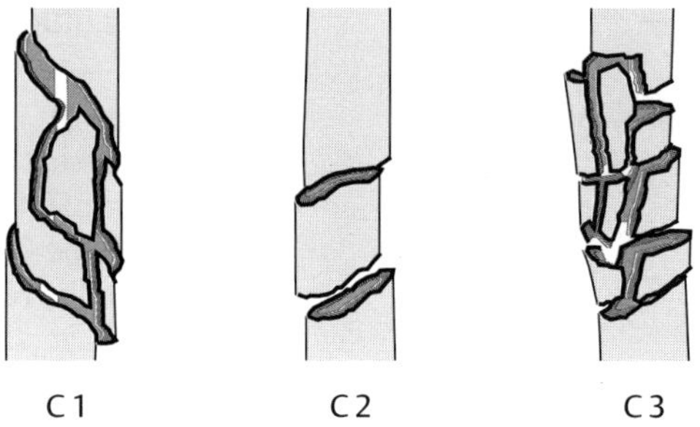

Abb. **68**

Diagnose	Femurschaftfraktur
Frakturform	Einfache Fraktur
Beschreibung	Dislozierte, querverlaufende Femurfraktur im mittleren diaphysären Drittel
Klassifikation	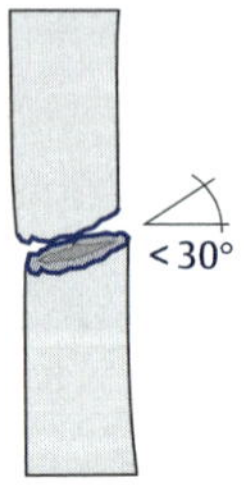 **AO 32 A 3.2**
Begleitverletzung	Klassifizierter Weichteilschaden Kompartmentsyndrom Läsion der A. und V. femoralis Läsion des N. ischiadicus
Operationsindikation	Uneingeschränkt
Versorgungsstrategie	Primär Tibiakopfdrahtextension oder lateraler Klammerfixateur Dringliche Stabilisierung planen
Osteosyntheseverfahren	Geschlossene Reposition Unaufgebohrte oder aufgebohrte Marknagelung
Implantate	Femurmarknagel (Standard, Universal, UFN = unaufgebohrter Femurnagel)
Praktische Hinweise	Extensionstisch, ggf. offene Reposition Belastungsstabile Versorgungssituation
Nachbehandlung	Postoperativ Lagerungsschiene Aktive und passive Physiotherapie, CPM Gangschule, Mobilisation bei Vollbelastung
Komplikationen	Hämatom, Weichteilinfekt, Osteomyelitis Postoperatives Kompartmentsyndrom Rotationsfehlstellung Orthotope Ossifikationen Läsion des N. ischiadicus
Abbildungen	**69 a** Röntgen a.-p. **b** Röntgen p.o. **c** Röntgen nach Ausheilung

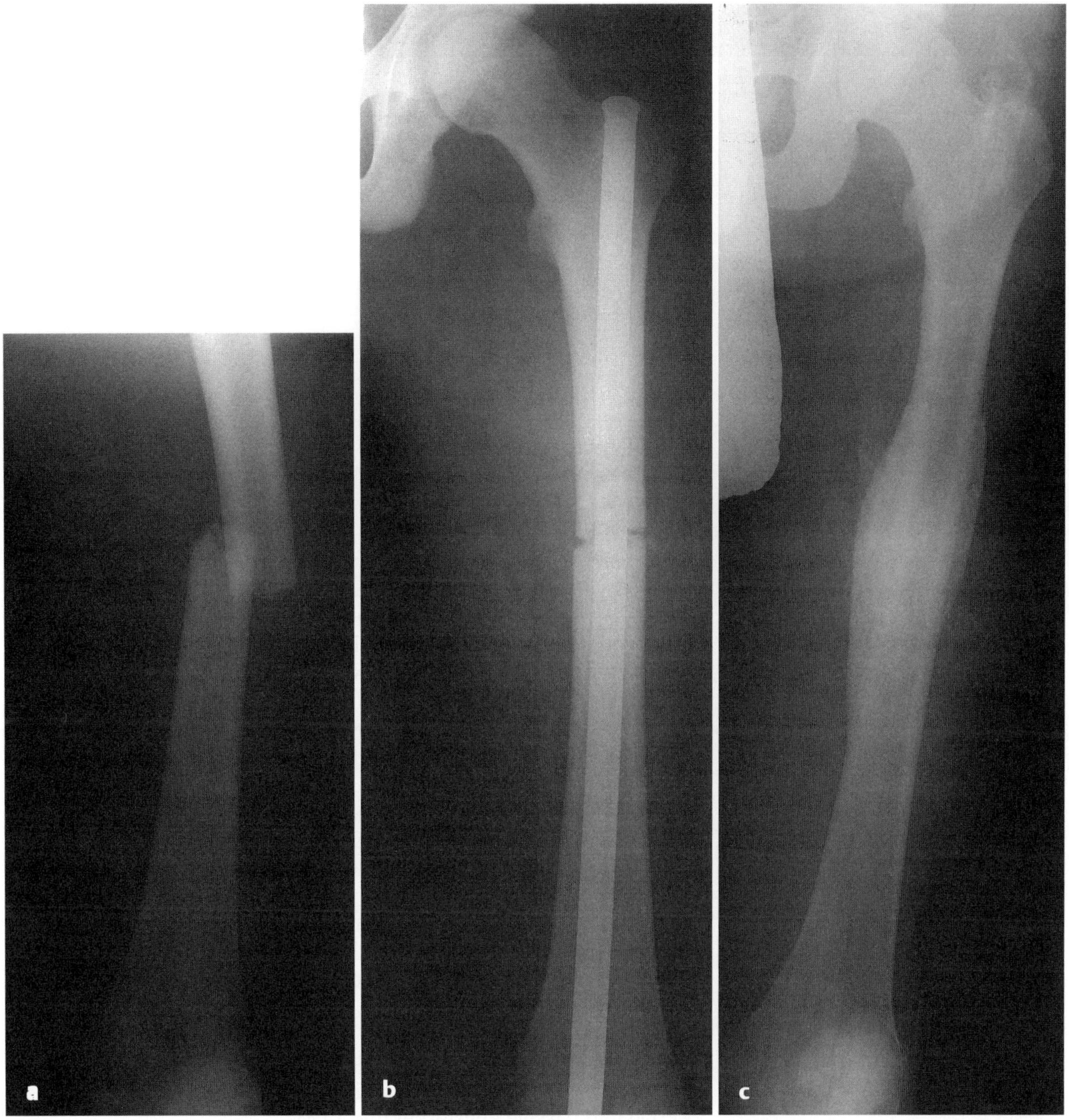
a
b
c

Diagnose	Femurschaftfraktur
Frakturform	Keilfraktur
Beschreibung	Dislozierte, querverlaufende Fraktur in Schaftmitte mit kleinem Biegungskeil
Klassifikation	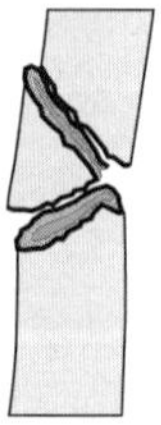 **AO 32 B 2.2**
Begleitverletzungen	Klassifizierter Weichteilschaden Kompartmentsyndrom Läsion der A. und V. femoralis Läsion des N. ischiadicus
Operationsindikation	Uneingeschränkt
Versorgungsstrategie	Ggf. primär Tibiakopfdrahtextension oder lateraler Klammerfixateur externe Dringliche definitive Stabilisation planen
Osteosyntheseverfahren	Geschlossene Reposition Verriegelungsmarknagelung
Implantate	UFN 9/10/11/12, Verriegelungsbolzen
Praktische Hinweise	Lagerung auf Normaltisch Distales Fragment unter Durchleuchtung reponieren und Nagel in distale Markhöhle inserieren Distale Verriegelung mit strahlendurchlässiger Winkelbohrmaschine Übungsstabile Osteosynthese
Nachbehandlung	Postoperativ flache Lagerungsschiene Aktive und passive Physiotherapie, CPM Gangschule, frühzeitige Mobilisation Teilbelastung, volle Belastung 2. Woche p. o.
Komplikationen	Hämatom, Weichteilinfekt, Osteomyelitis Postoperatives Kompartmentsyndrom Redislokation, Rotationsfehlstellung Pseudarthrose, Implantatbruch Orthotope Ossifikationen Läsion des N. ischiadicus
Abbildungen	**70 a** Röntgen a.-p. **b** Röntgen p. o.

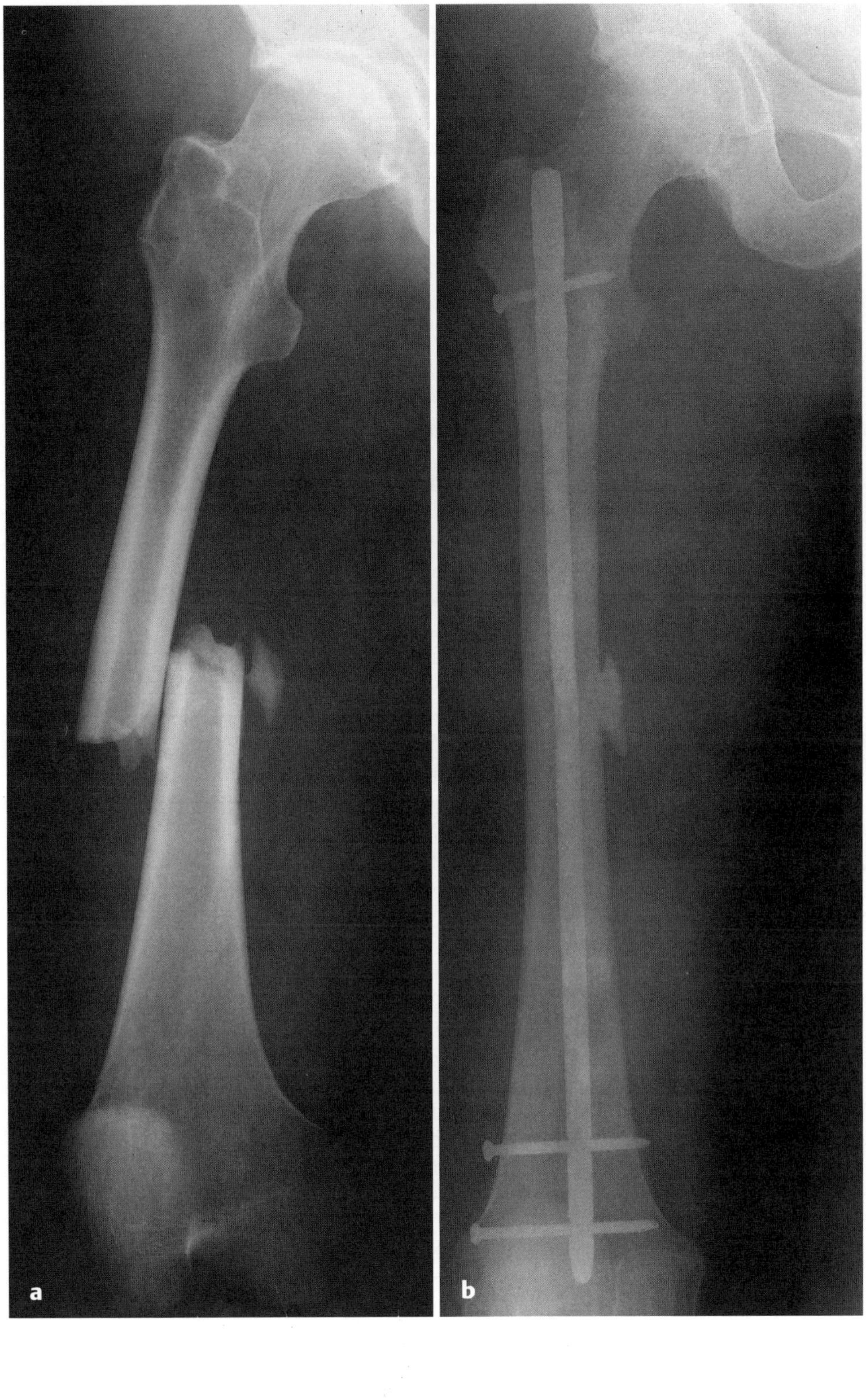
a
b

Diagnose	Femurschaftfraktur
Frakturform	Keilfraktur
Beschreibung	Dislozierte, distale Femurschaftfraktur mit lateralem Biegungskeil
Klassifikation	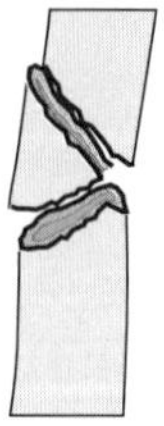 **AO 32 B 2.3**
Begleitverletzungen	Klassifizierter Weichteilschaden Kompartmentsyndrom Läsion der A. und V. femoralis Läsion des N. ischiadicus
Operationsindikation	Uneingeschränkt
Versorgungsstrategie	Ggf. primär Tibiakopfdrahtextension oder lateraler Klammerfixateur Dringliche Stabilisierung planen
Osteosyntheseverfahren	Geschlossene Reposition Verriegelungsmarknagelung
Implantate	Femuruniversalmarknagel, UFN Verriegelungsbolzen
Praktische Hinweise	Extensionstisch Bei Weichteilinterposition offene Reposition Verriegelung proximal mit Zielbügel, distal mit strahlendurchlässiger Winkelbohrmaschine Übungsstabile Osteosynthese
Nachbehandlung	Postoperativ Lagerungsschiene Aktive und passive Physiotherapie, CPM Gangschule, frühzeitige Mobilisation Teilbelastung, volle Belastung 4.–6. Woche p. o.
Komplikationen	Hämatom, Weichteilinfekt, Osteomyelitis Postoperatives Kompartmentsyndrom Redislokation, Rotationsfehlstellung Pseudarthrose, Implantatbruch Orthotope Ossifikationen Läsion des N. ischiadicus
Abbildungen	**70 c** Röntgen a.-p. **d** Röntgen p. o. **e** Röntgen nach Ausheilung

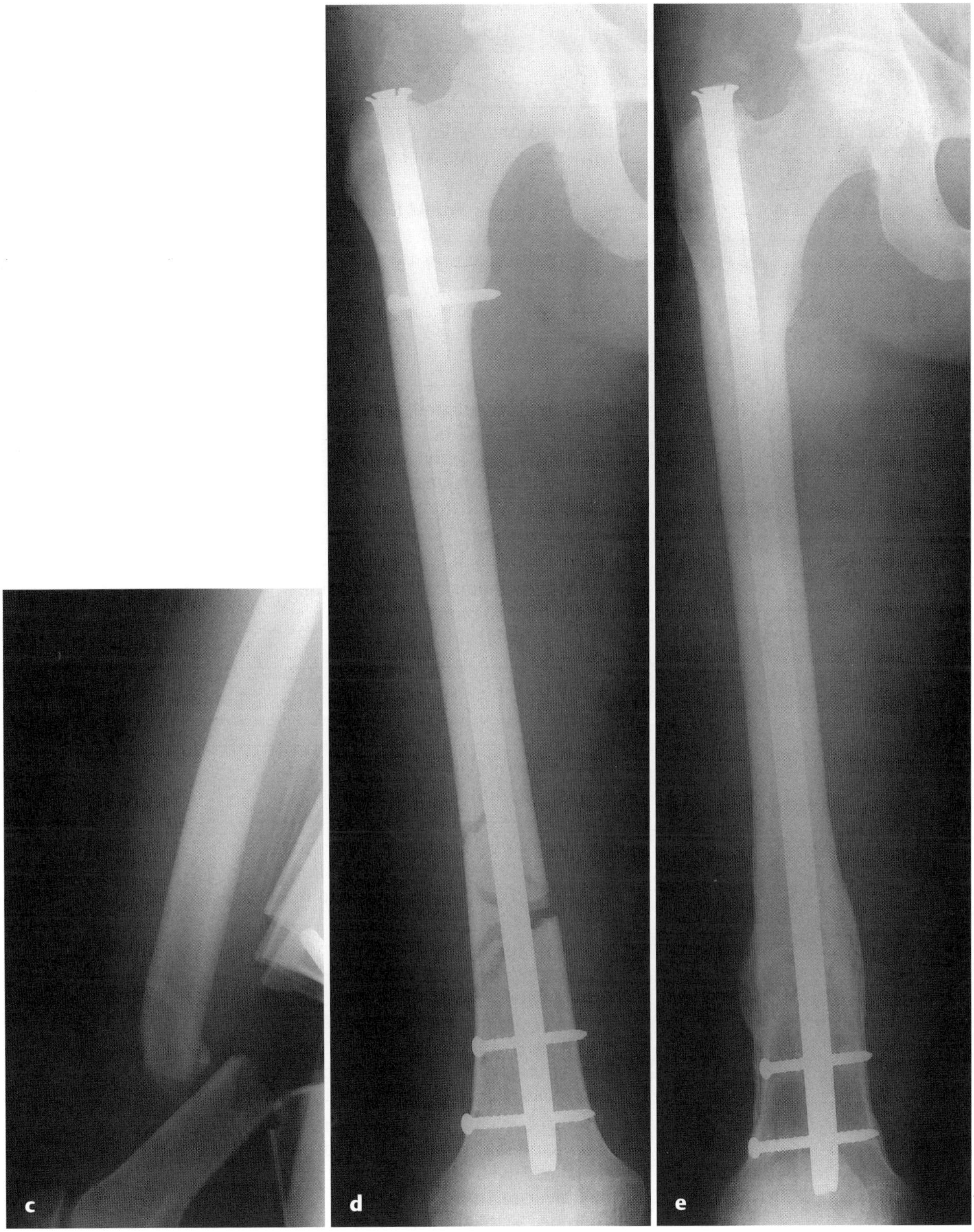
c
d
e

Diagnose	Femurschaftmehrfragmentfraktur
Frakturform	Keilfraktur
Beschreibung	Dislozierte, diaphysäre Femurmehrfragmentfraktur mit fragmentiertem Drehkeil
Klassifikation	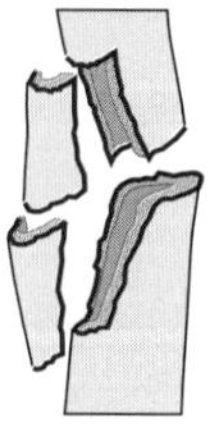 **AO 32 B 3.2**
Begleitverletzung	Klassifizierter Weichteilschaden Kompartmentsyndrom Läsion der A. und V. femoralis Läsion des N. ischiadicus
Operationsindikation	Uneingeschränkt
Versorgungsstrategie	Ggf. primär Tibiakopfdrahtextension oder lateraler Klammerfixateur Dringliche Stabilisierung planen
Osteosyntheseverfahren	Geschlossene Reposition Verriegelungsmarknagelung
Implantate	Femuruniversalmarknagel, UFN Verriegelungsbolzen
Praktische Hinweise	Extensionstisch Bei Weichteilinterposition offene Reposition Distale Verriegelung mit strahlendurchlässiger Winkelbohrmaschine Übungsstabile Osteosynthese
Nachbehandlung	Postoperativ Lagerungsschiene Aktive und passive Physiotherapie, CPM Gangschule, frühzeitige Mobilisation Teilbelastung, volle Belastung nach 4–6 Wochen
Komplikationen	Hämatom, Weichteilinfekt, Osteomyelitis Postoperatives Kompartmentsyndrom Redislokation, Rotationsfehlstellung Pseudarthrose, Implantatbruch Orthotope Ossifikationen Läsion des N. ischiadicus
Abbildungen	**71 a** Röntgen a.-p. **b** Röntgen p.o. **c** Röntgen nach Ausheilung

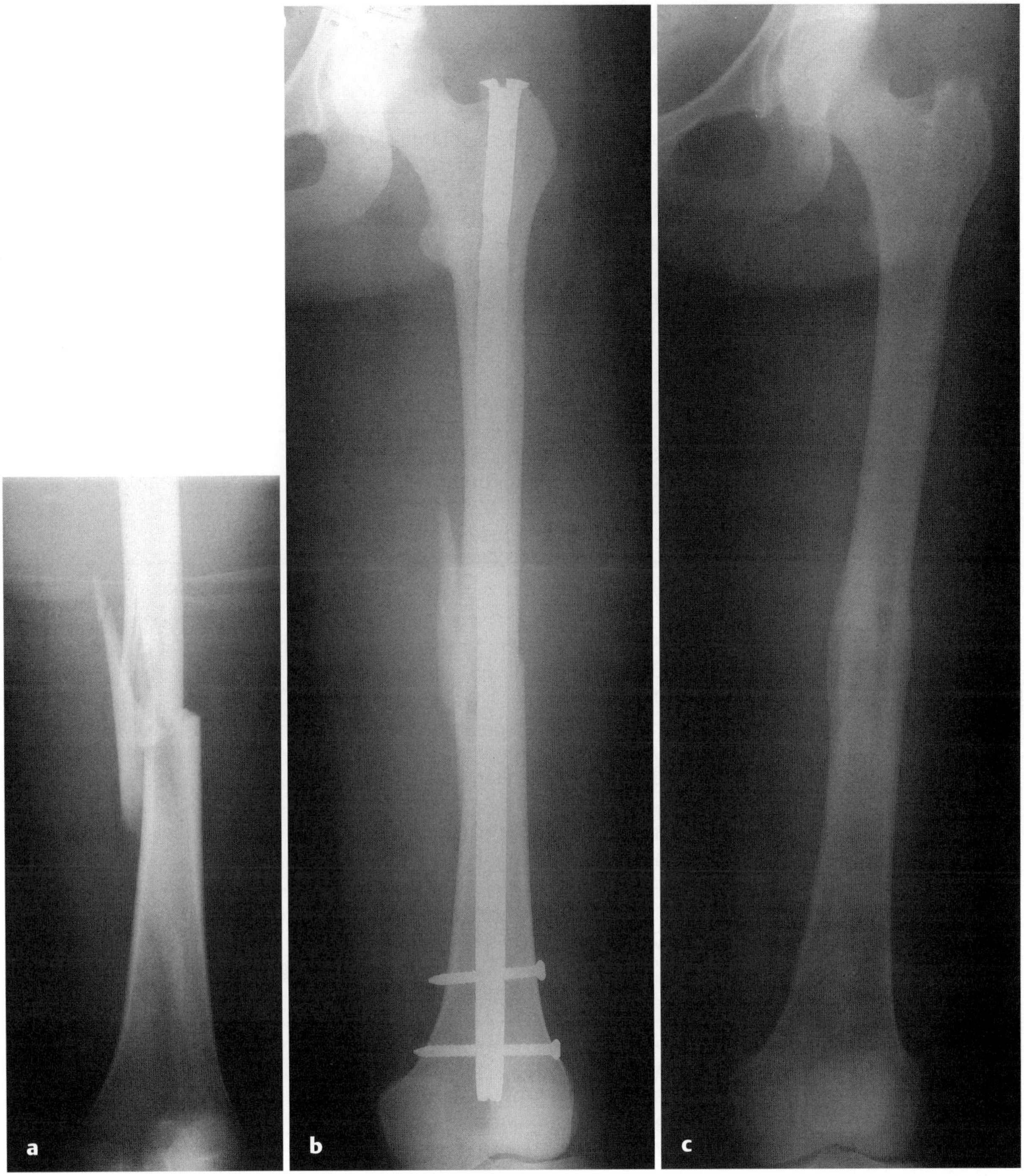
a
b
c

Diagnose	Femurschaftmehrfragmentfraktur
Frakturform	Komplexe Fraktur
Beschreibung	Instabile, dislozierte, diaphysäre, irreguläre Femurfraktur mit ausgedehnter Trümmerzone
Klassifikation	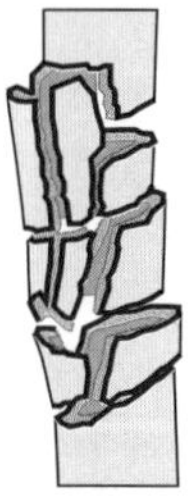 **AO 32 C 3.3**
Begleitverletzung	Klassifizierter Weichteilschaden Kompartmentsyndrom Läsion der A. und V. femoralis Läsion des N. ischiadicus
Operationsindikation	Uneingeschränkt
Versorgungsstrategie	Primär Tibiakopfdrahtextension oder lateraler Klammerfixateur Dringliche Stabilisierung abhängig vom Gesamtverletzungsmuster planen
Osteosyntheseverfahren	Offene Reposition Überbrückende Plattenosteosynthese
Implantate	Breite 4,5-DC-/-LC-DC-Platte 4,5-Kortikalischrauben
Praktische Hinweise	Trümmerzone überbrückend im Weichteilverbund belassen Ggf. Prinzip der eingeschobenen Platte Primäre statische Verriegelungsmarknagelung vorteilhaft Übungsstabile Osteosynthese
Nachbehandlung	Postoperativ Lagerungsschiene Aktive und passive Physiotherapie, CPM Gangschule, frühzeitige Mobilisation Beistellen, Teilbelastung 4. – 6. Woche p. o. Volle Belastung nach ca. 8 – 10 Wochen
Komplikationen	Hämatom, Infekt, Osteitis Postoperatives Kompartmentsyndrom Redislokation, Implantatdeformität, -bruch Fehlstellung, Pseudarthrose, orthotope Ossifikation Läsion des N. ischiadicus
Abbildungen	**72 a** Röntgen a.-p. **b** Röntgen p. o. 1 **c** Röntgen p. o. 2 (nach Reosteosynthese)

Untere Extremität

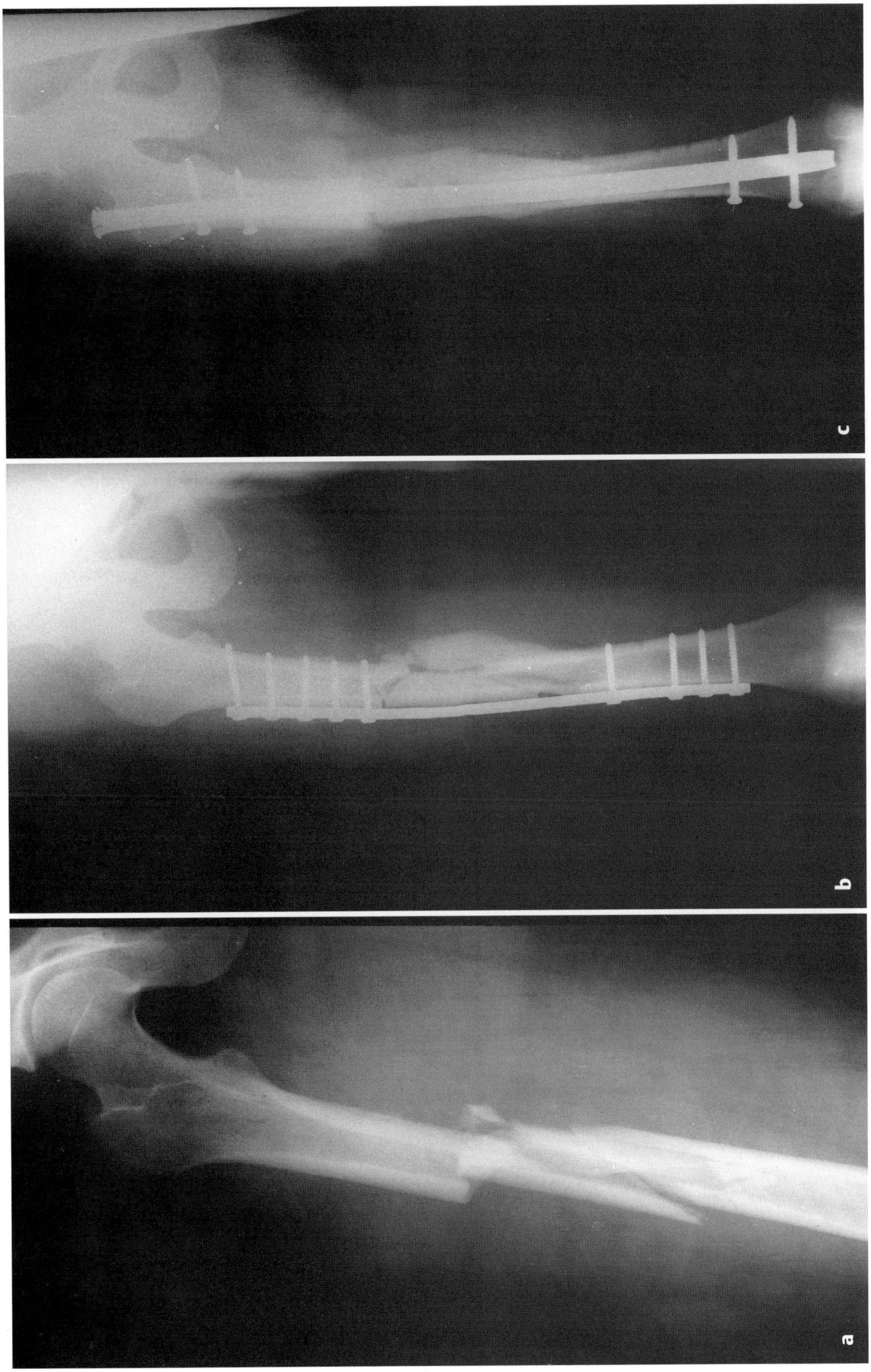

23 Distaler Femur

AO-Klassifikation 33-

A Femur distal, extraartikuläre Fraktur

A1 Extraartikuläre Fraktur, einfach
1. apophysär
2. metaphysär schräg oder spiralförmig
3. metaphysär quer

A2 Extraartikuläre Fraktur, mit metaphysärem Keil
1. Keil intakt
2. Keil fragmentiert, lateral
3. Keil fragmentiert, medial

A3 Extraartikuläre Fraktur, metaphysär komplex
1. mit intermediärem längsgespaltetem Fragment
2. irregulär, auf die Metaphyse beschränkt
3. irregulär, mit Ausdehnung in die Diaphyse

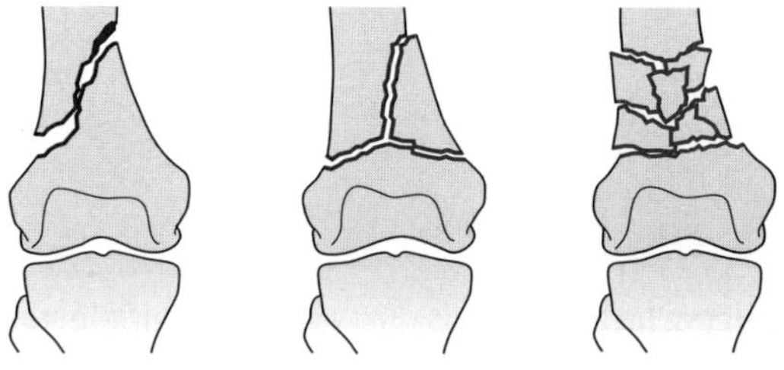

A1 A2 A3

B Femur distal, partielle Gelenkfraktur

B1 Partiell artikuläre Fraktur, lateraler Kondylus, sagittal
1. einfach durch Fossa intercondylica
2. einfach, durch Belastungszone der Gelenkfläche
3. mehrfragmentär

B2 Partiell artikuläre Fraktur, medialer Kondylus, sagittal
1. einfach, durch Fossa intercondylica
2. einfach, durch Belastungszone
3. mehrfragmentär

B3 Partiell artikuläre Fraktur, frontal
1. osteochondral anterolateral
2. unikondylär dorsal (Hoffa)
3. bikondylär dorsal

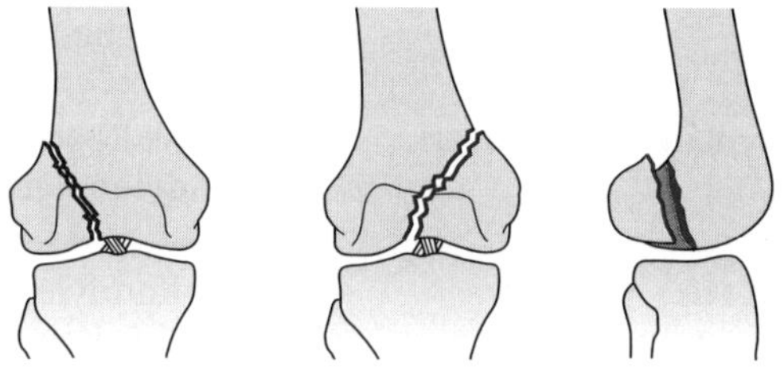

B1 B2 B3

C Femur distal, vollständige Gelenkfraktur

C1 Vollständig artikuläre Fraktur, artikulär einfach, metaphysär einfach
1. T- oder Y-förmig mit leichter Dislokation
2. T- oder Y-förmig mit deutlicher Dislokation
3. T-förmig epiphysär

C2 Vollständig artikuläre Fraktur, artikulär einfach, metaphysär mehrfragmentär
1. mit intaktem Keil
2. mit fragmentiertem Keil
3. komplex

C3 Vollständig artikuläre Fraktur, mehrfragmentär
1. metaphysär einfach
2. metaphysär mehrfragmentär
3. metaphysiodiaphysär mehrfragmentär

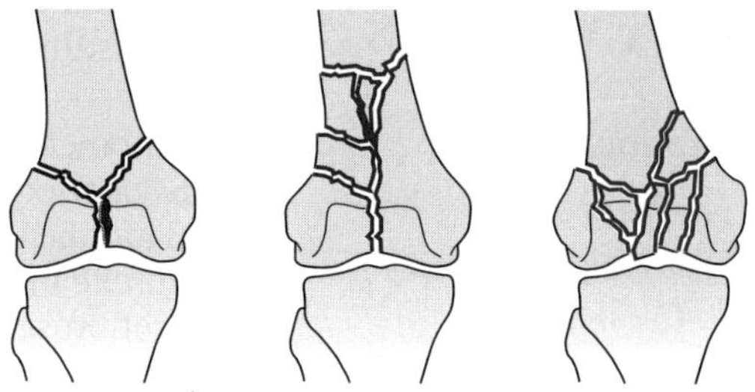

C1 C2 C3

Abb. **73**

Diagnose	Suprakondyläre Femurmehrfragmentfraktur
Frakturform	Komplexe, extraartikuläre Fraktur
Beschreibung	Dislozierte metaphysäre, spiralförmige Femurfraktur mit mehreren irregulären Zwischenfragmenten
Klassifikation	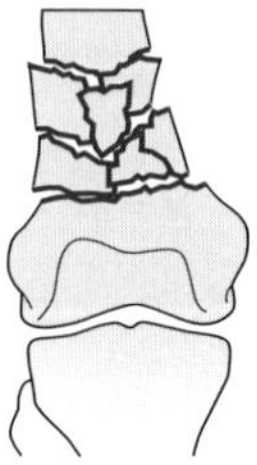 **AO 33 A 3.3**
Begleitverletzung	Klassifizierter Weichteilschaden Kompartmentsyndrom Läsion der A. und V. femoralis Läsion des N. ischiadicus Durchtrennung der Quadrizepssehne
Operationsindikation	Uneingeschränkt
Versorgungsstrategie	Primär Tibiakopfdrahtextension Dringliche Operation planen
Osteosyntheseverfahren	Offene Reposition Kondylenplattenosteosynthese
Implantate	95°-Kondylenplatte 4,5-/6,5-Kortikalis-/-Spongiosaschrauben
Praktische Hinweise	Metaphysäre Trümmerzone überbrückend im Verbund belassen, keine Devastierung, keine Zugschrauben Evtl. sekundär autogene Spongiosaplastik Übungsstabile Osteosynthese erforderlich Alternativ: DCS, DMS, GSH-Nagel (Green-Seligson-Henry-Nagel)
Nachbehandlung	Postoperativ Lagerungsschiene Aktive und passive Physiotherapie, CPM Teilbelastung, ab 6. – 8. Woche Vollbelastung
Komplikationen	Hämatom, Infekt, Osteitis Redislokation, Implantatlockerung Implantatbruch, Pseudarthrose Orthotope und periartikuläre Ossifikationen Arthrofibrose Läsion des N. peronaeus
Abbildungen	**74 a** Röntgen a.-p. **b** Zeichnung **c – d** Röntgen p. o.

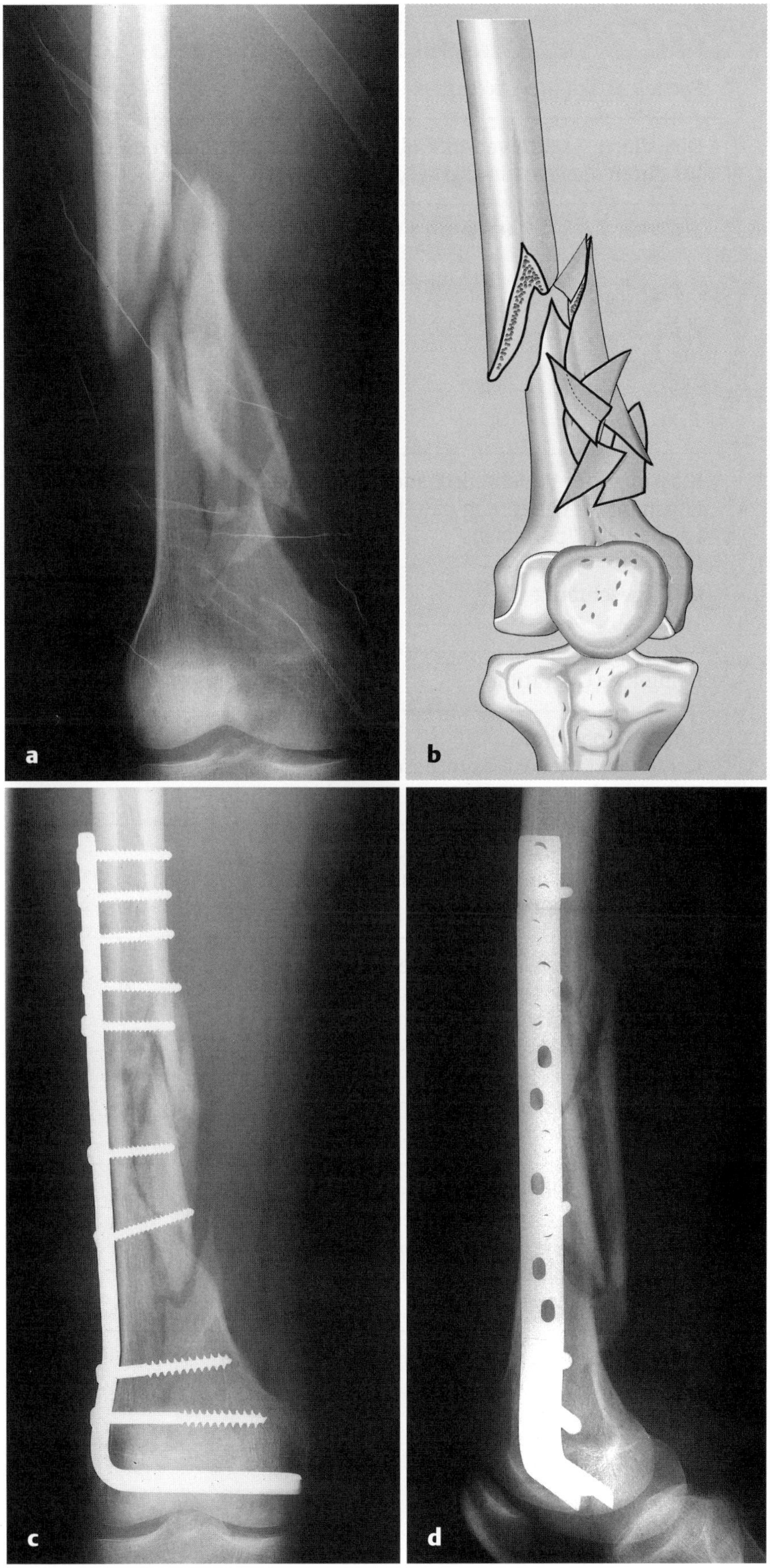
a
b
c
d

Diagnose	Laterale Femurkondylenfraktur
Frakturform	Partiell artikuläre Fraktur
Beschreibung	Dislozierte, sagittalverlaufende Fraktur des lateralen Femurkondylus durch die Fossa intercondylica
Klassifikation	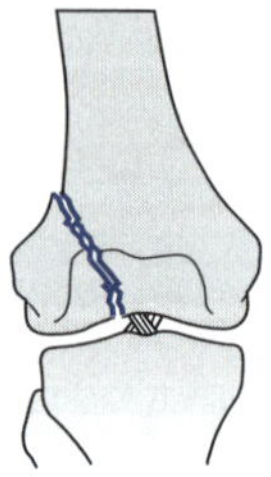 **AO 31 B 1.1**
Begleitverletzung	Klassifizierter Weichteilschaden Ligamentäre Verletzung bzw. Meniskusläsion Läsion des N. peronaeus
Operationsindikation	Uneingeschränkt
Versorgungsstrategie	Dringliche Operation
Osteosyntheseverfahren	Offene Reposition Kondylenplattenosteosynthese Zugschrauben
Implantate	95°-Kondylenplatte 4,5-/6,5-Kortikalis-/-Spongiosaschrauben Unterlegscheiben
Praktische Hinweise	Lateraler Zugang, Arthrotomie, Gelenkrevision Cave Klingenperforation medial! Übungsstabile Osteosynthese
Nachbehandlung	Postoperativ Orthese Aktive und passive Physiotherapie, CPM Beistellen, volle Belastung nach 6 – 8 Wochen
Komplikationen	Hämatom, Weichteilinfekt, Osteitis Redislokation, Implantatlockerung Periartikuläre Ossifikationen, Arthrofibrose Läsion des N. peronaeus Gelenkinkongruenz, Arthrose
Abbildungen	**75 a – b** Röntgen a.-p. und seitlich **c** Zeichnung **d – e** Röntgen p. o.

Untere Extremität

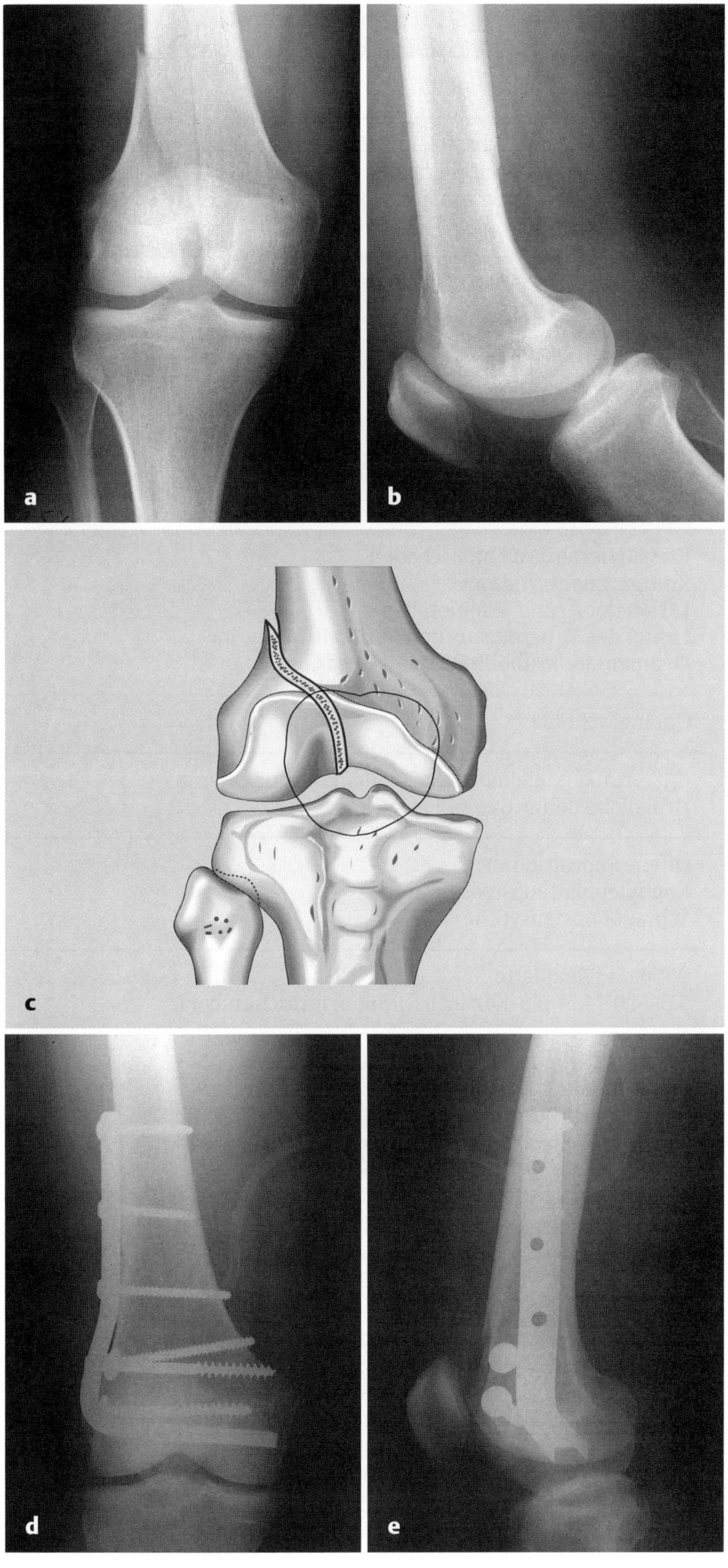
a
b
c
d
e

Diagnose	Supra- und perkondyläre Femurmehrfragmentfraktur
Frakturform	Komplett artikuläre Fraktur
Beschreibung	Dislozierte distale Oberschenkelfraktur mit ausgedehnter suprakondylärer Trümmerzone Fraktur beider Femurkondylen mit Impression der lateralen Gelenkfläche
Klassifikation	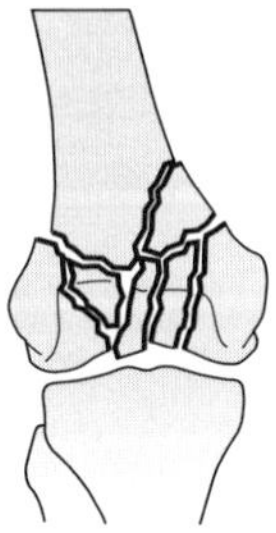 **AO 33 C 3.3**
Begleitverletzung	Klassifizierter Weichteilschaden Kompartmentsyndrom Läsion der A. und V. femoralis Läsion des N. peronaeus und N. tibialis posterior Ligamentäre Instabilität, Meniskusläsion
Operationsindikation	Uneingeschränkt
Versorgungsstrategie	Ggf. primär gelenküberbrückender Fixateur externe Dringliche definitive Osteosynthese
Osteosyntheseverfahren	Offene Reposition Kondylenplattenosteosynthese Schraubenosteosynthese
Implantate	95°-Kondylenplatte 3,5-/4,0-/4,5-/6,5-Kortikalis-/-Spongiosaschrauben
Praktische Hinweise	Zunächst Rekonstruktion der Hauptfragmente Metaphysäre Trümmerzone im Verbund belassen Platte überbrückend anlegen (Klingenlänge beachten) Ggf. primäre oder sekundäre autogene Spongiosaplastik Übungsstabile Osteosynthese erforderlich
Nachbehandlung	Postoperativ Orthese Aktive und passive Physiotherapie, CPM Beistellen, volle Belastung nach 8 – 10 Wochen (Röntgenkontrollen)
Komplikationen	Hämatom, Weichteilinfekt, Osteitis Redislokation, Implantatlockerung, -bruch Pseudarthrose, Gelenkinkongruenz, Arthrose Periartikuläre Ossifikationen, Arthrofibrose Läsion des N. peronaeus
Abbildungen	**76 a – b** Röntgen a.-p. und seitlich **c** Zeichnung **d – e** Röntgen p. o.

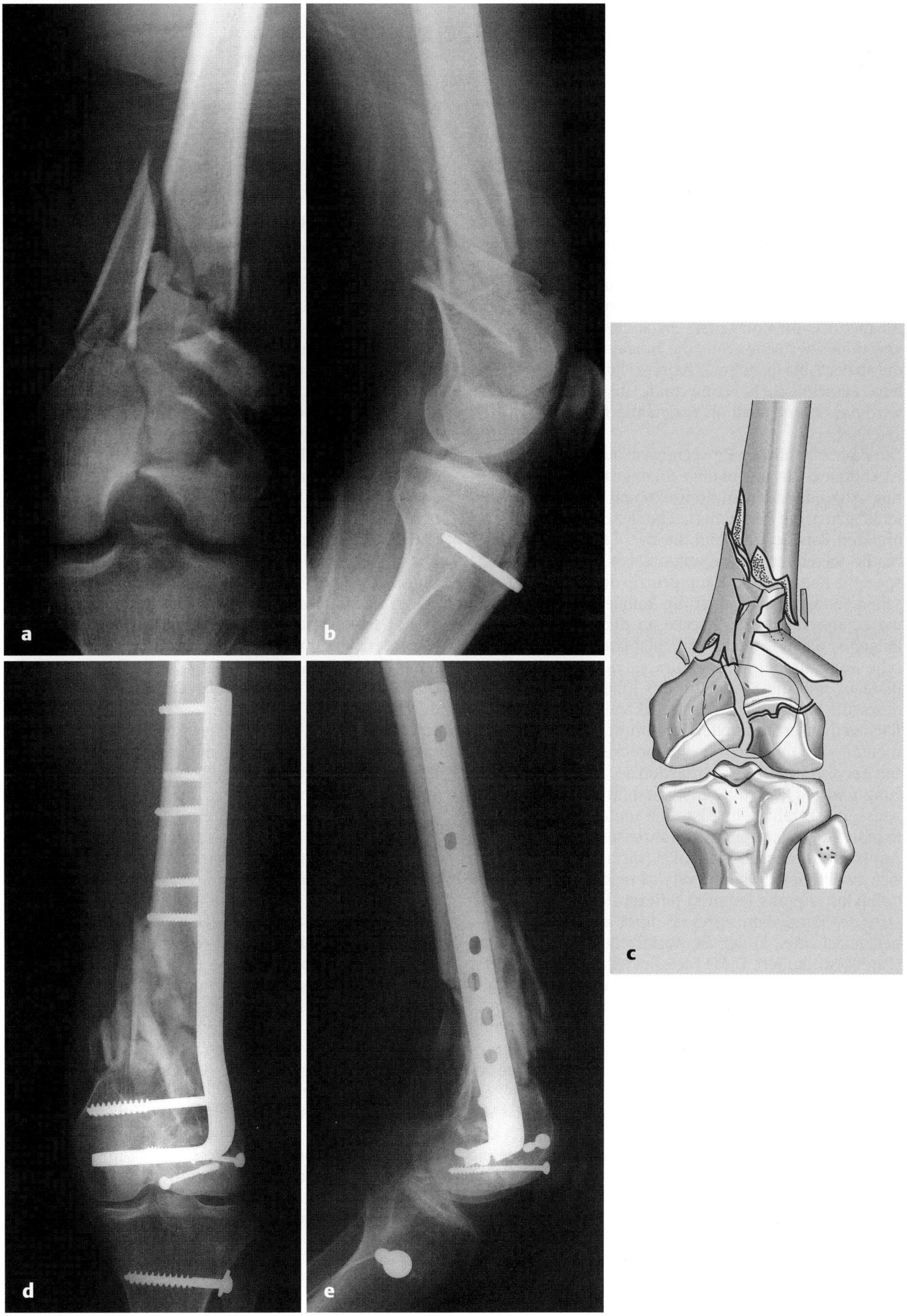
a
b
c
d
e

24 Das Kniegelenk – Articulatio genus

Anatomie

Das Kniegelenk ist das größte Gelenk der Extremitäten. Es ermöglicht Beugung und Streckung entweder des Unterschenkels gegen den Oberschenkel oder die gegensätzliche Bewegungsaktion, wobei durch die anatomischen Besonderheiten zusätzlich eine Schlußrotation möglich ist. Im Kniegelenk artikulieren drei Knochen, gegenüber der Femurrolle die tibiale Gelenkfläche und die an der Tibia ligamentär fixierte Fibula. Da im Kniegelenk ausschließlich Femur und Tibia Kontakt haben, wird das Gelenk auch als Articulatio femorotibialis bezeichnet.

Die Biomechanik der Bewegungsabläufe im Kniegelenk ist komplex. Die augenfällige Inkongruenz der punktförmig artikulierenden, multidirektional gekrümmten Gelenkflächen, die kombinierte Stabilisierung durch einen intakten Bandapparat und die den Gesetzen der Kinematik folgenden Bewegungsabläufe beinhalten eine spezielle Komplexität. Hauptprinzip der Bewegung zwischen Femur und Tibia ist die Rollgleitbewegung, weil die zu durchlaufende Strecke an den Femurkondylen länger ist als die Strecke am Tibiaplateau. Die anatomische Konfiguration der Femurkondylen und des Tibiaplateaus und die Kinematik des Kniegelenkes werden durch die Morphologie der Kreuzbänder und ihre breitflächigen Insertionsstellen bestimmt. Durch die ligamentär verbundenen Knochenbrücken in Verbindung mit der asymmetrischen Insertion der Seitenbänderführung und der das Kniegelenk stabilisierenden Quadrizeps- und Patellarsehne ist eine umfassende Stabilität in jeder Bewegungsphase gewährleistet.

Am körperfernen Oberschenkel (distaler Femur) lassen sich zwei Gelenkrollen (Condylus medialis femoris und Condylus lateralis femoris) differenzieren. Die Vorderseite des Kondylenmassivs ist durch eine Gelenkfläche gekennzeichnet, in der die Rückfläche der Kniescheibe (Patella) artikuliert. Diese Facies patellaris gewährleistet durch ihre konkave Konfiguration eine sichere Führung der Patella. Sie ist das größte Sesambein und in die Sehne der Oberschenkelstrecker (M. quadriceps femoris) integriert. Sie teilt den Oberschenkelstrecker nach proximal in die Quadrizepssehne und nach distal in die Patellarsehne.

Auch im Bereich des Unterschenkels lassen sich am Schienbein (Tibia) ein medialer von einem lateralen Kondylus unterscheiden mit zwei kompartimentellen Gelenkflächen der Facies articularis tibialis medialis und der Facies articularis tibialis lateralis. Dazwischen liegt die Eminentia intercondylaris, die zwischen die Kondylen des Oberschenkels (Fossa intercondylaris) hineinragt. Im Bereich der Eminentia intercondylaris inserieren die distalen Ansätze des vorderen und des hinteren Kreuzbandes. Zwischen Schienbein und Wadenbein besteht proximal eine kleine Gelenkfläche, die Facies articularis tibiofibularis, an der das proximale Wadenbeinköpfchen durch eine straffe ligamentäre Bandhaft fixiert ist. Das Lig. patellae inseriert auf der Vorderseite des Unterschenkels an der Tuberositas tibiae.

Die artikulierenden Gelenkflächen des Kniegelenkes beinhalten keine Formschlüssigkeit, so daß das Gelenk ohne ligamentäre Stabilisierung keinerlei Knochenführung gewährleistet, zumal sich die laterale und mediale Gelenkfläche lediglich punktförmig partiell berühren. Die flächenhaften Inkongruenzen werden durch zwei sichelförmige Gelenkinterponate, die Menisken, ausgeglichen. Sowohl der laterale als auch der mediale Meniskus besitzen einen keilförmigen Querschnitt und eine sichelförmige Körperform, wobei sich die proximalen Knorpelflächen den Kondylen des Femurs, die distalen Knorpelflächen den Gelenkkonsolen der Tibia anpassen. Durch die bilateralen Menisken läßt sich das Kniegelenk in vier sogenannte „Nebengelenke" aufteilen. So findet sich lateral und medial jeweils eine Articulatio meniscofemoralis und eine Articulatio meniscotibialis.

Die ligamentäre Stabilisierung des Kniegelenkes wird durch die Kreuz- und Seitenbänder (Ligg. cruciata und Ligg. collateralia) gewährleistet. Das vordere Kreuzband inseriert distal an der Area intercondylaris anterior der Tibia und verläuft zur Innenfläche der lateralen Femurkondyle. Das hintere Kreuzband inseriert im Bereich der Area intercondylaris posterior der Tibia und verläuft zur Innenfläche der medialen Femurkondyle. Intakte Kreuzbänder verhindern eine Schubladenbewegung und gewährleisten die zentrale Stabilität des Kniegelenkes.

Beide Kollateralbandstrukturen gewährleisten eine stabile Seitenbandführung und teilen sich jeweils in eine tiefe und eine oberflächliche Schicht. Die tiefe Schicht entspricht der ligamentären Aufhängung der Menisken, wobei bilateral ein Lig. meniscotibiale und meniscofemorale vorliegen, während die oberflächliche Schicht lateral flächenhaft von der lateralen Femurkondyle zum Fibulaköpfchen und medial der Verlauf von der medialen Femurkondyle zum medialen Tibiakopf erfolgt.

Durch die anatomische Stellung des Kniegelenkes und die ligamentäre Führung besteht im Kniegelenk ein nach außen offener Winkel von 175°, das physiologische Genu valgum. In diesem Fall verläuft eine Verbindungslinie von der Mitte des Femurkopfes bis zur Mitte des Sprungbeines durch den Scheitelpunkt des Kniegelenkes.

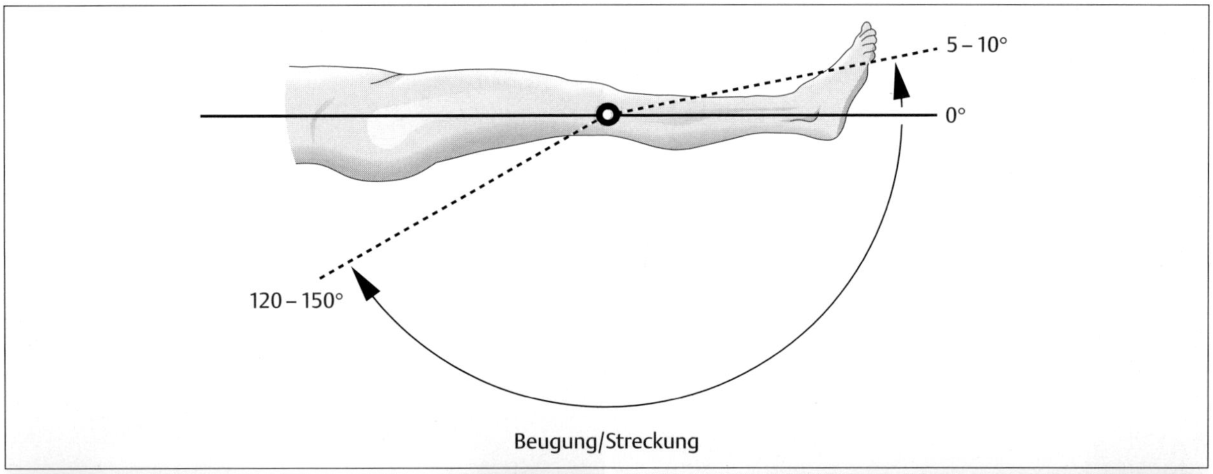

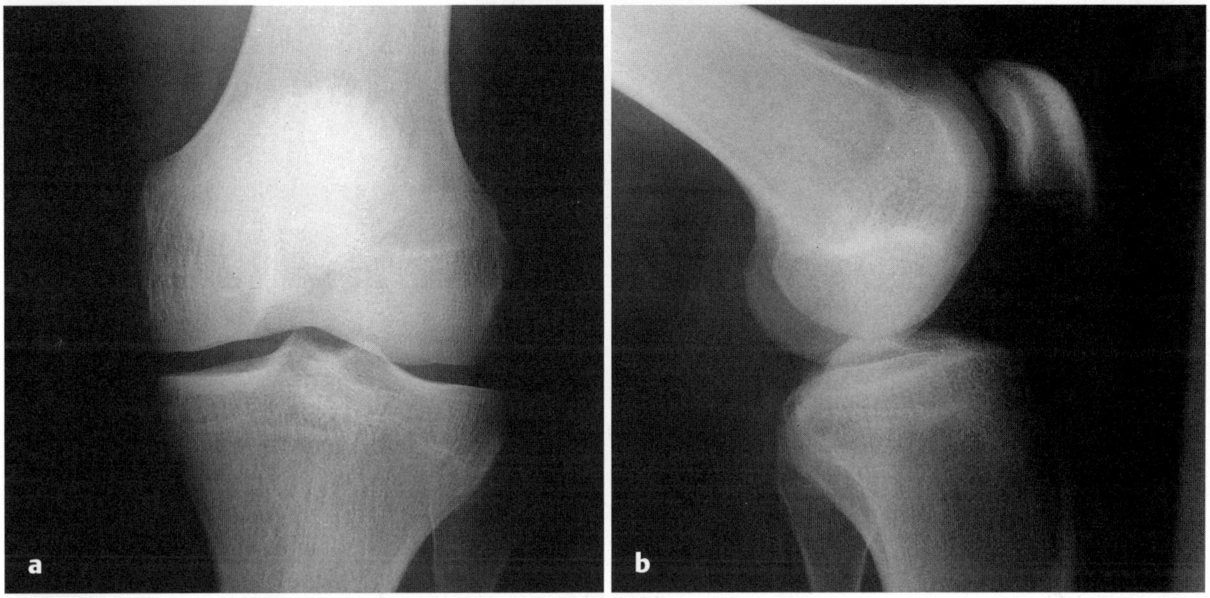

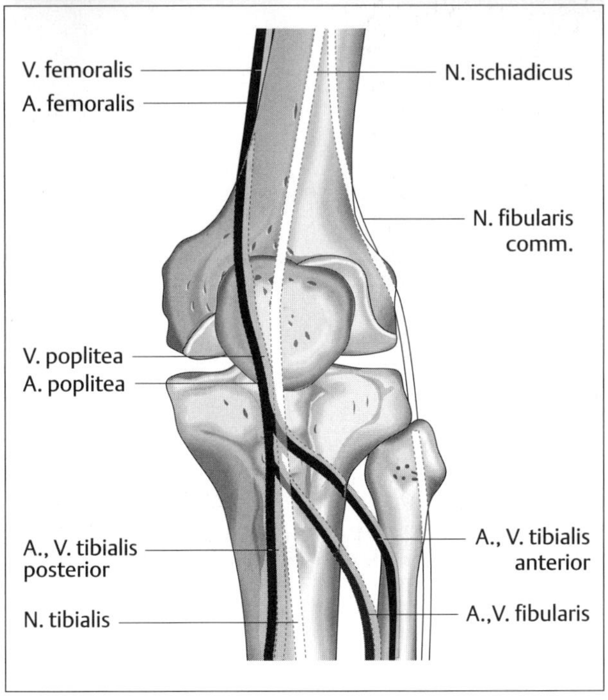

Oben:
Abb. **77** Physiologisches Bewegungsausmaß des Kniegelenkes nach der Neutral-Null-Methode: Streckung/Beugung: 5 – 0 – 140.

Mitte:
Abb. **78 a – b** Standardröntgenaufnahmen Kniegelenk a.-p. und seitlich.

Links:
Abb. **79** Strukturen des Kniegelenks.

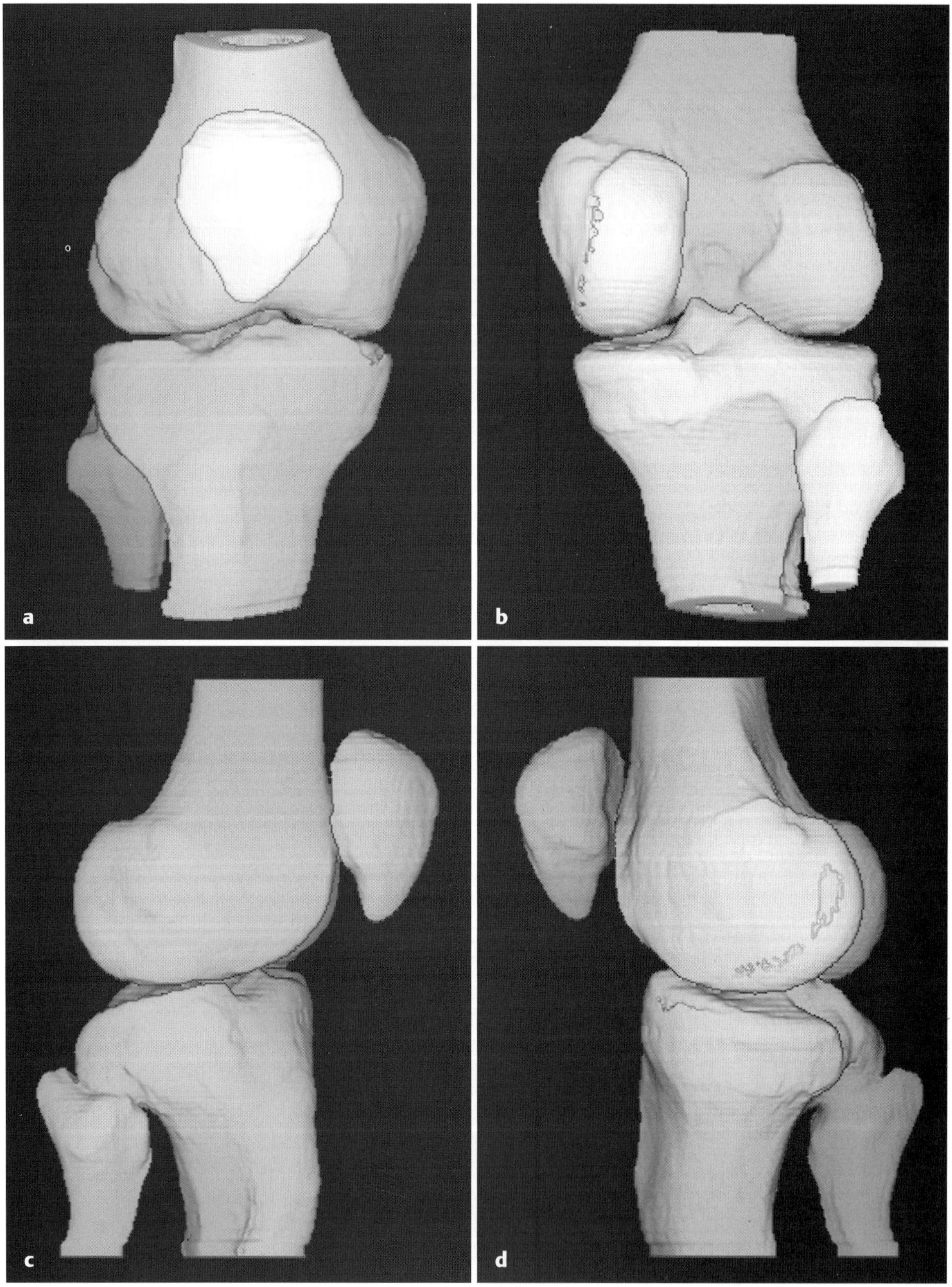

Abb. **80** Knöcherne Strukturen des Kniegelenkes (3-D-CT-Bilder in 4 Ebenen).
a Ansicht von ventral.
b Ansicht von dorsal.
c Ansicht von lateral.
d Ansicht von medial.

25 Proximale Tibia und Fibula

AO-Klassifikation 41-

A Tibia proximal, extraartikuläre Fraktur

A1 Extraartikuläre Fraktur, Ausriß
1. des Fibulaköpfchens
2. der Tuberositas tibiae
3. der Eminentia

A2 Extraartikuläre Fraktur, metaphysär einfach
1. schräg in der Frontalebene
2. schräg in der Sagittalebene
3. quer

A3 Extraartikuläre Fraktur, metaphysär mehrfragmentär
1. mit intaktem Keil
2. mit fragmentiertem Keil
3. komplex

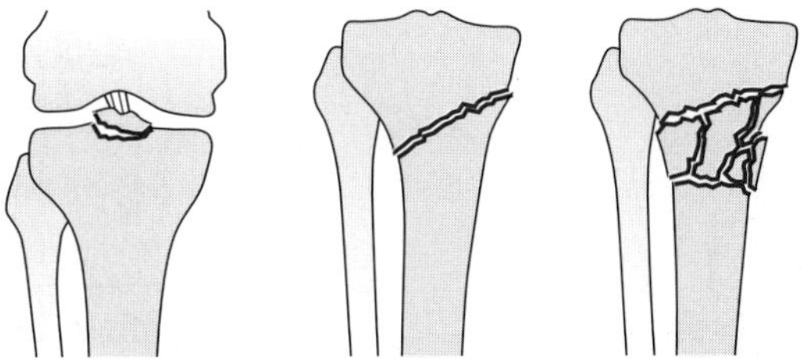

A1 A2 A3

B Tibia proximal, partielle Gelenkfraktur

B1 Partiell artikuläre Fraktur, reine Spaltung
1. der lateralen Gelenkfläche
2. der medialen Gelenkfläche
3. schräg, mit Beteiligung der Eminentia und eines Teiles der Gelenkfläche

B2 Partiell artikuläre Fraktur, mit Impression
1. lateral total
2. lateral begrenzt
3. medial

B3 Partiell artikuläre Fraktur, Spaltimpression
1. lateral
2. medial
3. schräg, mit Beteiligung der Eminentia und eines Teiles der Gelenkfläche

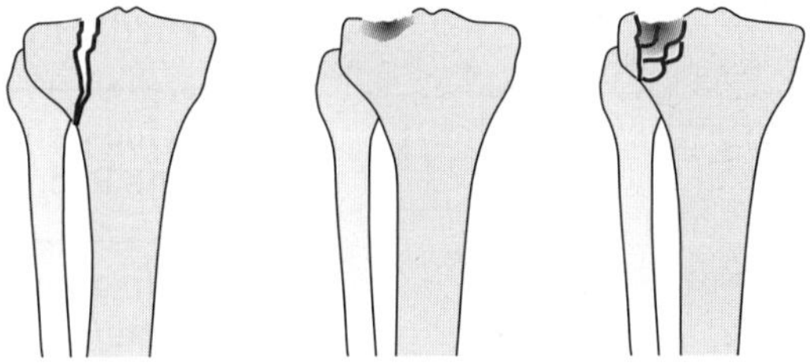

B1 B2 B3

C Tibia proximal, vollständige Gelenkfraktur

C1 Vollständig artikuläre Fraktur, artikulär einfach, metaphysär einfach
1. mit geringer Dislokation
2. mit Dislokation eines Kondylus
3. mit Dislokation beider Kondylen

C2 Vollständig artikuläre Fraktur, artikulär einfach, metaphysär mehrfragmentär
1. mit intaktem Keil
2. mit fragmentiertem Keil
3. komplex

C3 Vollständig artikuläre Fraktur, mehrfragmentär
1. lateral
2. medial
3. lateral und medial

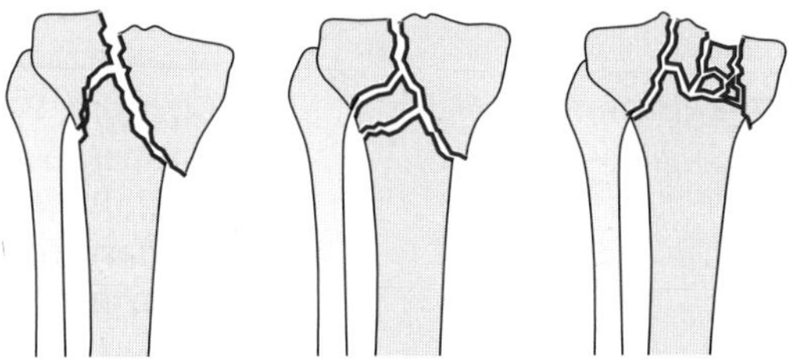

C1 C2 C3

Abb. **81**

Diagnose	Tibiakopffraktur
Frakturform	Extraartikuläre Fraktur
Beschreibung	Dislozierte, metaphysäre Tibiakopfmehrfragmentfraktur Proximale Fibulafraktur
Klassifikation	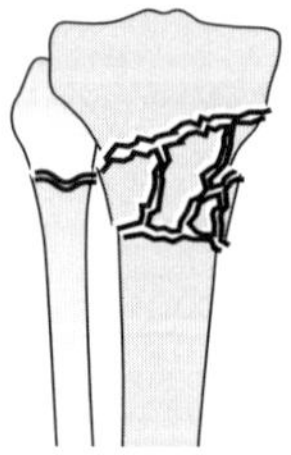 **AO 41 A 3.3**
Begleitverletzung	Klassifizierter Weichteilschaden Primäres Kompartmentsyndrom Läsion der A. und V. poplitea Läsion des N. peronaeus und N. tibialis anterior
Operationsindikation	Dislokations- und Instabilitätskriterien
Versorgungsstrategie	Primär gelenküberbrückender Klammerfixateur oder Rahmenfixateur, Hybridfixateur Sekundär interne Osteosynthese
Osteosyntheseverfahren	Geschlossene Reposition, Rahmenfixateur Offene Reposition, Doppelplattenoteosynthese
Implantate	Rohrfixateur, Steinmann-Nägel mit Gewinde T-Platte/L-Platte 4,5-/6,5-Kortikalis-/Spongiosaschrauben
Praktische Hinweise	Primär Klammerfixateur und Kompartmentspaltung Interne bilaterale Tibiaplatten erst nach Weichteilsanierung Alternativ: Ausbehandlung im Rahmenfixateur möglich Übungsstabile Osteosynthese anstreben
Nachbehandlung	Postoperativ Orthese Aktive und passive Physiotherapie, CPM Beistellen, volle Belastung nach 6 – 8 Wochen
Komplikationen	Hämatom, Weichteilinfekt, Osteitis Postoperatives Kompartmentsyndrom Redislokation, Implantatlockerung Pseudarthrose Läsion des N. peronaeus
Abbildungen	**82 a – b** Röntgen a.-p. und seitlich **c – d** Röntgen p. o.

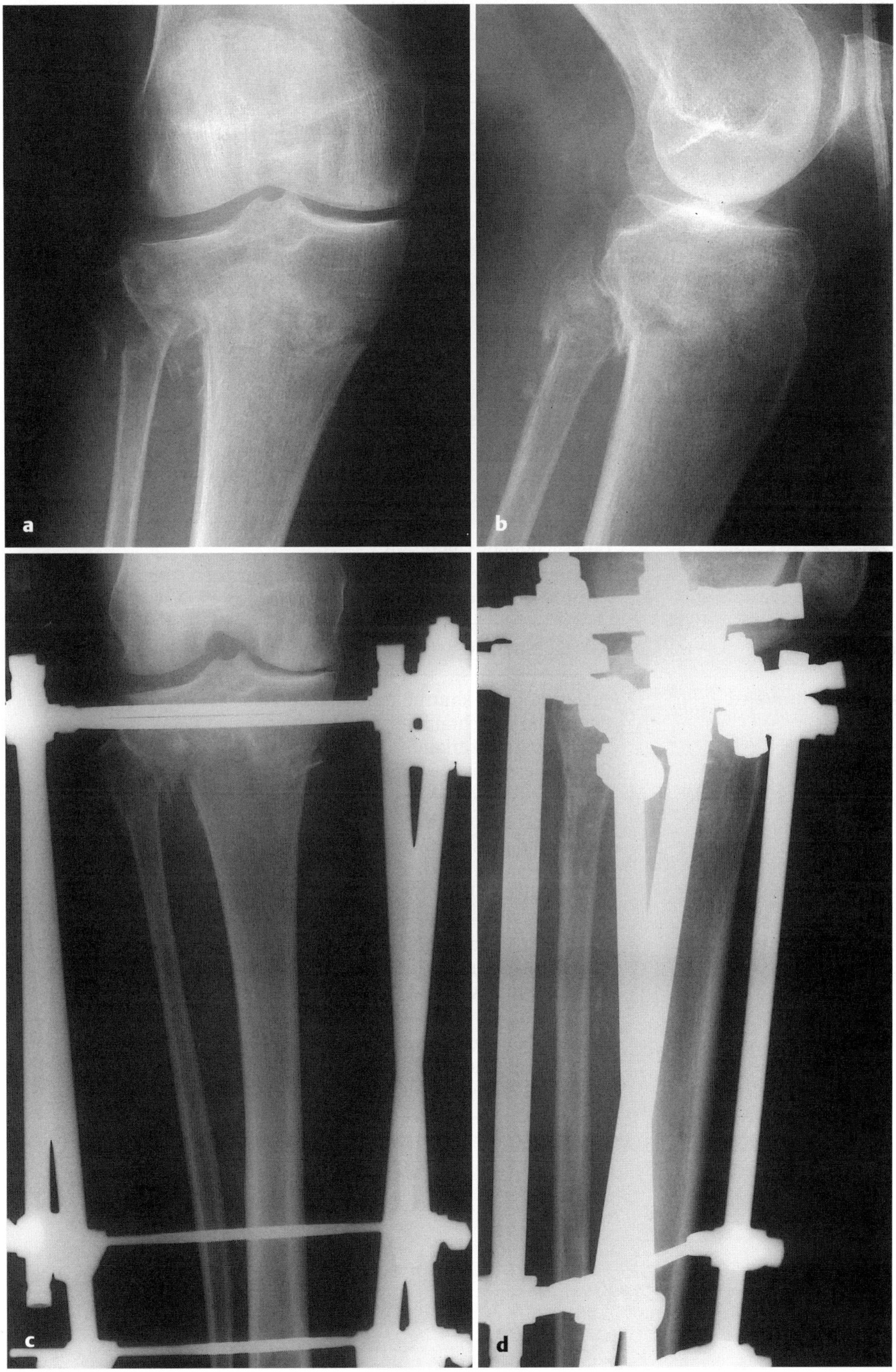
a
b
c
d

Diagnose	Zentrale Tibiakopffraktur
Frakturform	Extraartikuläre Fraktur
Beschreibung	Dislozierte Abrißfraktur der Eminentia intercondylaris
Klassifikation	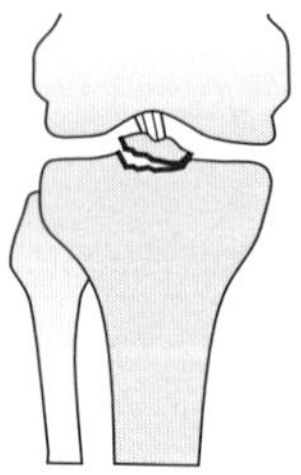 **AO 41 A 1.3** Typ II n. Meyers und McKeever
Begleitverletzung	Klassifizierter Weichteilschaden Ligamentäre Läsion, Meniskusläsion Osteochondrale Frakturen
Operationsindikation	Dislokations- und Instabilitätskriterien
Versorgungsstrategie	Aufgeschobene Operation
Osteosyntheseverfahren	Arthroskopie, Zugschraubenosteosynthese
Implantate	4,0-/6,5-Spongiosaschrauben, Unterlegscheiben
Praktische Hinweise	Arthroskopisch kontrollierte Reposition Perkutane Verschraubung (minimalinvasiv) mit Bildverstärkerkontrolle einbringen Belastungsstabile Versorgungssituation
Nachbehandlung	Postoperativ Orthese Aktive und passive Physiotherapie, CPM Volle Belastung mit Orthese Kontrollarthroskopie, Materialentfernung nach 6 Monaten
Komplikationen	Hämatom, Weichteilinfekt, Osteitis, Gelenkinfekt Redislokation, Implantatlockerung Arthrofibrose, Arthrose
Abbildungen	**83 a–b** Röntgen a.-p. und seitlich **c** Zeichnung **d–e** Röntgen p. o.

Untere Extremität

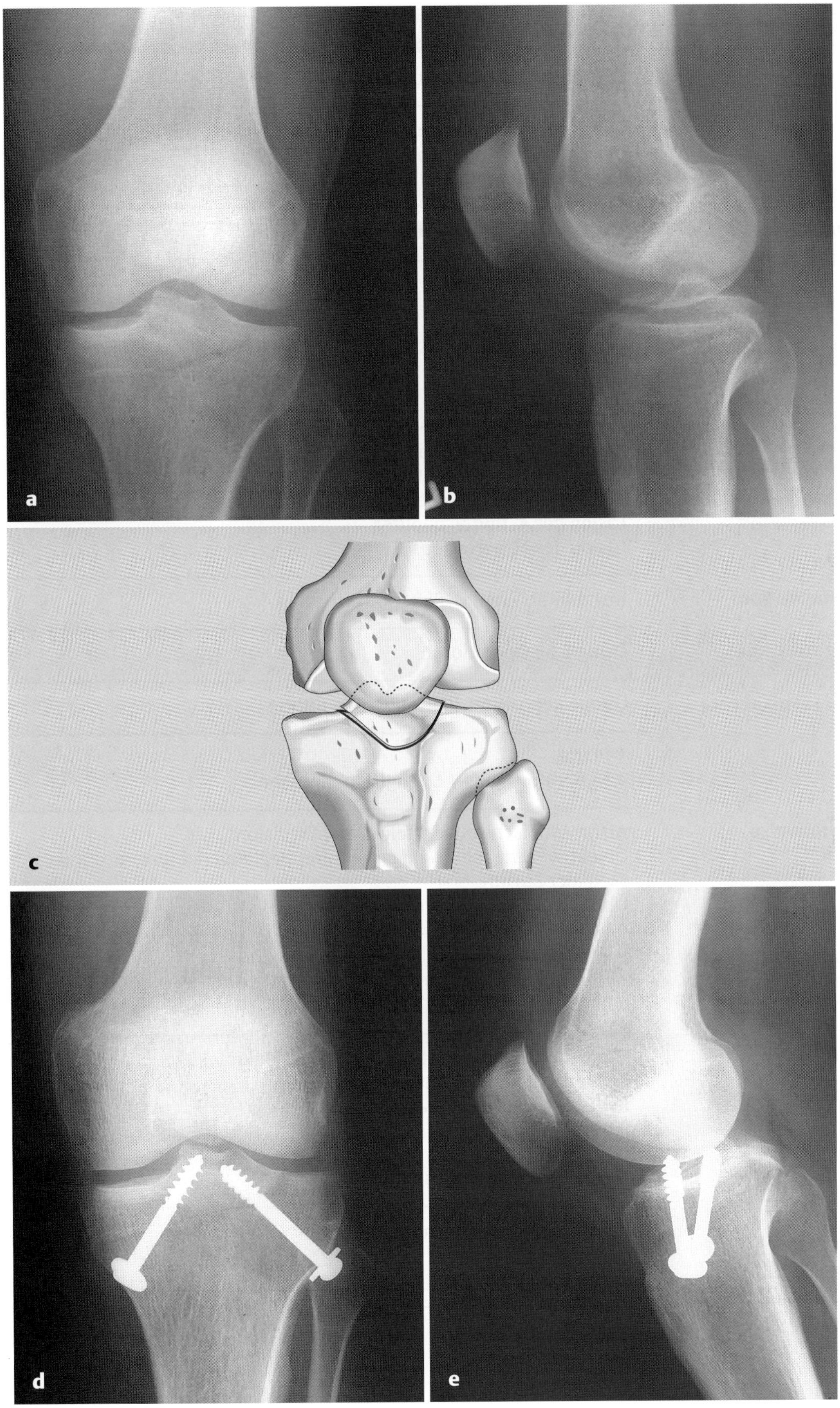
a
b
c
d
e

Diagnose	Mediale Tibiakopffraktur
Frakturform	Partiell artikuläre Fraktur
Beschreibung	Dislozierte Spaltfraktur des medialen Tibiakopf mit Beteiligung der Eminentia intercondylaris Ausrißfraktur der Fibulaköpfchenspitze
Klassifikation	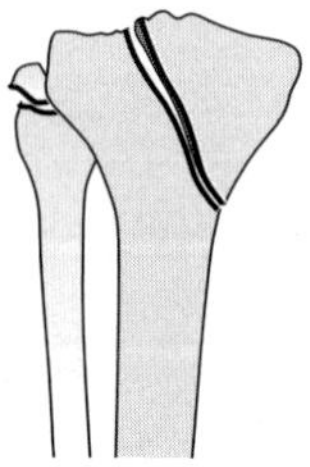 **AO 41 B 1.3** Typ 2 n. Moore
Begleitverletzung	Klassifizierter Weichteilschaden Primäres Kompartmentsyndrom Meniskusläsion, ligamentäre Instabilität Läsion der A. und V. poplitea Läsion des N. peronaeus
Operationsindikation	Instabilitäts- und Dislokationskriterien
Versorgungsstrategie	Dringliche Operation
Osteosyntheseverfahren	Offene Reposition, Plattenosteosynthese
Implantate	T-Platte 4,5-/6,5-Kortikalis-/-Spongiosaschrauben
Praktische Hinweise	Arthroskopische oder offene Gelenkrevision Objektivierung meniskoligamentärer Begleitverletzungen Medialer Zugang Übungsstabile Osteosynthese anstreben
Nachbehandlung	Postoperativ Orthese Aktive und passive Physiotherapie, CPM Volle Belastung nach 6 Wochen
Komplikationen	Hämatom, Weichteilinfekt, Osteitis, Gelenkinfekt Sekundäres Kompartmentsyndrom Redislokation, Implantatlockerung Arthrofibrose Gelenkinkongruenz, Arthrose Läsion des N. peronaeus
Abbildungen	**84 a–b** Röntgen a.-p. und seitlich **c** Zeichnung **d–e** Röntgen p.o.

Untere Extremität

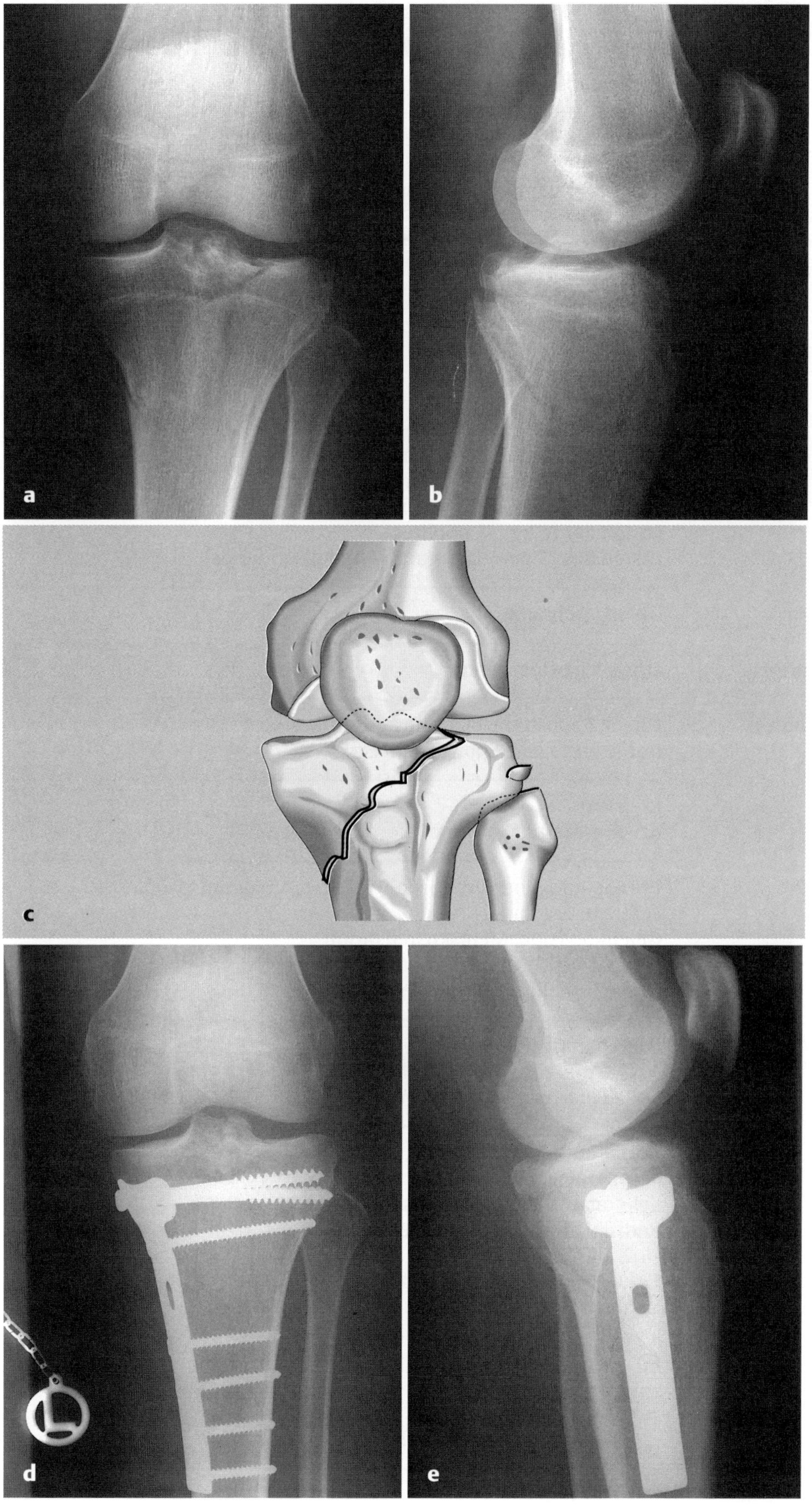
a
b
c
d
e

Diagnose	Laterale Tibiakopf-, Fibulaköpfchenfraktur
Frakturform	Partiell artikuläre Fraktur
Beschreibung	Dislozierte Impressions-Depressions-Fraktur des lateralen Tibiakopfes Mehrfragmentäre Fibulaköpfchenfraktur
Klassifikation	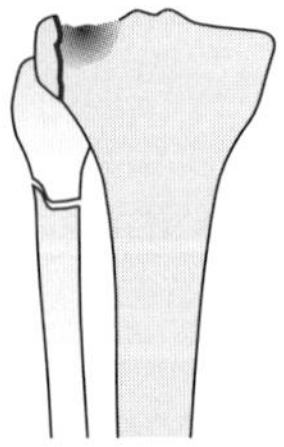 **AO 41 B 3.3**
Begleitverletzung	Klassifizierter Weichteilschaden Primäres Kompartmentsyndrom Meniskusläsion, ligamentäre Instabilität Läsion der A. und V. poplitea Läsion des N. peronaeus und N. tibialis anterior
Operationsindikation	Uneingeschränkt
Versorgungsstrategie	Dringliche Operation
Osteosyntheseverfahren	Offene Reposition, Plattenosteosynthese Immer autogene Spongiosaplastik
Implantate	L-Platte 4,5-/6,5-Kortikalis-/-Spongiosaschrauben
Praktische Hinweise	Primär autogene kortikospongiöse Beckenkammspanplastik Lateraler Zugang Gelenkrevision, Meniskusrefixation Temporäre Kirschner-Draht-Fixation Übungsstabile Osteosynthese erforderlich
Nachbehandlung	Postoperativ Orthese Aktive und passive Physiotherapie, CPM Volle Belastung ab 8. – 10. Woche
Komplikationen	Hämatom, Weichteilinfekt, Osteitis Gelenkinfekt Sekundäres Kompartmentsyndrom Redislokation, Implantatlockerung Arthrofibrose Gelenkinkongruenz, Arthrose Läsion des N. peronaeus
Abbildungen	**85 a – b** Röntgen a.-p. und seitlich **c** Zeichnung **d – e** Röntgen p. o. **f – g** Röntgen nach Ausheilung

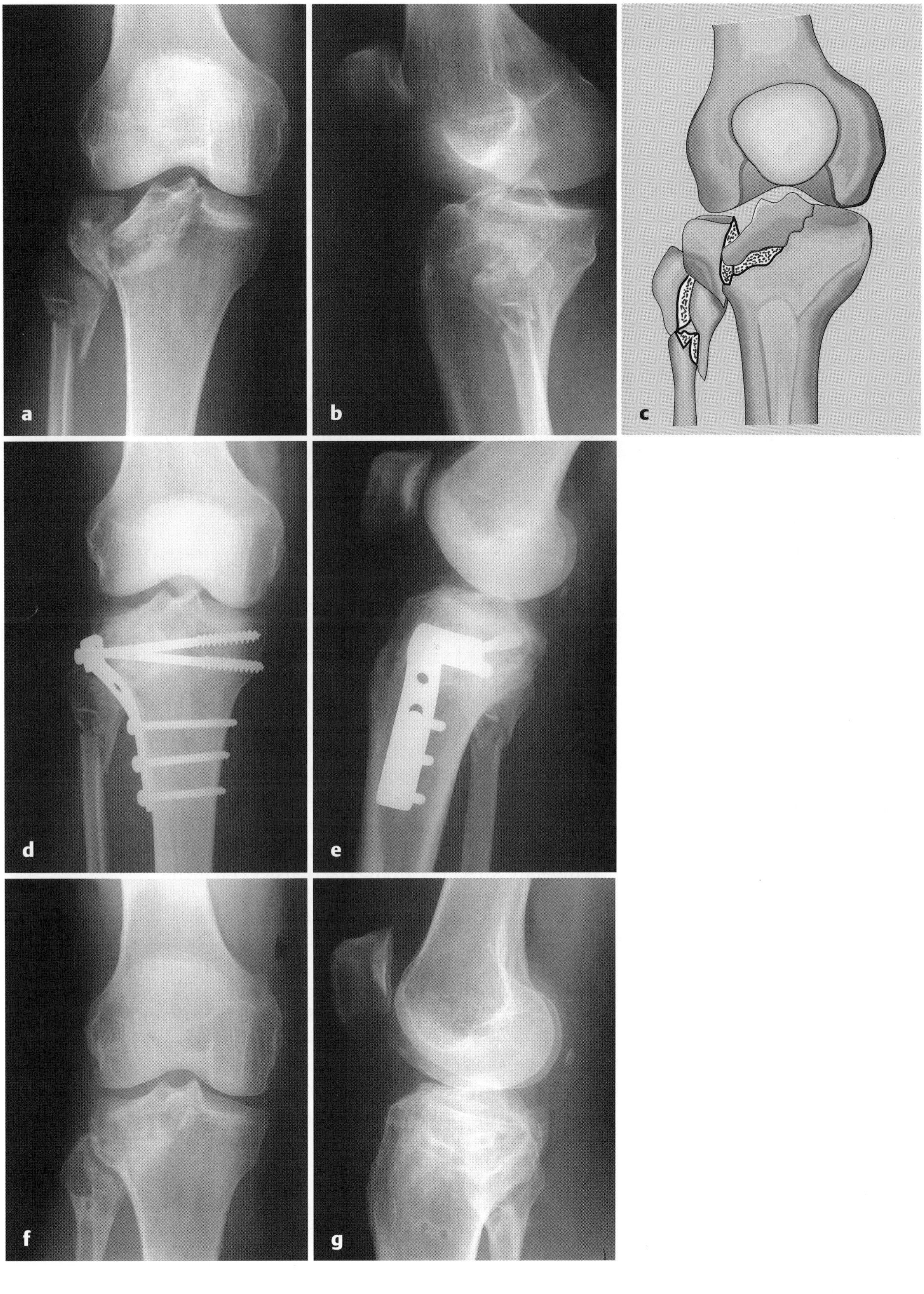
a
b
c
d
e
f
g

Diagnose	Bikondyläre Tibiakopffraktur
Frakturform	Komplett artikuläre Fraktur
Beschreibung	Dislozierte, mehrfragmentäre Fraktur beider Tibiakondylen, Trümmerzone der Eminentia intercondylaris Metaphysäre Spiralfraktur mit irregulären Fragmenten Segond-Ausriß
Klassifikation	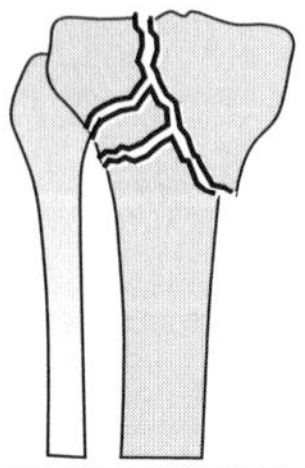 **AO 41 C 2.3** Typ 5 n. Moore
Begleitverletzung	Klassifizierter Weichteilschaden Primäres Kompartmentsyndrom Meniskusruptur, ligamentäre Verletzung Verletzung der A. und V. poplitea Läsion des N. tibialis anterior und N. peronaeus
Operationsindikation	Uneingeschränkt
Versorgungsstrategie	Dringliche Operation
Osteosyntheseverfahren	Offene Reposition Doppelplattenosteosynthese, Zugschrauben
Implantate	L-Platte (lateral), T-Platte (medial) 4,5-/6,5-Kortikalis-/-Spongiosaschrauben
Praktische Hinweise	Parapatellarer lateraler Zugang zur proximalen ventralen Tibia Gelenkrevision, Meniskusrefixation, Bandrekonstruktion Temporäre Kirschner-Draht-Fixation der Fragmente Ggf. autogene Spongiosaplastik Übungsstabile Osteosynthese anstreben
Nachbehandlung	Postoperativ Orthese Aktive und passive Physiotherapie, CPM Beistellen, volle Belastung ab 6. – 8. Woche p. o. (Röntgenkontrollen)
Komplikationen	Hämatom, Weichteilinfekt, Osteitis, Gelenkinfekt Sekundäres Kompartmentsyndrom Redislokation, Implantatlockerung Arthrofibrose Gelenkinkongruenz, Arthrose Läsion des N. peronaeus
Abbildungen	**86 a – b** Röntgen a.-p. und seitlich **c** Zeichnung **d – e** Röntgen p. o.

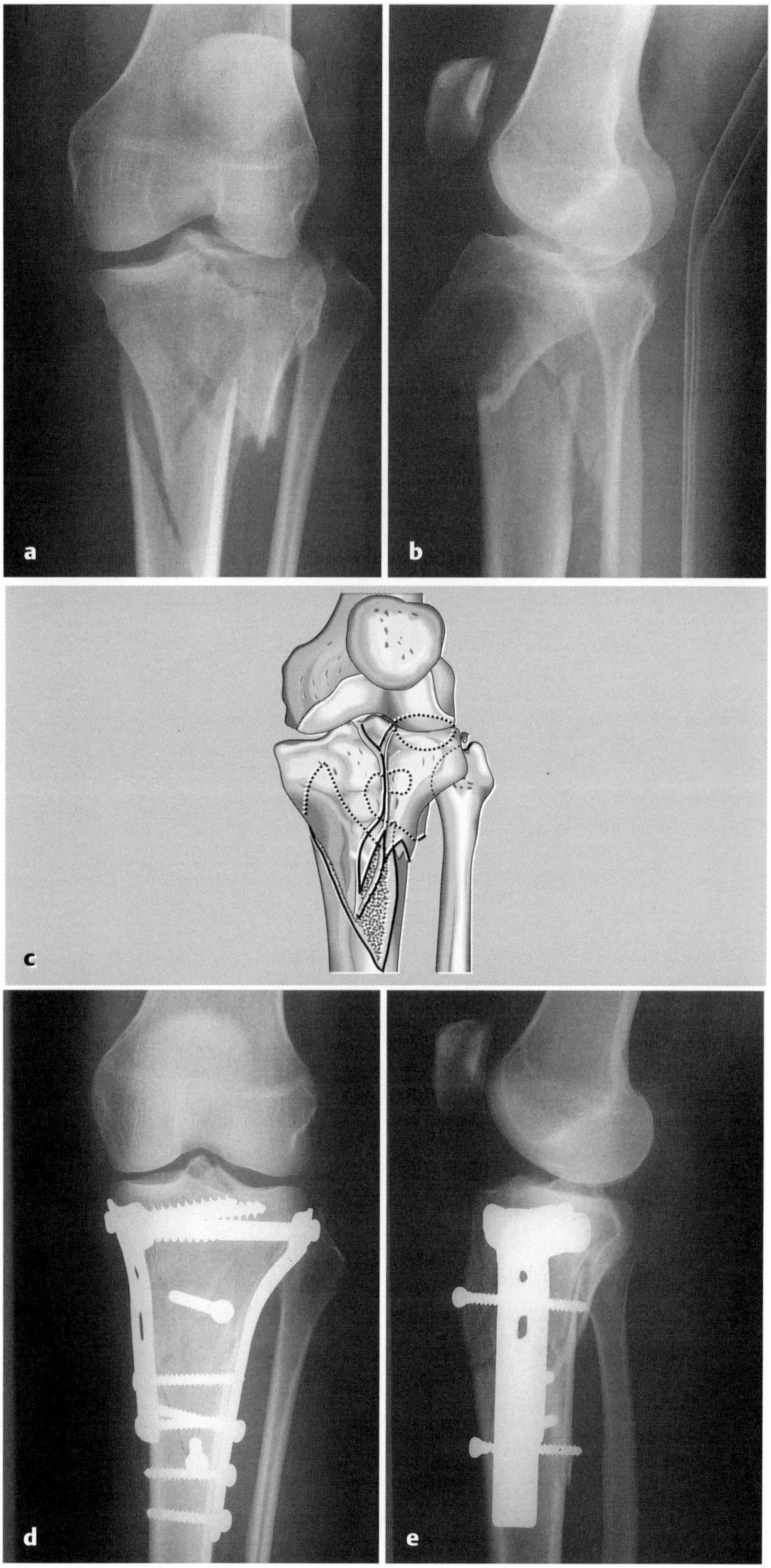
a
b
c
d
e

26 Tibia- und Fibulaschaft

AO-Klassifikation 42-

A Tibiadiaphyse, einfache Fraktur

A1 Einfache Fraktur, spiralförmig
1. Fibula intakt
2. Fibula auf anderer Höhe frakturiert
3. Fibula auf gleicher Höhe frakturiert

A2 Einfache Fraktur, schräg (≥ 30°)
1. Fibula intakt
2. Fibula auf anderer Höhe frakturiert
3. Fibula auf gleicher Höhe frakturiert

A3 Einfache Fraktur, quer (< 30°)
1. Fibula intakt
2. Fibula auf anderer Höhe frakturiert
3. Fibula auf gleicher Höhe frakturiert

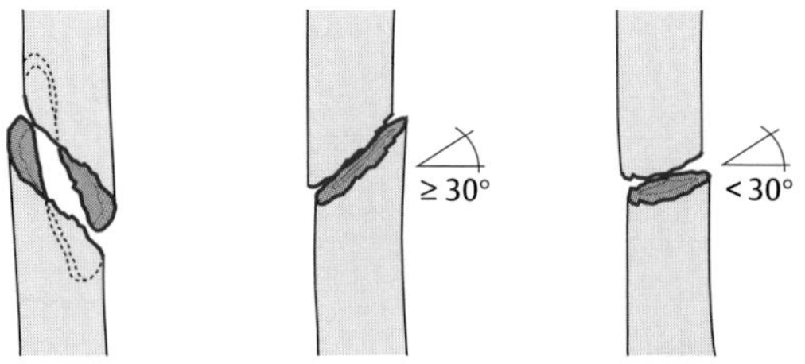

A1 A2 A3

B Tibiadiaphyse, Keilfraktur

B1 Keilfraktur, Drehkeil
1. Fibula intakt
2. Fibula auf anderer Höhe frakturiert
3. Fibula auf gleicher Höhe frakturiert

B2 Keilfraktur, Biegungskeil
1. Fibula intakt
2. Fibula auf anderer Höhe frakturiert
3. Fibula auf gleicher Höhe frakturiert

B3 Keilfraktur, Keil fragmentiert
1. Fibula intakt
2. Fibula auf anderer Höhe frakturiert
3. Fibula auf gleicher Höhe frakturiert

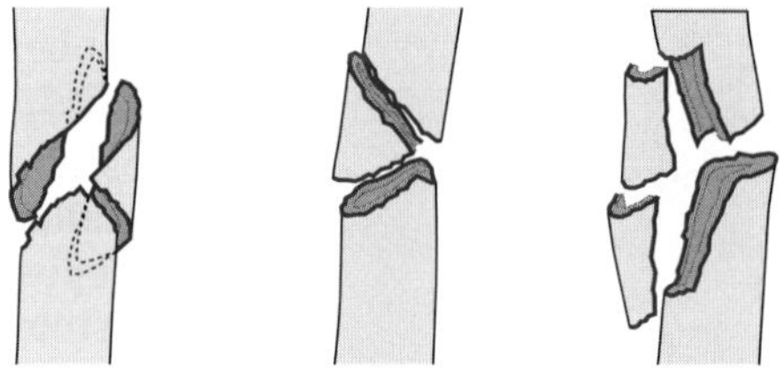

B1 B2 B3

C Tibiadiaphyse, komplexe Fraktur

C1 Komplexe Fraktur, spiralförmig
1. mit zwei Zwischenfragmenten
2. mit drei Zwischenfragmenten
3. mit mehr als drei Zwischenfragmenten

C2 Komplexe Fraktur, etagenförmig
1. mit einem segmentalen Zwischenfragment
2. mit einem segmentalen Zwischenfragment und zusätzlichem(n) Keilfragment(en)
3. mit zwei segmentalen Zwischenfragmenten

C3 Komplexe Fraktur, irregulär
1. mit zwei oder drei Zwischenfragmenten
2. mit geringer Trümmerzone (< 4 cm)
3. mit ausgedehnter Trümmerzone (≥ 4 cm)

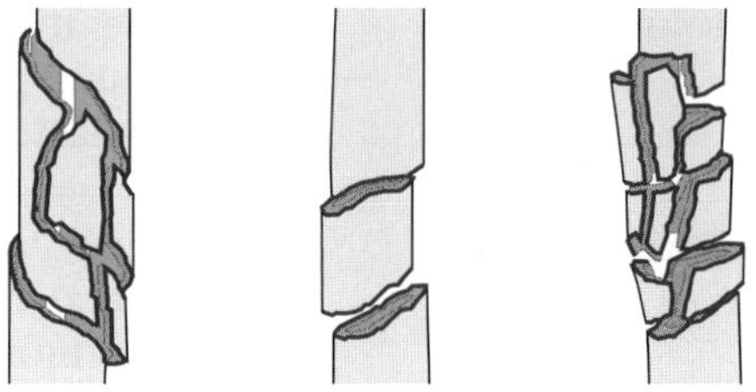

C1 C2 C3

Abb. **87**

Diagnose	Unterschenkelschaftfraktur
Frakturform	Einfache Fraktur von Tibia und Fibula
Beschreibung	Dislozierte Tibiaschaftquerfraktur und Fibulaschaftschrägfraktur Übergang mittleres/distales Drittel
Klassifikation	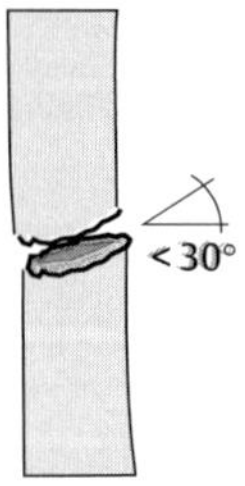 **AO 42 A 3.3**
Begleitverletzung	Klassifizierter Weichteilschaden Kompartmentsyndrom Läsion der A. bzw. V. tibialis anterior und posterior Läsion des N. peronaeus
Operationsindikation	Dislokations- und Instabilitätskriterien
Versorgungsstrategie	Primär Oberschenkelgipsschiene Fakultativ Kalkaneusextension oder Fixateur externe Aufgeschobene Operation
Osteosyntheseverfahren	Geschlossene Reposition der Tibia Intramedulläre Stabilisation Offene Reposition der Fibula Plattenosteosynthese
Implantate	UTN 8/9/10 mm, Verriegelungsbolzen 3,5-Platte, 3,5-Kortikalisschrauben
Praktische Hinweise	Normaltisch oder Extensionstisch Dynamische oder statische Verriegelung Belastungsstabile Versorgungssituation
Nachbehandlung	Postoperativ Unterschenkelgipsschiene Aktive und passive Physiotherapie, CPM Volle Belastung
Komplikationen	Hämatom, Weichteilinfekt, Osteomyelitis Postoperatives Kompartmentsyndrom Pseudarthrose, Implantatbruch Läsion des N. peronaeus
Abbildungen	**88 a–b** Röntgen a.-p. und seitlich **c–d** Röntgen p. o.

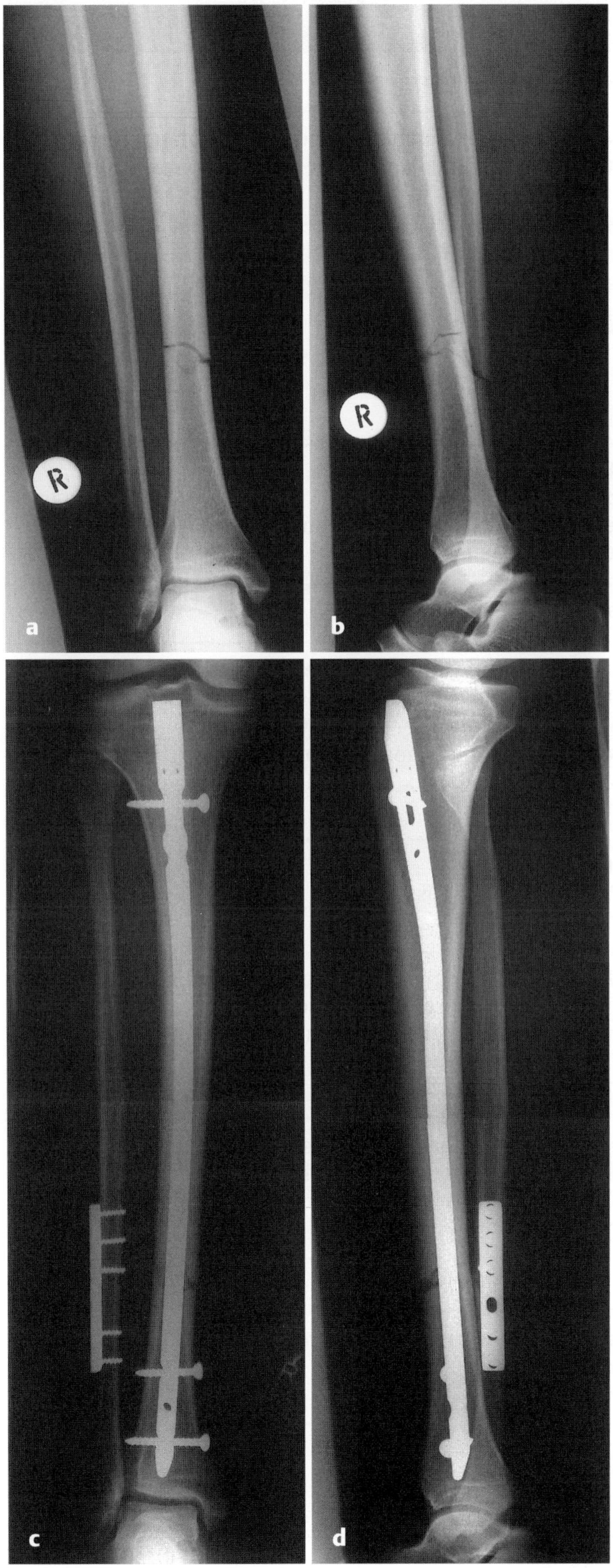
R
a
R
b
c
d

Diagnose	Unterschenkelschaftfraktur
Frakturform	Tibia- und Fibulakeilfraktur
Beschreibung	Kombinierte dislozierte diaphysäre Tibia- und Fibulafraktur mit fragmentierten Biegungskeilen am Übergang mittleres/distales Drittel
Klassifikation	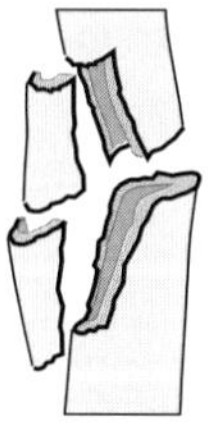 **AO 42 B 3.3**
Begleitverletzung	Klassifizierter Weichteilschaden Kompartmentsyndrom Läsion der A. bzw. V. tibialis anterior und posterior Läsion des N. peronaeus
Operationsindikation	Uneingeschränkt
Versorgungsstrategie	Dringliche Stabilisierung mit Fixateur externe Sekundär intramedulläre Osteosynthese
Osteosyntheseverfahren	Primär geschlossene Reposition der Tibia Ventraler Klammerfixateur externe und Fibulaplattenosteosynthese Sekundär UTN statisch
Implantate	Rohrfixateur (AO) 3,5-DC-Platte, 3,5-Kortikalisschrauben UTN, Verriegelungsbolzen
Praktische Hinweise	Primäre Dermatofasziotomie (Kompartmentspaltung) Zuerst Fibulaosteosynthese, dann Fixateur externe Sekundär Extensionstisch, Kalkaneusextension UTN mit statischer Verriegelung Übungsstabile Osteosynthese
Nachbehandlung	Postoperativ dorsale Unterschenkelgipsschiene, Aktive und passive Physiotherapie, Teilbelastung Vollbelastung nach 6 Wochen Statische Verriegelung aufheben
Komplikationen	Hämatom, Weichteilinfekt, Osteomyelitis Postoperatives Kompartmentsyndrom Redislokation, Fehlstellung, Pseudarthrose Implantatbruch Läsion d. N. peronaeus
Abbildungen	**89 a–b** Röntgen a.-p. und seitlich **c–d** Röntgen p. o. 1 **e–f** Röntgen p. o. 2

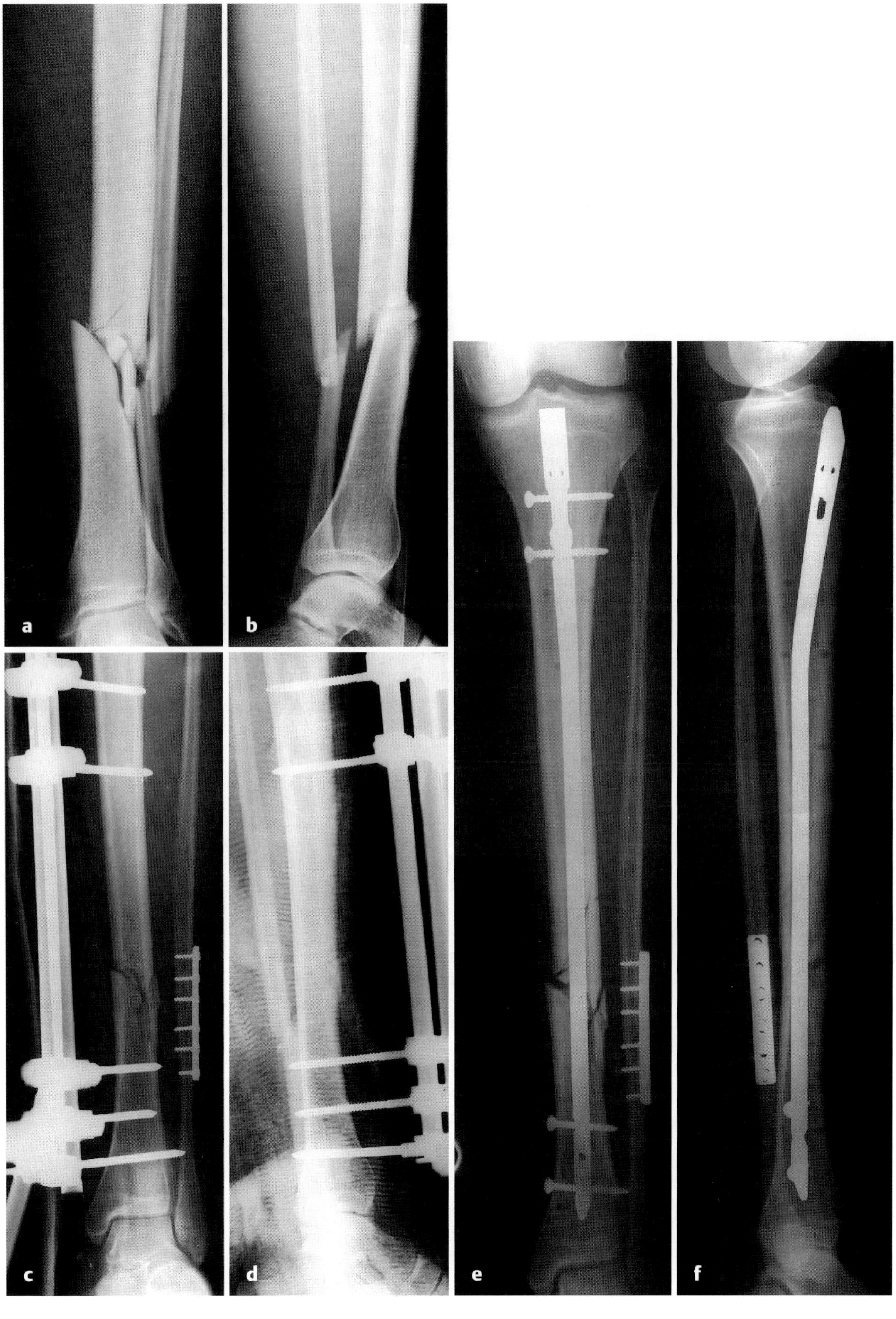
a
b
c
d
e
f

Diagnose	Unterschenkelschaftmehrfragmentfraktur
Frakturform	Komplexe Fraktur von Tibia und Fibula
Beschreibung	Dislozierte diaphysäre Mehrfragmentfraktur Mittlere bis distale Tibia mit spiralförmigem Frakturverlauf Fibulaschaftmehrfragmentfraktur Kombinierte Verletzung
Klassifikation	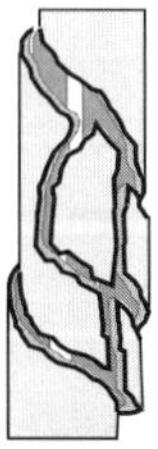 **AO 42 C 1.3**
Begleitverletzung	Klassifizierter Weichteilschaden Kompartmentsyndrom Läsion der A. bzw. V. tibialis anterior und posterior Läsion des N. peronaeus
Operationsindikation	Uneingeschränkt
Versorgungsstrategie	Dringliche primäre Stabilisierung mit Fixateur externe Sekundär intramedulläre Osteosynthese
Osteosyntheseverfahren	Primär geschlossene Reposition der Tibia Ventraler Klammerfixateur externe Sekundär unaufgebohrter Tibianagel Statische Verriegelung
Implantate	Rohrfixateur (AO) UTN, Verriegelungsbolzen
Praktische Hinweise	Primäre Dermatofasziotomie (Kompartmentspaltung), Reposition der Achse mit Fixateur externe UTN auf Extensionstisch, statische Verriegelung, übungsstabile Osteosynthese
Nachbehandlung	Postoperativ Unterschenkelgipsschiene Aktive und passive Physiotherapie Volle Belastung nach 8 Wochen, ggf. Dynamisierung (Röntgenkontrollen)
Komplikationen	Hämatom, Weichteilinfekt, Osteomyelitis Postoperatives Kompartmentsyndrom Redislokation, Implantatbruch, Fehlstellung Pseudarthrose Läsion des N. peronaeus
Abbildungen	**90 a–b** Röntgen a.-p. und seitlich **c–d** Röntgen p. o. 1 **e–f** Röntgen p. o. 2

Untere Extremität

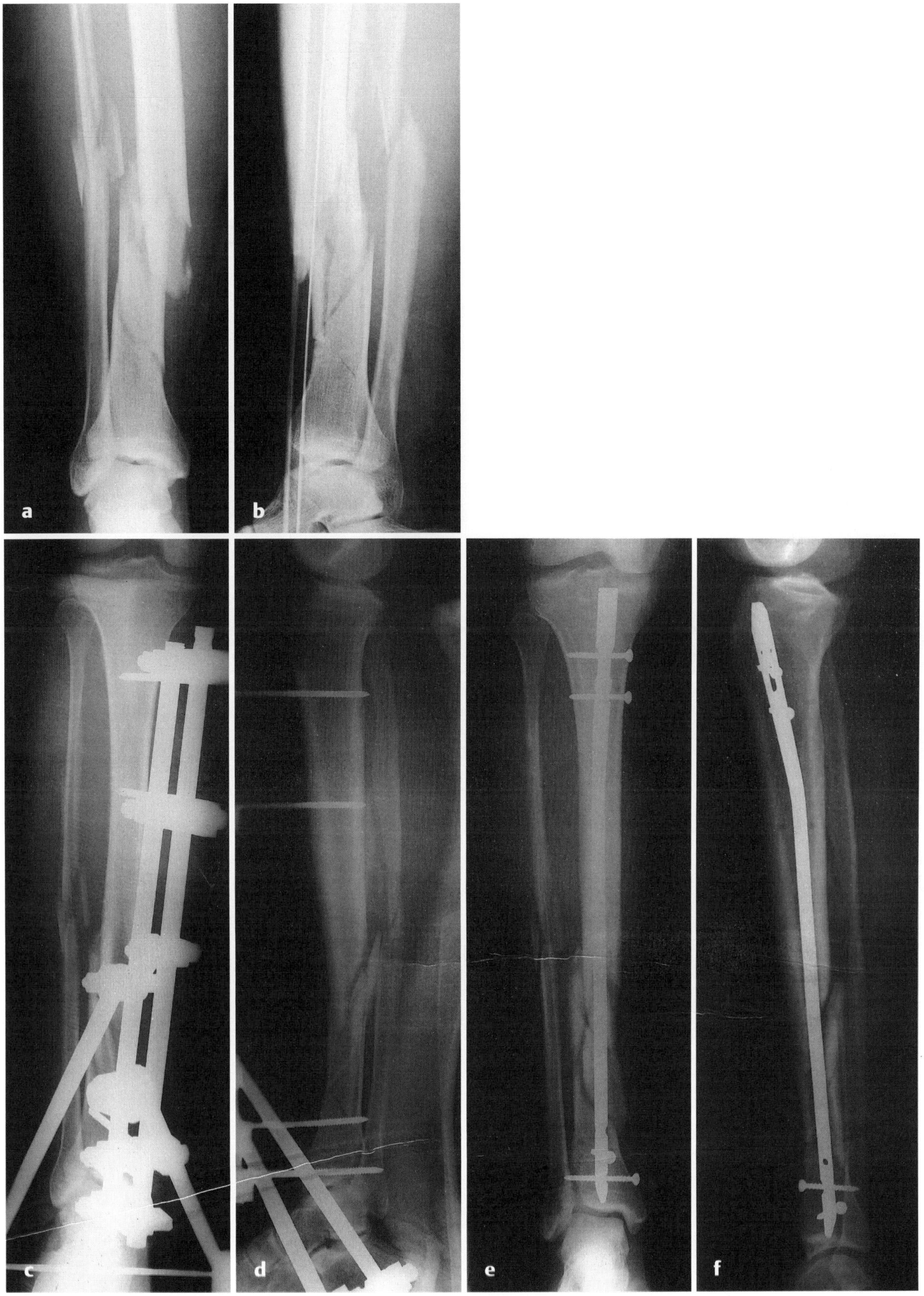
a
b
c
d
e
f

27 Distale Tibia und Fibula

AO-Klassifikation 43-

A Tibia distal, extraartikuläre Fraktur

A1 Extraartikuläre Fraktur, metaphysär einfach
1. spiralförmig
2. schräg
3. quer

A2 Extraartikuläre Fraktur, mit metaphysärem Keil
1. dorsolaterale Impaktierung
2. ventromedialer Keil
3. in die Diaphyse reichend

A3 Extraartikuläre Fraktur, metaphysär komplex
1. drei Zwischenfragmente
2. mehr als drei Zwischenfragmente
3. in die Diaphyse reichend

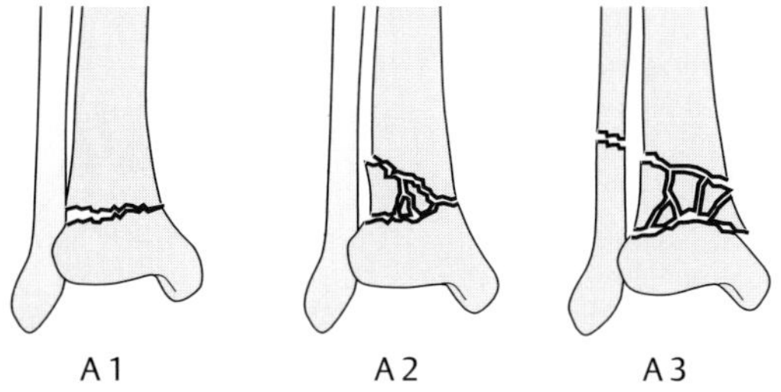

B Tibia distal, partielle Gelenkfraktur

B1 Partiell artikuläre Fraktur, reine Spaltung
1. frontal
2. sagittal
3. metaphysär mehrfragmentär

B2 Partiell artikuläre Fraktur, Spaltimpression
1. frontal
2. sagittal
3. des zentralen Fragmentes

B3 Partiell artikuläre Fraktur, multifragmentäre Impression
1. frontal
2. sagittal
3. metaphysär mehrfragmentär

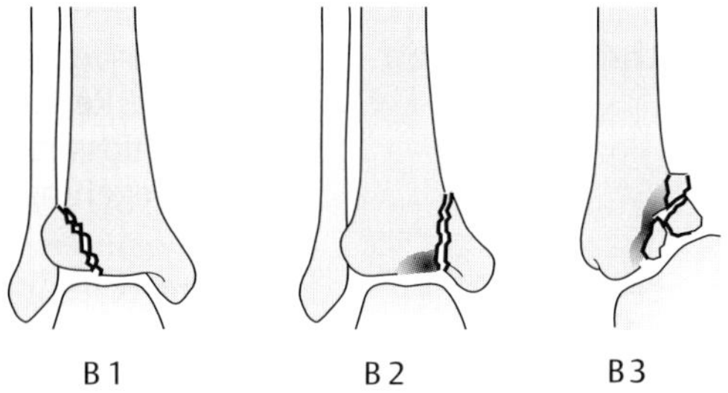

C Tibia distal, vollständige Gelenkfraktur

C1 Vollständig artikuläre Fraktur, artikulär einfach, metaphysär einfach
1. ohne Impression
2. mit Impression
3. in die Diaphyse reichend

C2 Vollständig artikuläre Fraktur, artikulär einfach, metaphysär mehrfragmentär
1. mit asymmetrischer Impaktierung
2. ohne asymmetrische Impaktierung
3. in die Diaphyse reichend

C3 Vollständig artikuläre Fraktur, mehrfragmentär
1. epiphysär
2. epiphysiometaphysär
3. epiphysio-metaphysio-diaphysär

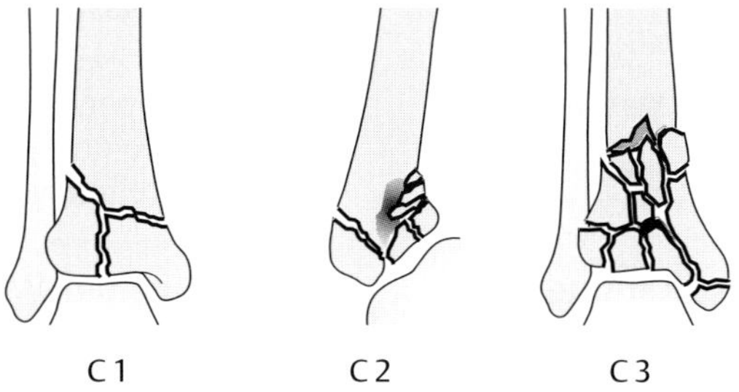

Abb. **91**

Diagnose	Distale Unterschenkelfraktur
Frakturform	Extraartikuläre Tibiafraktur Suprasyndesmale Fibulafraktur
Beschreibung	Dislozierte, metaphysäre, distale Tibiamehrfragmentfraktur Distale Fibulafraktur
Klassifikation	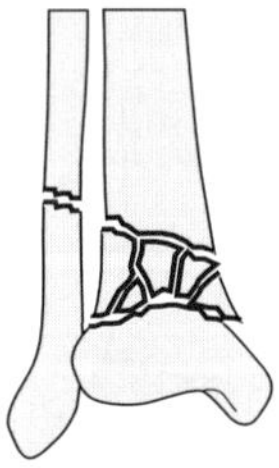 **AO 43 A 3.3**
Begleitverletzung	Klassifizierter Weichteilschaden
Operationsindikation	Dislokations- und Instabilitätskriterien
Versorgungsstrategie	Primär geschlossene Reposition: Klammerfixateur gelenküberbrückend oder Kalkaneusdrahtextension, Unterschenkelgipsschiene Sekundär interne Osteosynthese
Osteosyntheseverfahren	Primär ventraler Klammerfixateur externe Offene Reposition, Fibulaplattenosteosynthese Geschlossene oder offene Reposition der Tibiafraktur Verriegelungsmarknagelung
Implantate	Rohrfixateur (AO) AO-Tibiamarknagel, UTN Verriegelungsbolzen 3,5-Platte, 3,5-Kortikalisschrauben
Praktische Hinweise	Fixateur primär ggf. gelenküberbrückend Definitiv interne Stabilisation, zunächst Fibulaosteosynthese Offene Reposition der Tibia fakultativ Marknagel weit distal einbringen (Nagellänge) und verriegeln Übungsstabile Osteosynthese
Nachbehandlung	Postoperativ dorsale Unterschenkelgipsschiene Aktive und passive Physiotherapie Beistellen, volle Belastung ab 6. – 8. Woche
Komplikationen	Hämatom, Weichteilinfekt, Osteomyelitis Wundrandnekrose Redislokation Implantatlockerung, -bruch Pseudarthrose
Abbildungen	**92 a** Röntgen a.-p. **b** Zeichnung **c–d** Röntgen p.o. 1 **e–f** Röntgen p.o. 2

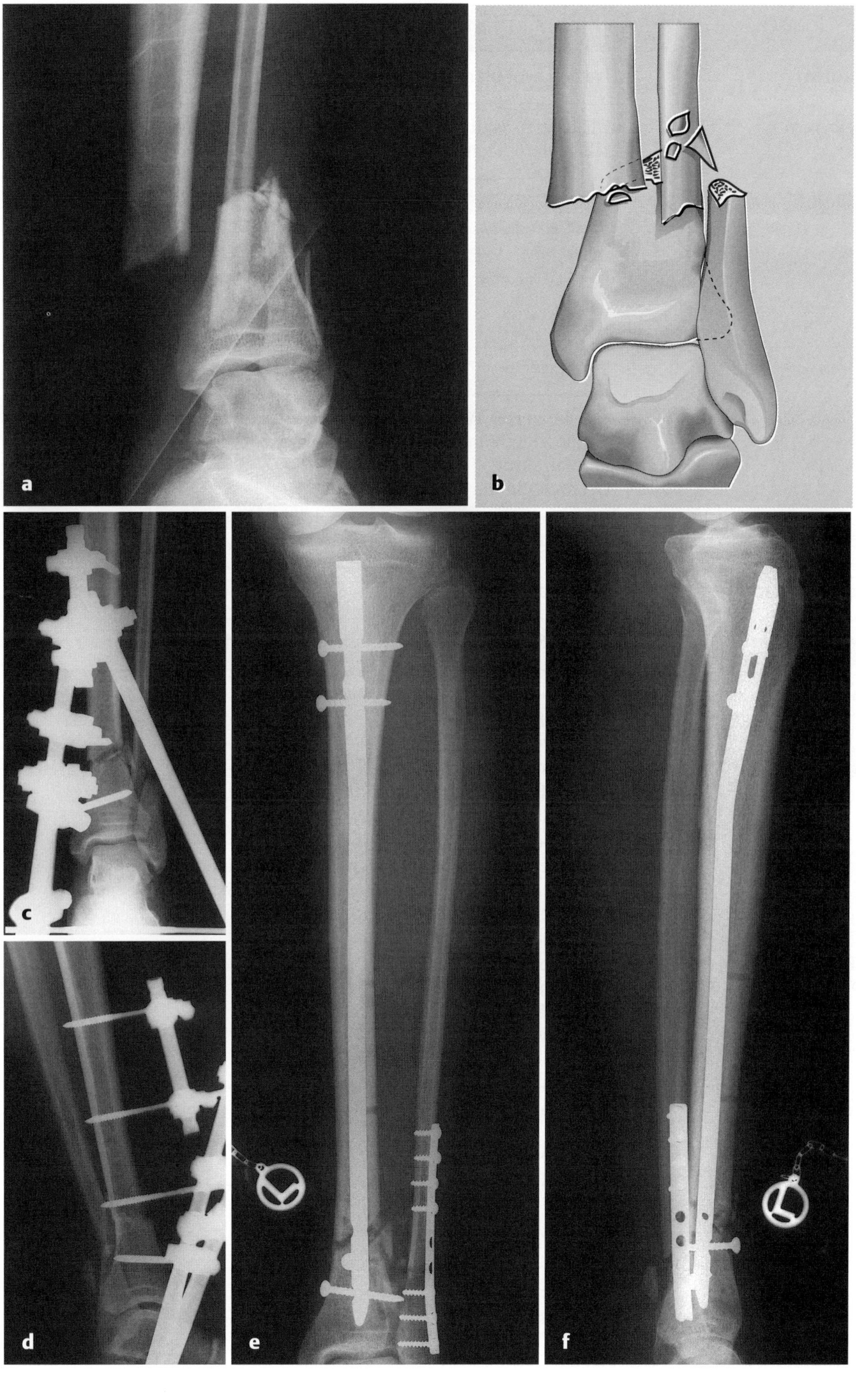
a
b
c
d
e
f

Diagnose	Pilonfraktur
Frakturform	Partiell artikuläre Fraktur
Beschreibung	Dislozierte sagittale Spaltfraktur mit Impression der Tibiagelenkfläche
Klassifikation	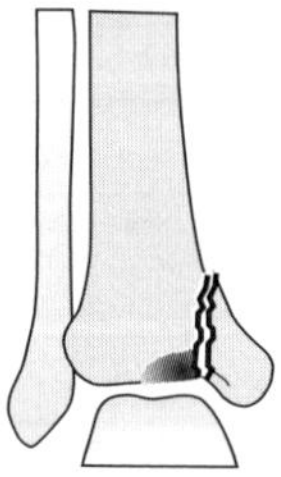 **AO 43 B 2.2**
Begleitverletzung	Klassifizierter Weichteilschaden Fibulotalare Bandruptur, Syndesmosenruptur Fibulafraktur Osteochondrale Fraktur am Talus
Operationsindikation	Dislokationskriterien
Versorgungsstrategie	Dringliche Operation
Osteosyntheseverfahren	Offene Reposition, Zugschraubenosteosynthese
Implantate	4,5-/6,5-Kortikalis-/-Spongiosaschrauben Unterlegscheiben
Praktische Hinweise	Revision der Gelenkfläche Ggf. Defektauffüllung mit autogener Spongiosa Übungsstabile Osteosynthese
Nachbehandlung	Postoperativ dorsale Unterschenkelgipsschiene Aktive und passive Physiotherapie aus der Schiene Volle Belastung nach 6–8 Wochen
Komplikationen	Hämatom, Weichteilinfekt, Osteitis Wundrandnekrose Redislokation, Implantatlockerung Pseudarthrose Gelenkinkongruenz, Arthrose
Abbildungen	**93 a–b** Röntgen schräg und seitlich **c** Zeichnung **d–e** Röntgen p. o.

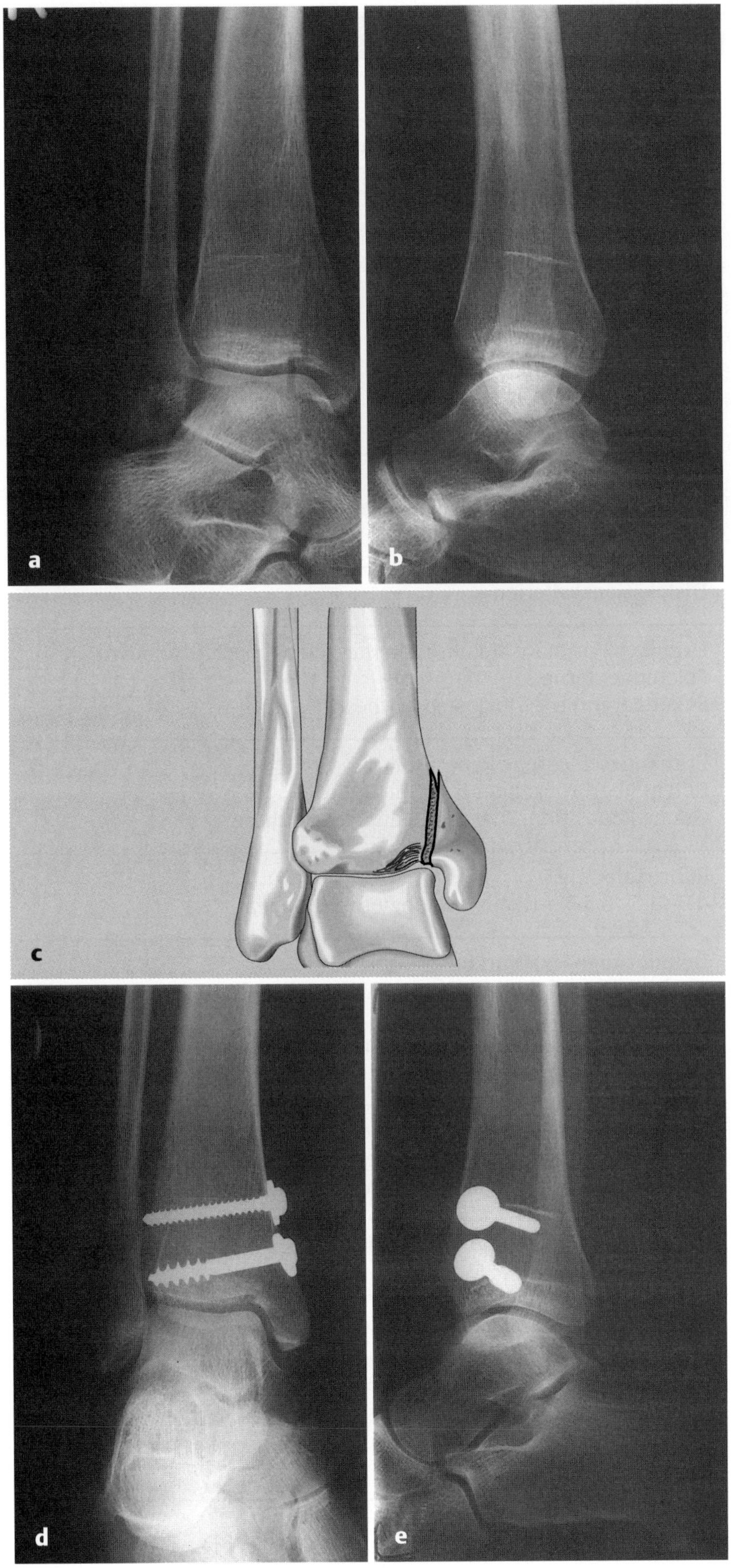
a
b
c
d
e

Diagnose	Pilonfraktur
Frakturform	Partiell artikuläre Fraktur
Beschreibung	Dislozierte, frontale mehrfragmentäre Impressionsfraktur der distalen, ventralen Tibiagelenkfläche
Klassifikation	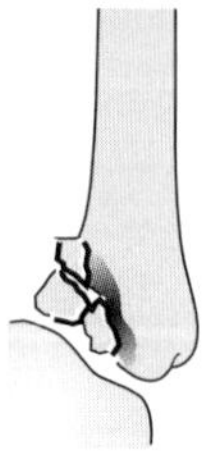 **AO 43 B 3.3**
Begleitverletzung	Klassifizierter Weichteilschaden Syndesmosenverletzung, Fibulafraktur Osteochondrale Fraktur am Talus
Operationsindikation	Dislokationskriterien
Versorgungsstrategie	Dringliche primäre Stabilisation mit gelenküberbrückendem Fixateur externe Sekundär interne Tibiaosteosynthese
Osteosyntheseverfahren	Primär geschlossene Reposition Gelenküberbrückender Fixateur externe Offene Reposition, Zugschraubenosteosynthese
Implantate	Rohrfixateur (AO) 4,0-/4,5-/6,5-Kortikalis-/-Spongiosaschrauben
Praktische Hinweise	Deltaförmige Fixateurkonstruktion Nach Weichteilkonditionierung Tibiaosteosynthese (Minimalosteosynthese) Ggf. Defektauffüllung mit autogener Spongiosa Definitiv übungsstabile Osteosynthese
Nachbehandlung	Postoperativ dorsale Unterschenkelgipsschiene Aktive und passive Physiotherapie aus der Schiene Volle Belastung nach 10 – 12 Wochen
Komplikationen	Hämatom, Weichteilinfekt, Osteitis Wundrandnekrose Implantatlockerung, Redislokation Gelenkinkongruenz, Pseudarthrose, Arthrose
Abbildungen	**94 a–b** Röntgen a.-p. und seitlich **c–d** 3-D-CT **e–f** Röntgen p. o. 1 **g–h** Röntgen p. o. 2

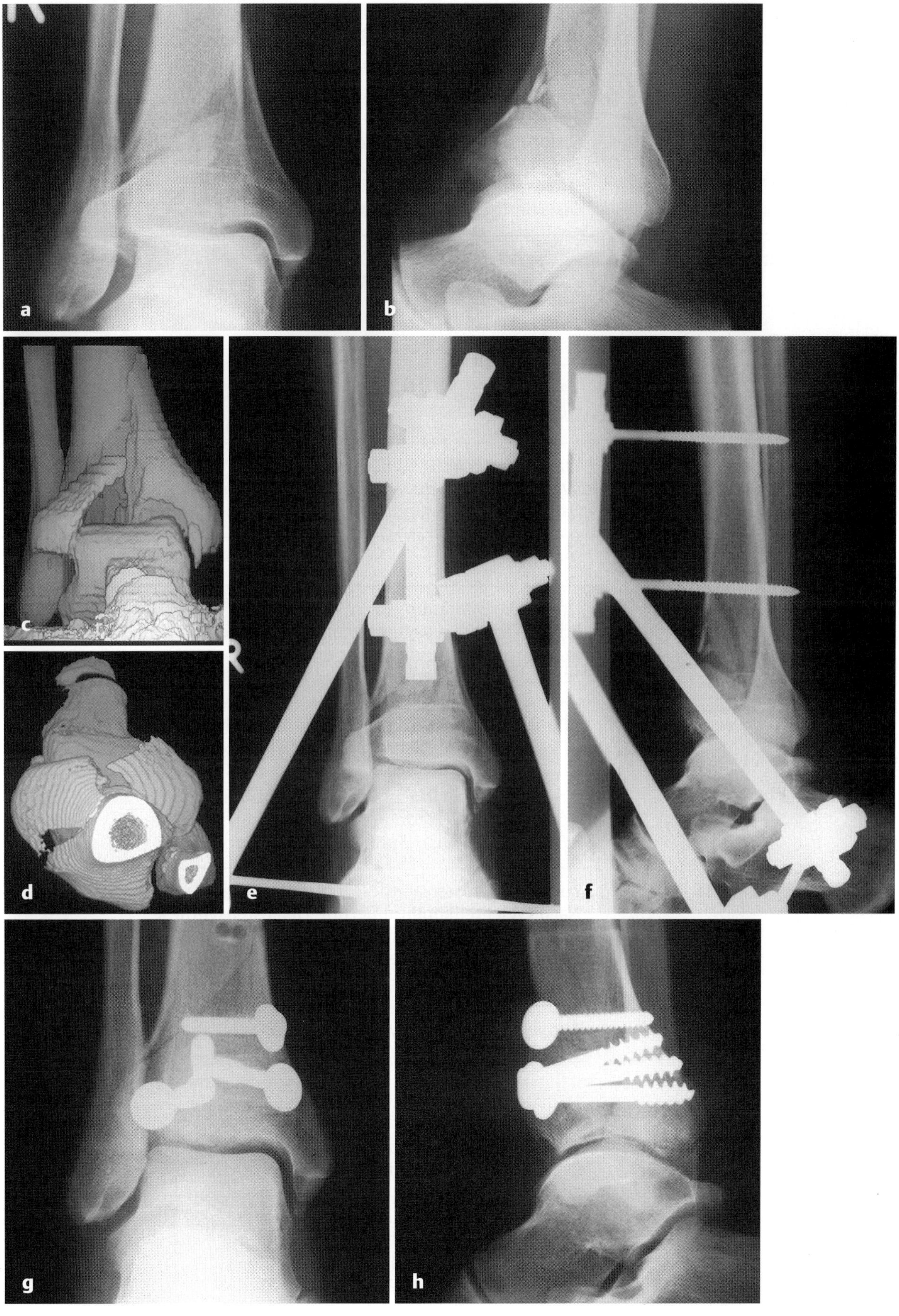
a
b
c
d
e
f
g
h

Diagnose	Distale Tibiafraktur mit Pilonbeteiligung
Frakturform	Komplett artikuläre Tibiafraktur Transsyndesmale Fibulafraktur
Beschreibung	Dislozierte metaphysär mehrfragmentäre, artikulär einfache Tibiafraktur und Volkmann-Fraktur Subluxation des Talus Dislozierte transsyndesmale Fibulafraktur
Klassifikation	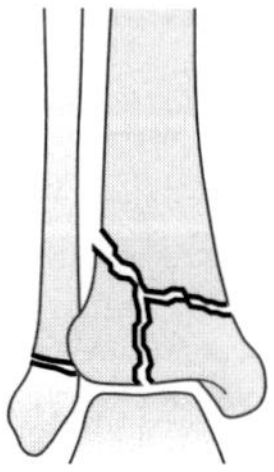 **AO 43 C 1.1** **AO 44 B 3.3**
Begleitverletzung	Klassifizierter Weichteilschaden Syndesmosenruptur Osteochondrale Fraktur am Talus
Operationsindikation	Uneingeschränkt
Versorgungsstrategie	Dringliche Operation Primär Fibulaosteosynthese und gelenküberbrückender Fixateur externe Sekundär Tibiaosteosynthese
Osteosyntheseverfahren	Offene Reposition, Fibulaplattenosteosynthese, Fixateur externe Offene Reposition, Schrauben- und Plattenosteosynthese der Tibia
Implantate	3,5-Platte, 3,5-/4,0-Schrauben, Rohrfixateur 4,5-DC-/-LC-DC-Platte 4,5-/6,5-Kortikalis-/-Spongiosaschrauben
Praktische Hinweise	Zuerst Fibulaosteosynthese, Fixateur externe Nach Weichteilkonditionierung Tibiaosteosynthese Ggf. Defektauffüllung mit autogener Spongiosa Definitive Osteosynthese übungsstabil
Nachbehandlung	Postoperativ Unterschenkelgipsschiene Aktive und passive Physiotherapie aus Schiene Volle Belastung nach 10 – 12 Wochen
Komplikationen	Hämatom, Weichteilinfekt, Osteitis Wundrandnekrose Redislokation, Implantatlockerung Pseudarthrose, Gelenkinkongruenz, Arthrose
Abbildungen	**95 a – b** Röntgen a.-p. und seitlich **c** Zeichnung **d – e** Röntgen p. o. 1 **f – g** Röntgen p. o. 2

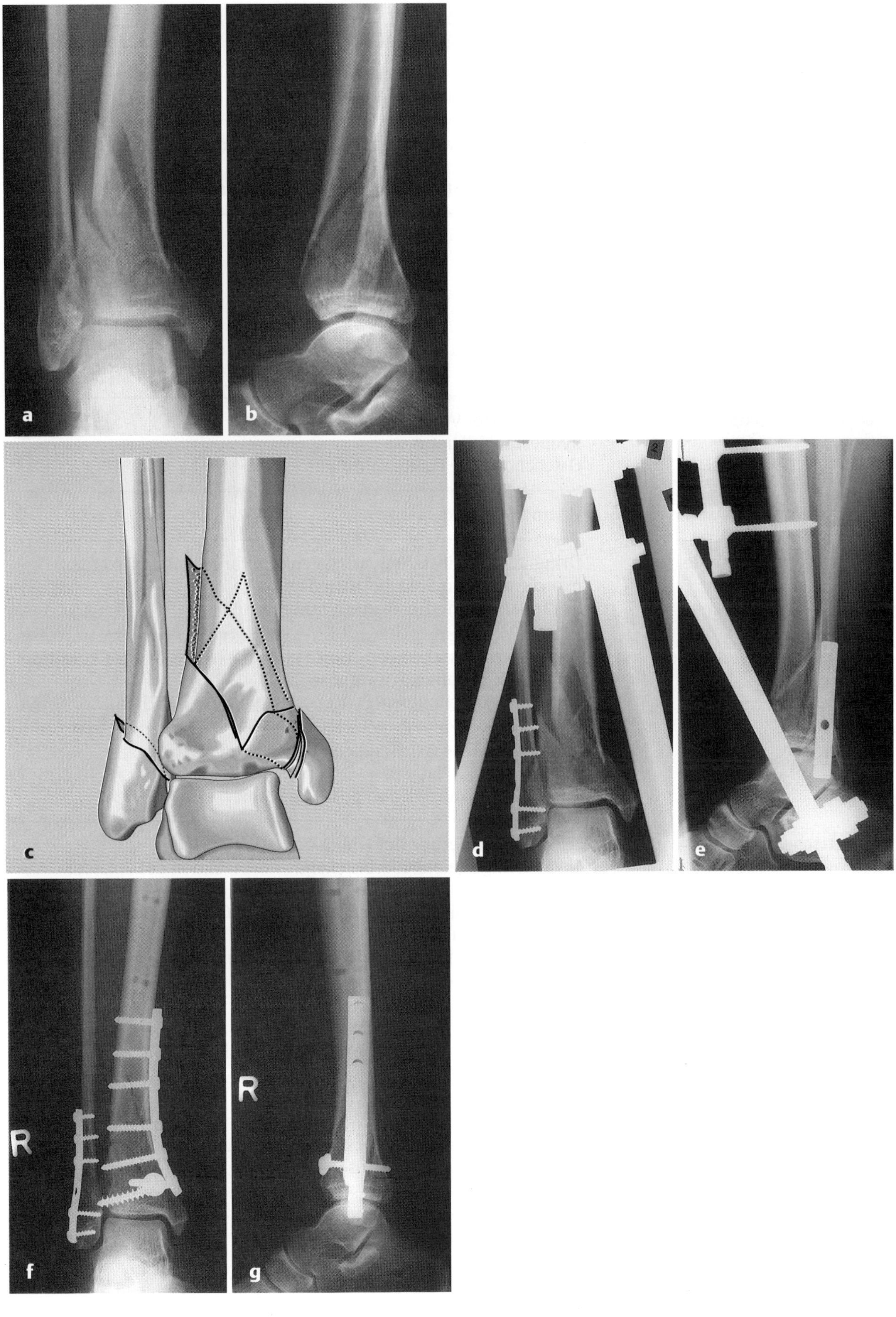
a
b
c
d
e
R
f
R
g

Diagnose	Pilonmehrfragmentfraktur
Frakturform	Komplett artikuläre Fraktur Suprasyndesmale Fibulafraktur
Beschreibung	Dislozierte distale metaphysäre mehrfragmentäre Tibiafraktur mit artikulärer Trümmerzone Begleitende distale Fibulaschaftschrägfraktur
Klassifikation	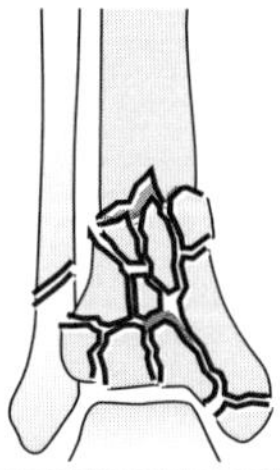 **AO 43 C 3.3**
Begleitverletzung	Klassifizierter Weichteilschaden Syndesmosenruptur Osteochondrale Fraktur am Talus
Operationsindikation	Uneingeschränkt
Versorgungsstrategie	Dringliche Stabilisierung mit gelenküberbrückendem Fixateur externe und primäre Fibulaosteosynthese Sekundär interne Tibiaosteosynthese
Osteosyntheseverfahren	Primär geschlossene Reposition, Fixateur externe, offene Reposition der Fibula, Plattenosteosynthese Sekundär Zugschrauben-Plattenosteosynthese der Tibia
Implantate	3,5-Platte, 3,5-/4,0-Schrauben, Rohrfixateur 4,5-DC/-LC-DC-Platte 4,5-/6,5-Kortikalis-/-Spongiosaschrauben
Praktische Hinweise	Zuerst Stabilisierung der Fibula Deltaförmige gelenküberbrückende Konstruktion des Fixateur externe Nach Weichteilkonditionierung definitive Osteosynthese des Pilons mit minimalem Implantateinsatz Übungsstabile definitive Osteosynthese anstreben
Nachbehandlung	Postoperativ Unterschenkelgipsschiene Aktive und passive Physiotherapie aus der Schiene Volle Belastung ab 8.–10. Woche (Röntgenkontrollen)
Komplikationen	Hämatom, Weichteilinfekt, Osteitis Wundrandnekrose Redislokation, Implantatlockerung, Pseudarthrose Gelenkinkongruenz, Arthrose
Abbildungen	**96 a–b** Röntgen a.-p. und seitlich **c** Zeichnung **d–e** Röntgen p. o. 1 **f–g** Röntgen p. o. 2

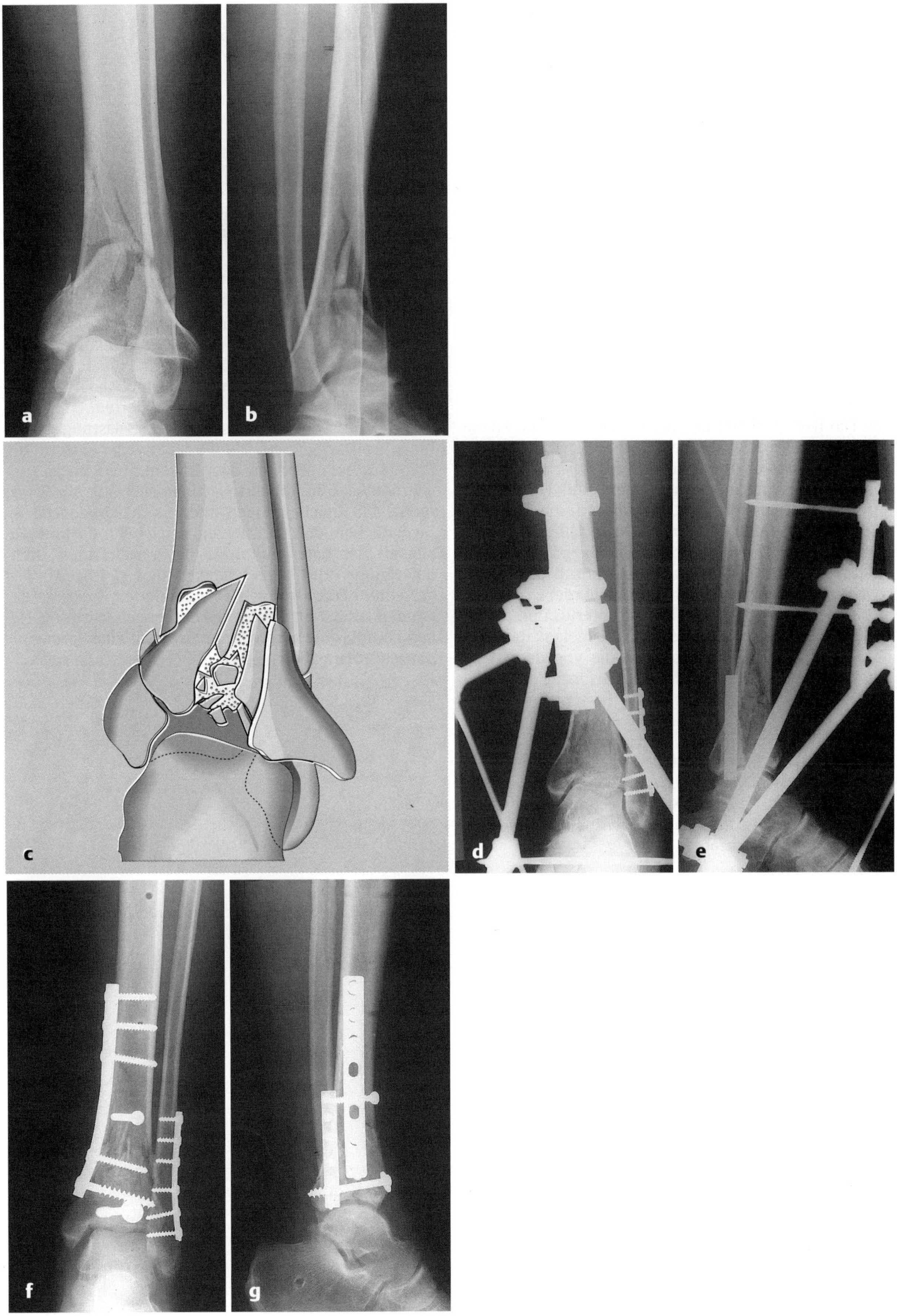
a
b
c
d
e
f
g

28 Das obere Sprunggelenk – Articulatio talocruralis

Anatomie

Die körperfernen Enden der Unterschenkelknochen (Waden- und Schienbein) umfassen das Sprungbein klammerförmig. Die hohe Stabilität wird durch eine straffe bindegewebige Zügelung (vordere und hintere Syndesmose) gesichert. Anatomisch gesehen ist es ein Scharniergelenk. Im oberen Sprunggelenk kann der Fuß entweder gegen den Unterschenkel (Spielbein) oder der Unterschenkel gegen den Fuß (Standbein) bewegt werden. Die Bewegung des Vorfußes nach oben wird als Dorsalextension, nach unten als Plantarflexion bezeichnet. Die Beweglichkeit beschränkt sich auf eine Ebene mit Zentrierung auf eine Querachse.
Am Aufbau des oberen Sprunggelenkes ist neben den beiden Unterschenkelknochen (Tibia und Fibula) das Sprungbein (Talus) beteiligt. Das körperferne Ende des Schienbeines wird als Innenknöchel (Malleolus medialis), das körperferne Ende des Wadenbeins als Außenknöchel (Malleolus lateralis) bezeichnet. Beide Unterschenkelknochen sind durch kräftige vordere und hintere Gabelbänder (Lig. tibiofibulare anterius und posterius) verbunden. Wie jedes Scharniergelenk hat das obere Sprunggelenk Seitenbänder, die von der Spitze des Innen- und Außenknöchels fächerförmig ausstrahlen und die zum Sprungbein und Fersenbein ziehen. Auf der Innenseite werden die Seitenbänder (Kollateralbänder) als Lig. deltoideum bezeichnet. Es lassen sich drei Bandzügel unterscheiden (Pars tibiotalaris, Pars tibionavicularis und Pars tibiocalcanea). Auch der Außenbandapparat (laterales Kollateralband) teilt sich in drei Bandzügel (Lig. fibulotalare anterius und posterius und Lig. fibulo-calcaneare).

Die körperfernen Enden der Unterschenkelknochen (Tibia und Fibula) umfassen mit ihren Malleolen die Talusrolle wie eine Spange (sog. „Malleolengabel“). Durch die ligamentäre Stabilisierung bei intaktem Bandapparat ist eine sichere Führung beim Laufen gewährleistet. Aus der Normalstellung (Nullstellung) heraus ist eine aktive Anhebung des Fußes um 20° und eine Absenkung um 50° gewährleistet.
Die maximale Belastung auf die Seitenbänder entsteht dann, wenn das Sprunggelenk bei fixiertem oder supiniertem Fuß über die physiologische Belastungsgrenze hinaus ruckartig überlastet wird. Entweder entsteht der Riß eines Außenbandes, oder es kommt zu einem knöchernen Ausriß im Bandansatzbereich. Diese Abrißfragmente im Knöchelbereich finden sich vorwiegend im jugendlichen Alter und sind ein Zeichen für die hohe Festigkeit der Bandstrukturen. Bei gewaltsamen Drehbewegungen des Unterschenkels und gleichzeitig fest gestelltem Fuß kann es zu kombinierten Rupturen des Bandapparates im Sprunggelenksbereich kommen. Neben komplexen Frakturformen ist auch eine Sprengung der Malleolengabel möglich.

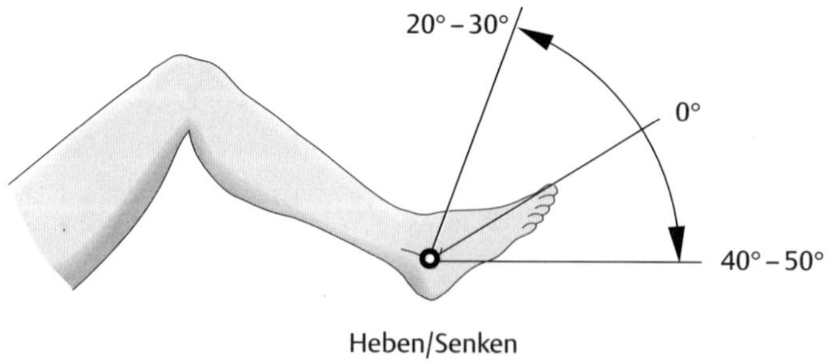

Abb. **97** Physiologisches Bewegungsausmaß des Sprunggelenkes nach der Neutral-Null-Methode: Heben/Senken: 20 – 0 – 50.

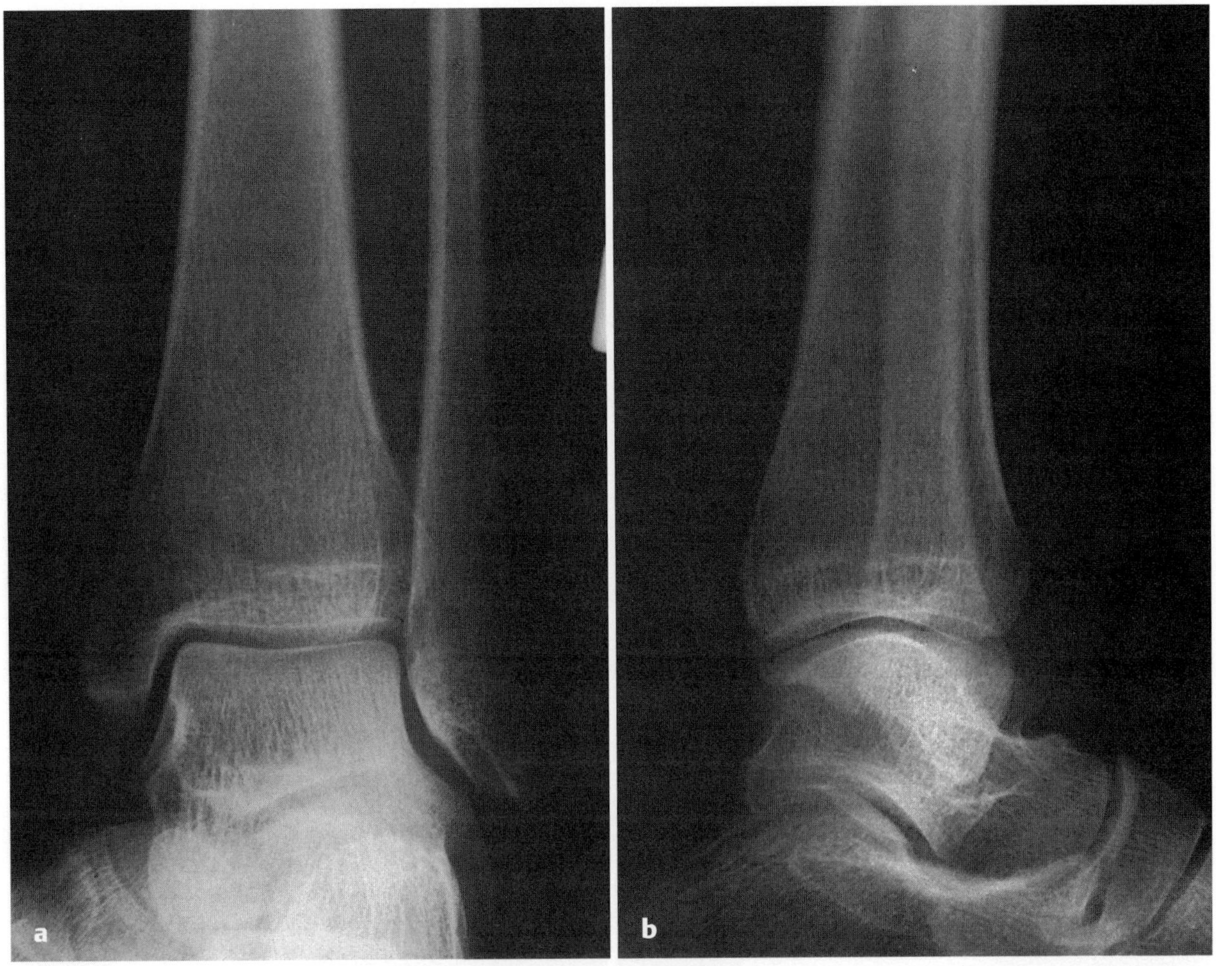

Abb. **98 a – b** Standardröntgenaufnahmen Sprunggelenk a.-p. und seitlich.

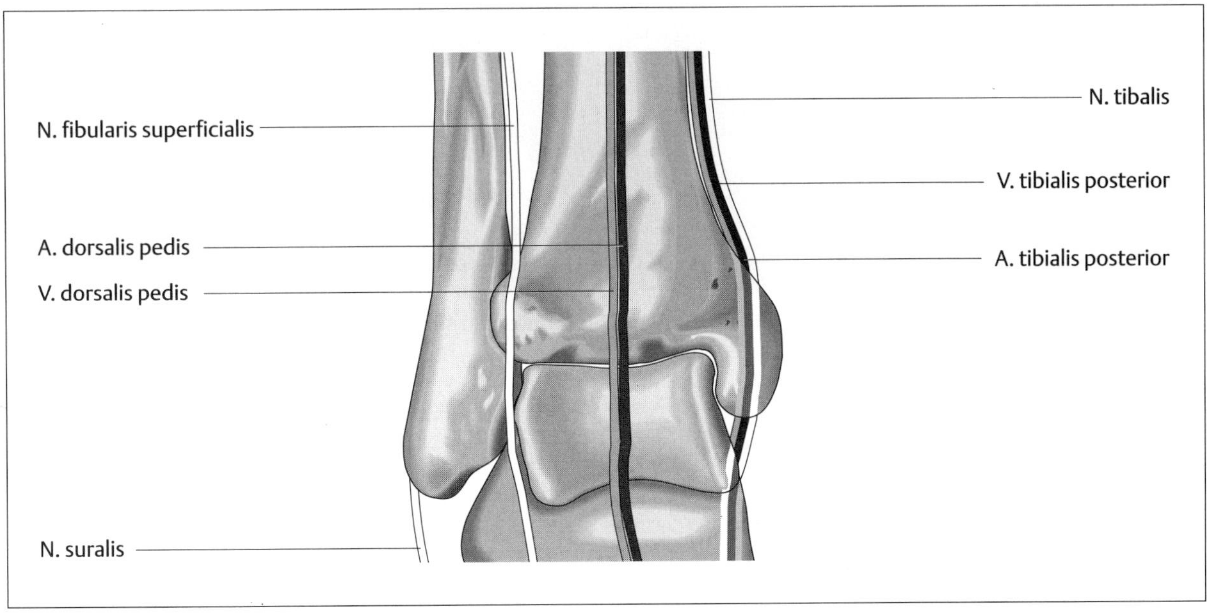

Abb. **99** Strukturen des oberen Sprunggelenkes.

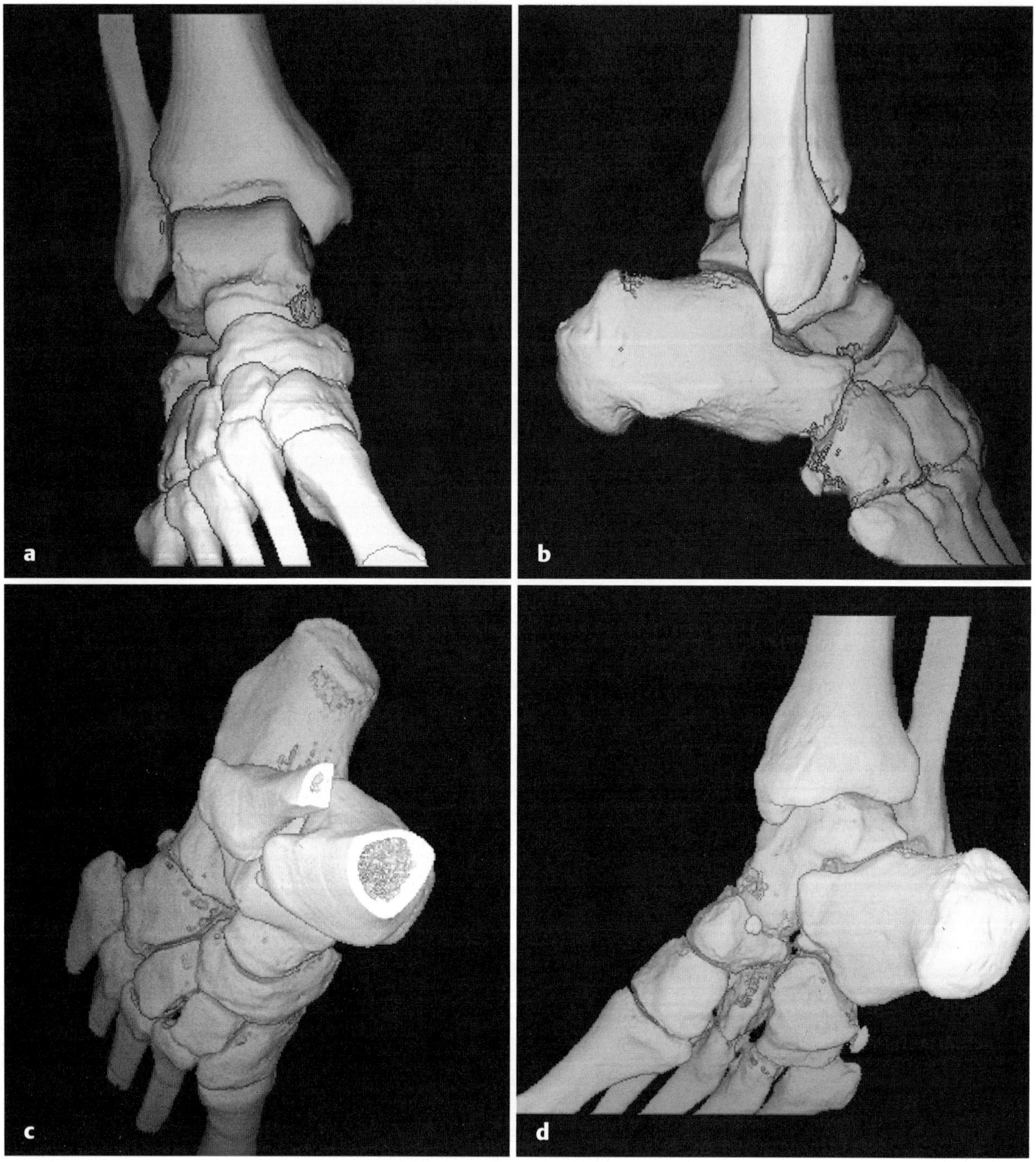

Abb. **100** Knöcherne Strukturen des oberen Sprunggelenkes (3-D-CT-Bilder in 4 Ebenen).
a Ansicht von ventral.
b Ansicht von lateral.
c Ansicht von kranial.
d Ansicht von dorsomedial.

29 Distale Tibia, Fibula und Malleolen

AO-Klassifikation 44-

A Malleolen, laterale infrasyndesmale Läsion

A1 Infrasyndesmale Läsion, isoliert
1. Ruptur des Lig. collaterale laterale
2. Ausriß der Fibulaspitze
3. Querfraktur des Malleolus lateralis

A2 Infrasyndesmale Läsion, mit Fraktur des Malleolus medialis
1. Ruptur des Lig. collaterale laterale
2. Ausriß der Fibulaspitze
3. Querfraktur des Malleolus lateralis

A3 Infrasyndesmale Läsion, mit dorsomedialer Fraktur
1. Ruptur des Lig. collaterale laterale
2. Ausriß der Fibulaspitze
3. Querfraktur des Malleolus lateralis

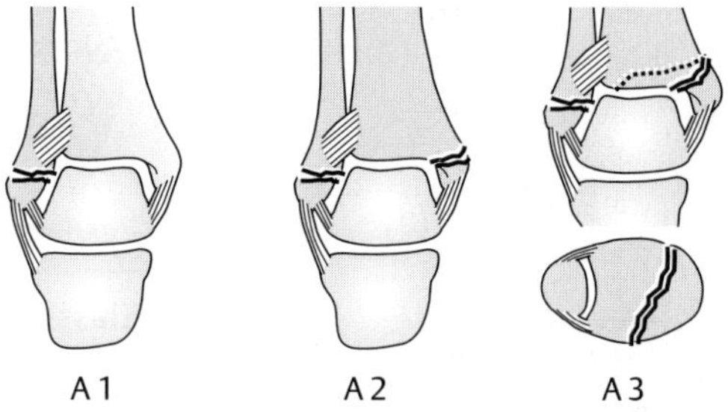

B Malleolen, transsyndesmale Fibulafraktur

B1 Transsyndesmale Fibulafraktur, isoliert
1. einfach
2. einfach, mit Ruptur der vorderen Syndesmose
3. mehrfragmentär

B2 Transsyndesmale Fibulafraktur, mit medialer Läsion
1. einfach, mit Ruptur des Lig. collaterale mediale und Ruptur der vorderen Syndesmose
2. einfach, mit Fraktur des Malleolus medialis und Ruptur der vorderen Syndesmose
3. mehrfragmentär

B3 Transsyndesmale Fibulafraktur, mit medialer Läsion und Volkmann-Fraktur
1. Fibula einfach, mit Ruptur des Lig. collaterale mediale
2. Fibula einfach, mit Fraktur des Malleolus medialis
3. Fibula mehrfragmentär, mit Fraktur des Malleolus medialis

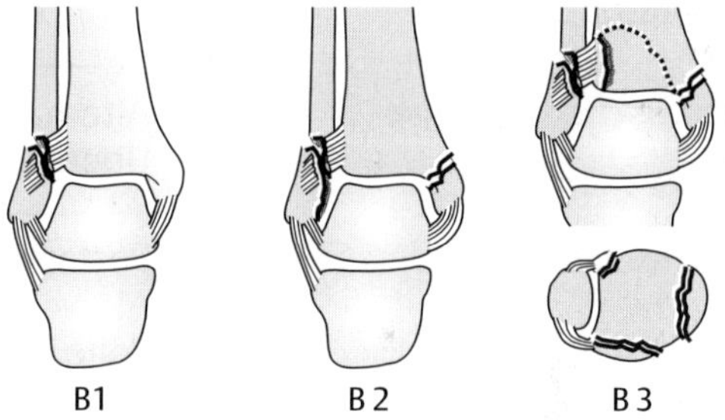

C Malleolen, laterale suprasyndesmale Läsion

C1 Suprasyndesmale Läsion, mit diaphysärer Fibulafraktur, einfach
1. mit Ruptur des Lig. collaterale mediale
2. mit Fraktur des Malleolus medialis
3. mit Fraktur des Malleolus medialis und Volkmann-Fraktur (= Dupuytren)

C2 Suprasyndesmale Läsion, mit diaphysärer Fibulafraktur, mehrfragmentär
1. mit Ruptur des Lig. collaterale mediale
2. mit Fraktur des Malleolus medialis
3. mit Fraktur des Malleolus medialis und Volkmann-Fraktur (= Dupuytren)

C3 Suprasyndesmale Läsion, proximale Fibulaläsion
1. ohne Verkürzung, ohne Volkmann-Fraktur
2. mit Verkürzung, ohne Volkmann-Fraktur
3. mediale Läsion und Volkmann-Fraktur

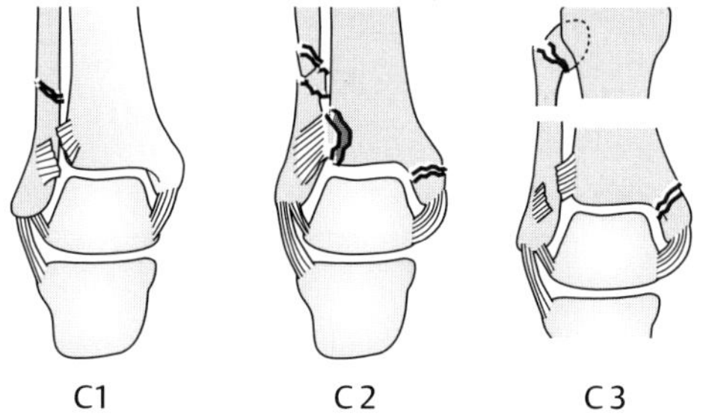

Abb. **101**

Diagnose	Außenknöchelfraktur
Frakturform	Infrasyndesmale Fibulafraktur
Beschreibung	Dislozierte Querfraktur des Malleolus lateralis distal der Syndesmose
Klassifikation	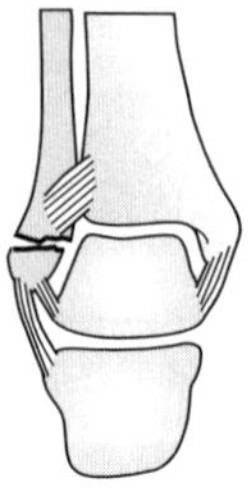 **AO 44 A 1.3** Typ A n. Weber
Begleitverletzung	Klassifizierter Weichteilschaden
Operationsindikation	Dislokationskriterien
Versorgungsstrategie	Geplante Operation
Osteosyntheseverfahren	Offene Reposition, Zuggurtungsosteosynthese
Implantate	1,8-/2,0-Kirschner-Drähte, Zuggurtungsdraht
Praktische Hinweise	Alternativ Zugschrauben Übungstabile und belastungsstabile Versorgungssituation
Nachbehandlung	Postoperativ Unterschenkelgipsschiene Aktive und passive Physiotherapie aus der Schiene Volle Belastung im Unterschenkelgehgips oder Orthese für insgesamt 5 Wochen
Komplikationen	Hämatom, Weichteilinfekt, Osteitis Wundrandnekrose Redislokation, Implantatlockerung Pseudarthrose
Abbildungen	**102 a–b** Röntgen a.-p. und seitlich **c** Zeichnung **d–e** Röntgen p. o.

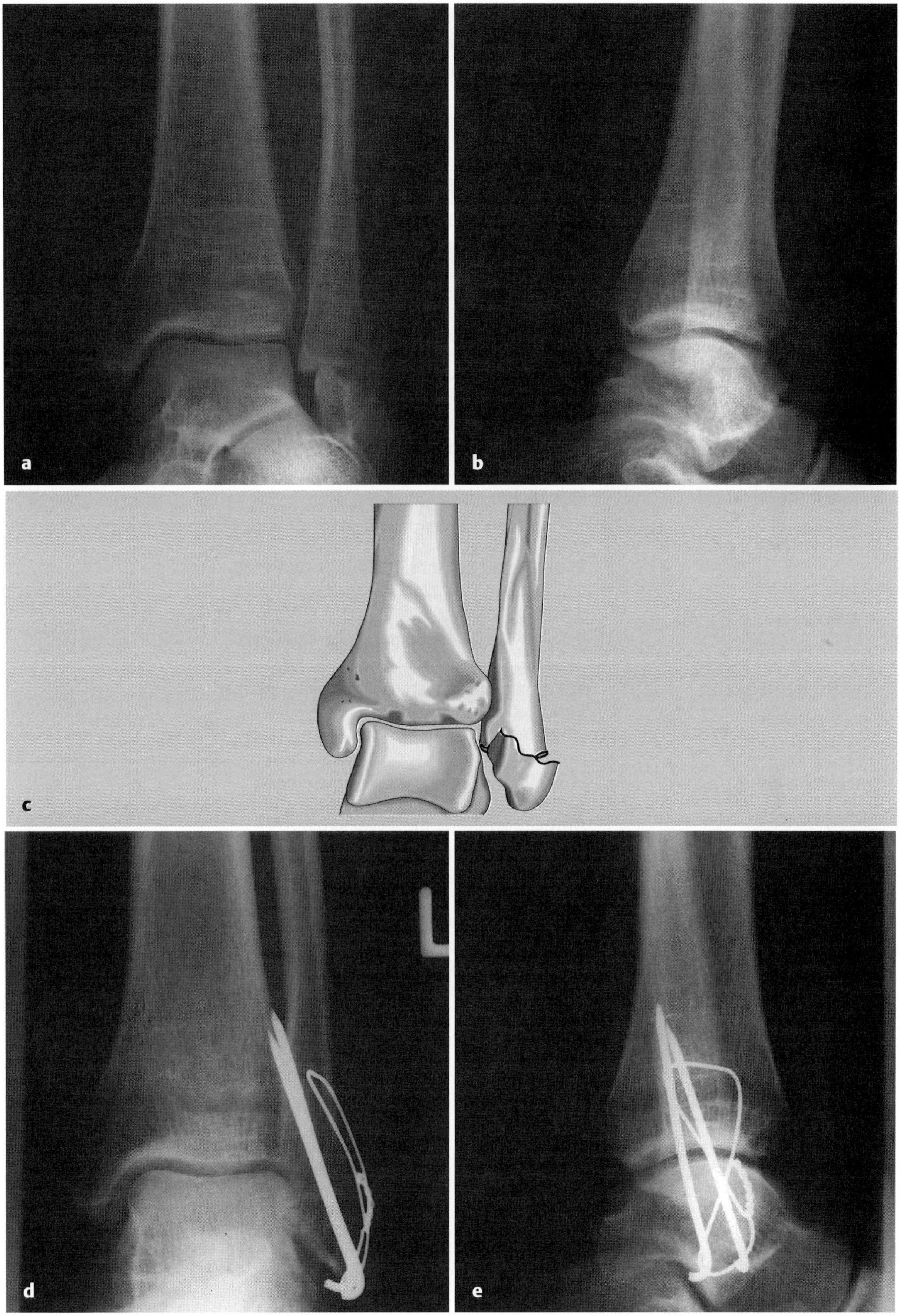
a
b
c
d
e

Diagnose	Außenknöchelfraktur
Frakturform	Transsyndesmale Fibulafraktur
Beschreibung	Dislozierte Schrägfraktur der Fibula in Syndesmosenhöhe
Klassifikation	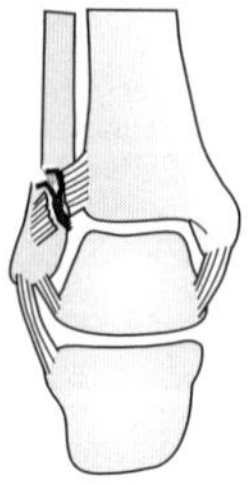 **AO 44 B 1.2** Typ B n. Weber
Begleitverletzung	Klassifizierter Weichteilschaden Osteochondrale Frakturen an Talus und Tibia (Flake fractures)
Operationsindikation	Dislokationskriterien
Versorgungsstrategie	Dringliche Operation
Osteosyntheseverfahren	Offene Reposition Platten- und Zugschraubenosteosynthese
Implantate	3,5-Platte 3,5-/4,0-Kortikalis-/-Spongiosaschrauben
Praktische Hinweise	Revision der Syndesmose, Naht oder Refixation Evtl. Stellschraube Übungsstabile Osteosynthese
Nachbehandlung	Postoperativ Unterschenkelgipsschiene Aktive und passive Physiotherapie aus der Schiene Gipsruhigstellung für 6 Wochen p. o. Volle Belastung im Gips ab 5. Woche
Komplikationen	Hämatom, Weichteilinfekt, Osteitis Wundrandnekrose Redislokation, Implantatlockerung Syndesmosen-/Gelenkinkongruenz, Arthrose Läsion des N. peronaeus
Abbildungen	**103 a–b** Röntgen a.-p. und seitlich **c–d** Röntgen p. o.

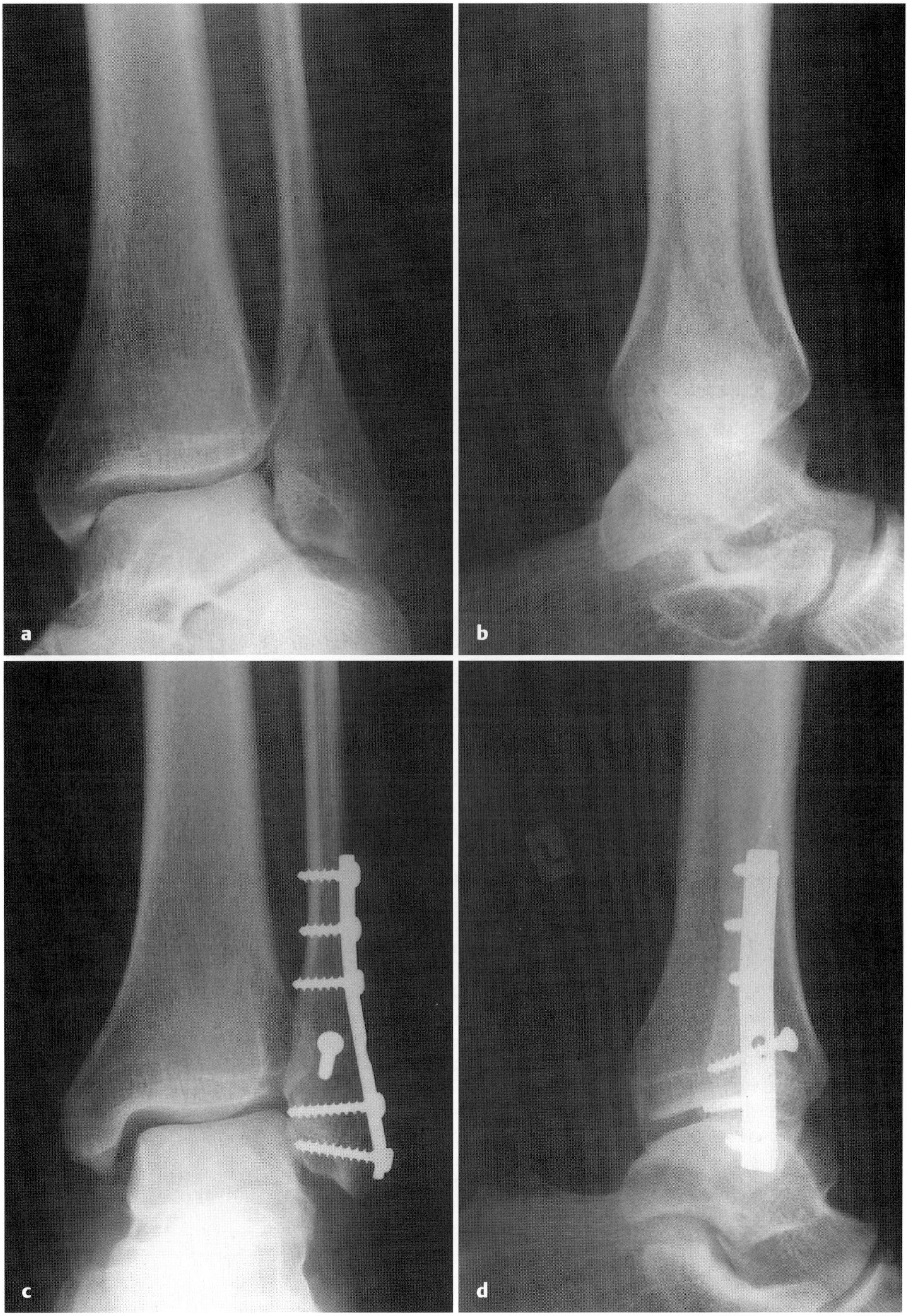
a
b
c
d

Diagnose	Bimalleoläre Sprunggelenksluxationsfraktur
Frakturform	Transsyndesmale Fibulafraktur Fraktur des Malleolus medialis
Beschreibung	Dislozierte Fibulaschrägfraktur auf Syndesmosenhöhe Dislozierte Querfraktur des Malleolus medialis Subluxation des Talus Knöcherner tibialer vorderer Syndesmosenausriß (Tubercule de Chaput)
Klassifikation	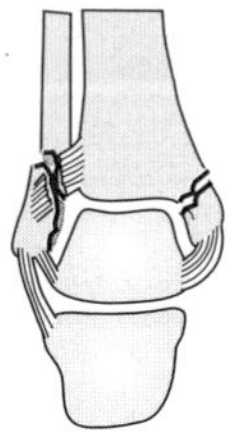 **AO 44 B 2.3** Typ B n. Weber
Begleitverletzung	Klassifizierter Weichteilschaden Osteochondrale Frakturen an Talus und Tibia
Operationsindikation	Uneingeschränkt
Versorgungsstrategie	Dringliche Operation
Osteosyntheseverfahren	Offene Reposition der Fibulafraktur Platten- und Zugschraubenosteosynthese Refixation des Tubercule de Chaput Offene Reposition des Malleolus medialis Zuggurtungsosteosynthese
Implantate	3,5-Platte, 3,5-/4,0-Kortikalis-/-Spongiosaschrauben 1,8-/2,0-Kirschner-Drähte Zuggurtungsdraht
Praktische Hinweise	Zuerst Fibulaosteosynthese und Syndesmosenrevision Am Innenknöchel parallele Kirschner-Drähte mit Fixation in der Gegenkortikalis Cave intraartikuläre Implantatlage! Übungsstabile Osteosynthese
Nachbehandlung	Postoperativ Unterschenkelgipsschiene Aktive und passive Physiotherapie aus der Schiene Gipsruhigstellung für 6 Wochen p. o. Volle Belastung im Gips ab 5. Woche
Komplikationen	Hämatom, Weichteilinfekt, Osteitis Wundrandnekrose Redislokation, Implantatlockerung Syndesmosen-, Gelenkinkongruenz, Arthrose Läsion des N. peronaeus
Abbildungen	**104 a–b** Röntgen a.-p. und seitlich **c** Zeichnung **d–e** Röntgen p. o.

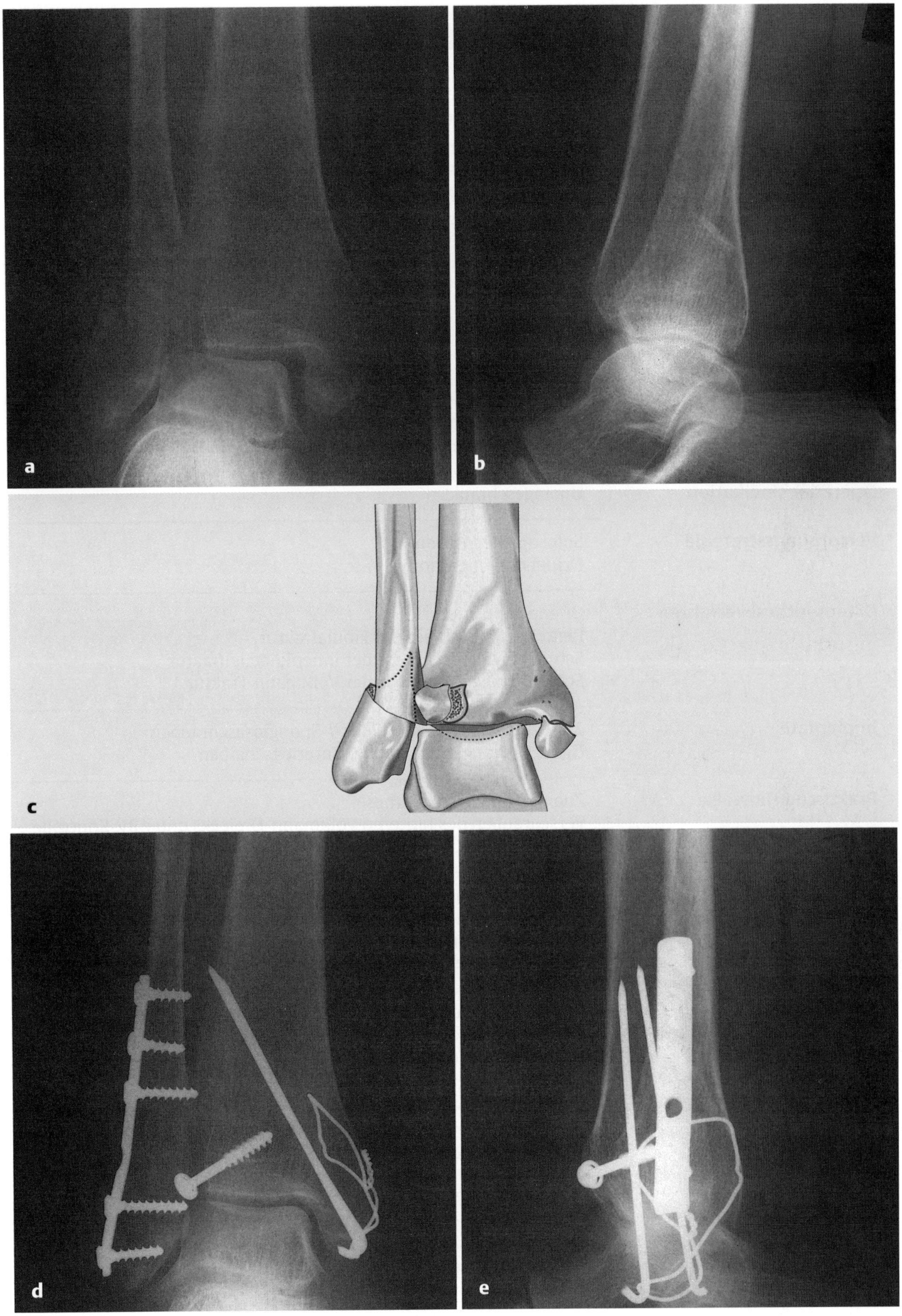
a
b
c
d
e

Diagnose	Trimalleoläre Sprunggelenksluxationsfraktur
Frakturform	Transsyndesmale Fibulafraktur Mediale Malleolenfraktur Volkmann-Fraktur
Beschreibung	Dislozierte Fibulamehrfragment-Fraktur auf Syndesmosenhöhe Dislozierte Innenknöchelfraktur und Absprengung eines großen hinteren Volkmann-Dreiecks Subluxation des Talus
Klassifikation	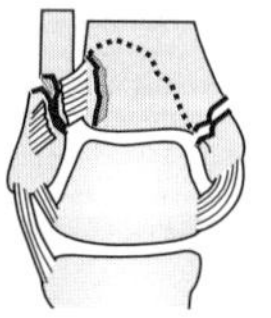 **AO 44 B 3.3** Typ B n. Weber
Begleitverletzung	Klassifizierter Weichteilschaden Osteochondrale Frakturen an Talus und Tibia
Operationsindikation	Uneingeschränkt
Versorgungsstrategie	Sofortige Reposition Dringliche Operation
Osteosyntheseverfahren	Offene Reposition Plattenosteosynthese der Fibulafraktur Schraubenosteosynthese der Innenknöchelfraktur Schraubenosteosynthese der Volkmann-Fraktur
Implantate	3,5-Platte, 3,5-/4,0-Kortikalis-/-Spongiosaschrauben Ggf. 6,5-Spongiosaschraube, Unterlegscheiben
Praktische Hinweise	Zuerst Fibulaosteosynthese Verschrauben des hinteren Volkmann-Dreiecks unter BV-Kontrolle Übungsstabile Osteosynthese
Nachbehandlung	Postoperativ dorsale Unterschenkelgipsschiene Aktive und passive Physiotherapie aus der Schiene Gipsruhigstellung für 6 Wochen Beistellen, volle Belastung nach 6 Wochen
Komplikationen	Hämatom, Weichteilinfekt, Osteitis Wundrandnekrose Redislokation, Implantatlockerung Läsion des N. peronaeus Gelenkinkongruenz, Arthrose
Abbildungen	**105 a–b** Röntgen a.-p. und seitlich **c** Zeichnung **d–e** Röntgen p.o.

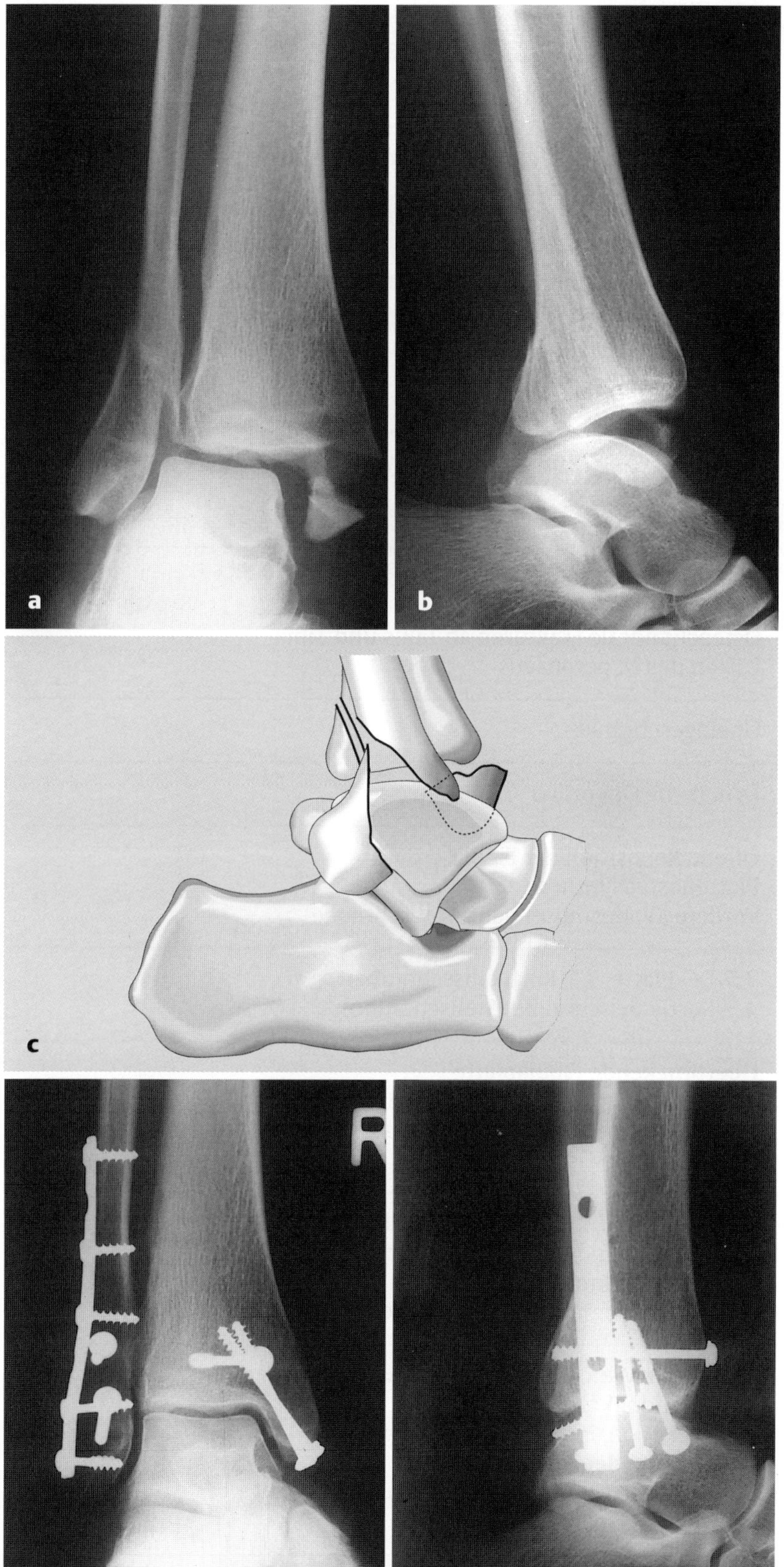
a
b
c
R
d
e

Diagnose	Sprunggelenksluxationsfraktur
Frakturform	Suprasyndesmale Fibulafraktur
Beschreibung	Dislozierte diaphysäre Fibulamehrfragmentfraktur Subluxation des Talus Kombinierte ligamentäre Begleitverletzung mit Syndesmosenruptur und Innenbandruptur
Klassifikation	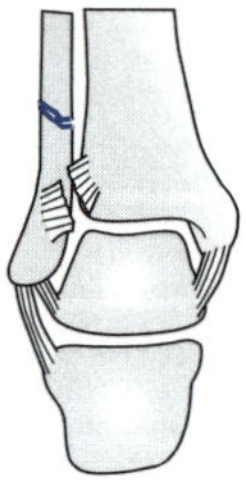 **AO 44 C 1.1** Typ C n. Weber
Begleitverletzung	Klassifizierter Weichteilschaden Kompartmentsyndrom Osteochondrale Frakturen an Talus und Tibia Läsion des N. peronaeus
Operationsindikation	Uneingeschränkt
Versorgungsstrategie	Dringliche Operation
Osteosyntheseverfahren	Offene Reposition der Fibula Plattenosteosynthese Vordere Syndesmosennaht, Stellschraube
Implantate	3,5-DC-Platte, 3,5-Kortikalisschrauben 4,5-Kortikalisschraube (Stellschraube)
Praktische Hinweise	Überbrückende Fibulaplatte Exakte Reposition der Articulatio tibiofibularis! Fakultativ Revision des Innenbandes Übungsstabile Osteosynthese
Nachbehandlung	Postoperativ Unterschenkelgipsschiene Aktive und passive Physiotherapie aus der Schiene Gipsruhigstellung für 6 Wochen Volle Belastung nach Stellschraubenentfernung
Komplikationen	Hämatom, Weichteilinfekt, Osteitis Wundrandnekrose Redislokation, Implantatlockerung Ossifikation der Syndesmose Syndesmosen-/Gelenkinkongruenz, Arthrose Läsion des N. peronaeus
Abbildungen	**106 a–b** Röntgen a.-p. und seitlich **c** Zeichnung **d–e** Röntgen p.o. **f–g** Ausheilungsbild nach Stellschraubenentfernung

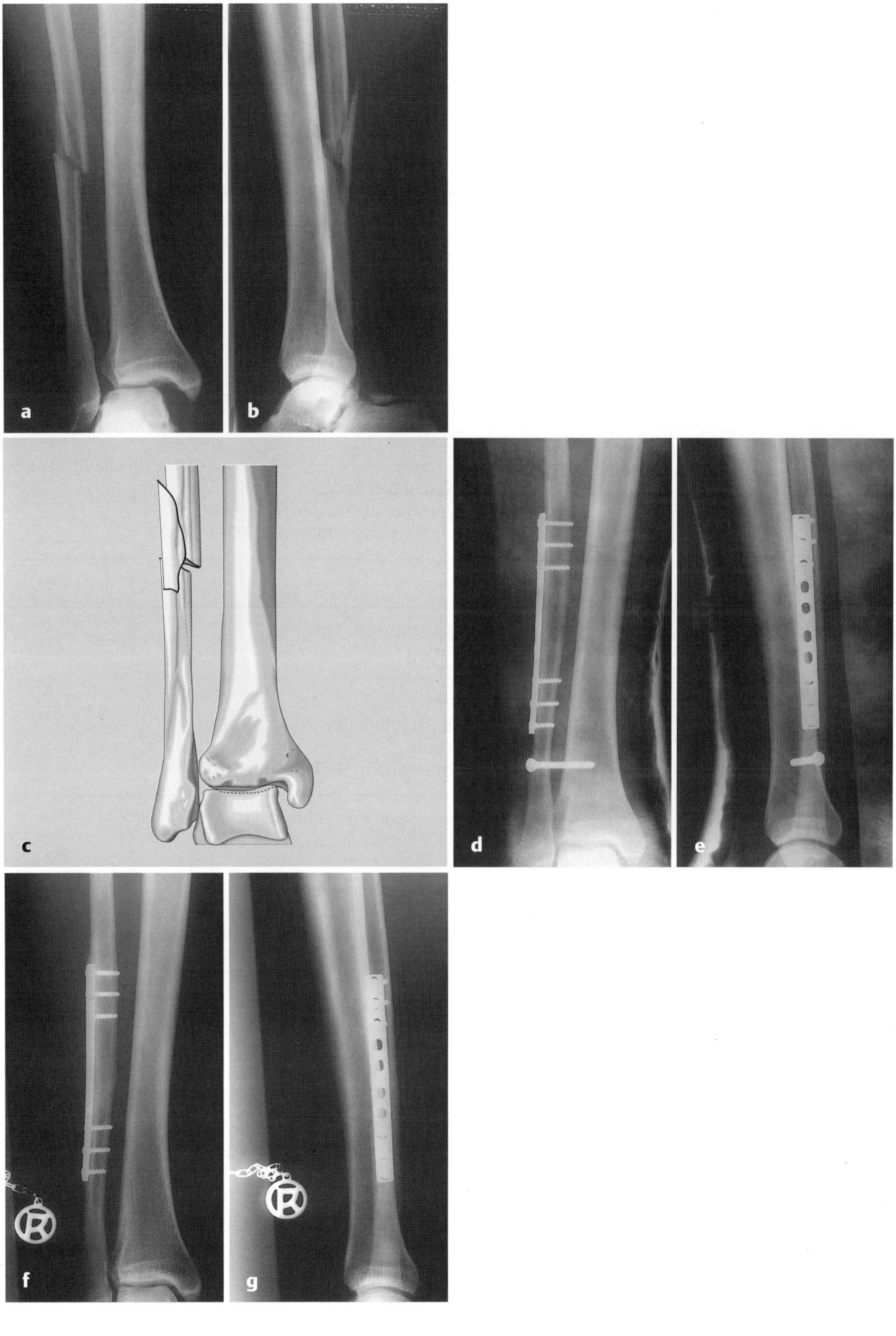
a
b
c
d
e
f
g

Diagnose	Trimalleoläre Sprunggelenksluxationsfraktur
Frakturform	Suprasyndesmale Fibulafraktur Fraktur des Malleolus medialis Fraktur der dorsalen Tibiakante
Beschreibung	Dislozierte proximale Fibulafraktur Ruptur der Membrana interossea und der vorderen Syndesmose Luxation des Talus Mehrfragmentfraktur des Malleolus medialis, Volkmann-Fraktur (Typ Maisonneuve)
Klassifikation	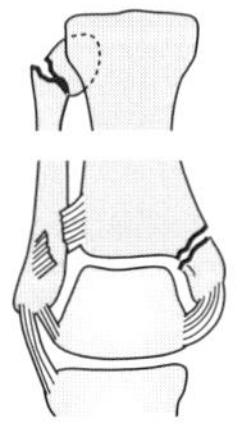 **AO 44 C 3.3** Typ C n. Weber
Begleitverletzung	Klassifizierter Weichteilschaden Kompartmentsyndrom, Läsion des N. peronaeus Osteochondrale Frakturen an Talus und Tibia
Operationsindikation	Uneingeschränkt
Versorgungsstrategie	Notfallmäßig Reposition der Luxation Dringliche Operation
Osteosyntheseverfahren	Offene Reposition Zuggurtungs- und Schraubenosteosynthese der Innenknöchelfraktur Vordere Syndesmosennaht, Stellschraube(n)
Implantate	4,5-/6,5-Kortikalis-/Spongiosaschrauben Kirschner-Drähte, Zuggurtungsdraht
Praktische Hinweise	Zuerst Versorgung des Malleolus medialis Syndesmoseninkongruenz exakt korrigieren Volkmann-Fragment (> ⅕ Gelenkfläche) verschrauben Übungsstabile Osteosynthese
Nachbehandlung	Postoperativ Unterschenkelgipsschiene Aktive und passive Physiotherapie aus der Schiene Gipsruhigstellung für 6 Wochen Volle Belastung nach Stellschraubenentfernung
Komplikationen	Hämatom, Weichteilinfekt, Osteitis Wundrandnekrose Redislokation, Implantatlockerung Syndesmosen-, Gelenkinkongruenz, Arthrose Ossifikation der Membrana interossea Läsion des N. peronaeus
Abbildungen	**107 a–b** Röntgen a.-p. und seitlich **c–d** Röntgen p.o.

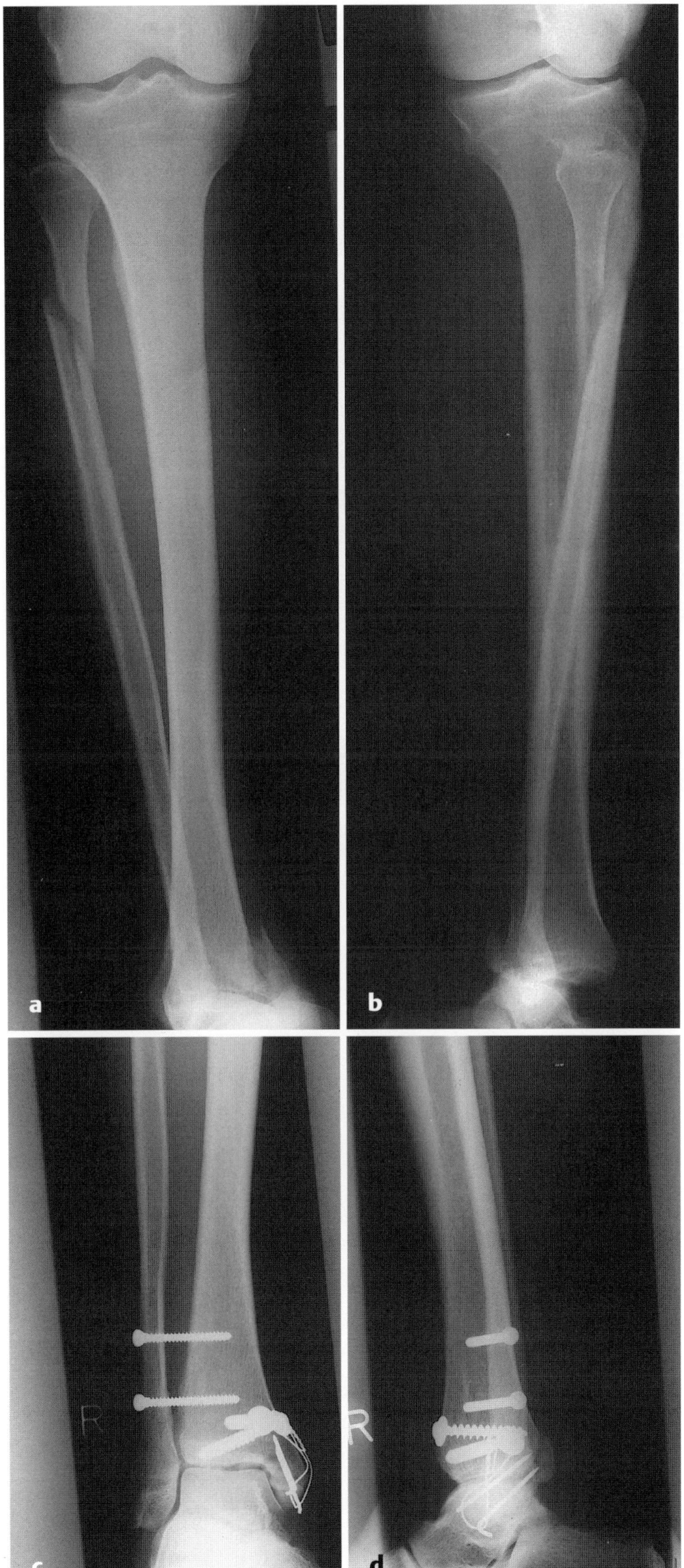
a
b
c
d
R
R

Anhang

Abkürzungen

AO	Arbeitsgemeinschaft für Osteosynthesefragen
a.-p.	anterior-posterior
AVK	arterielle Verschlußkrankheit
BB	Blutbild
BMP	bone morphogenetic proteins
BSG	Blutkörperchensenkungs-geschwindigkeit
BV	Bildverstärker
CCD-Winkel	Caput-Collum-Diaphysen-Winkel
CPM	continuous passive motion
CRP	C-reaktives Protein
DCP	dynamische Kompressionsplatte (dynamic compression plate)
DCS	dynamische Kondylenschraube
2-D-CT	zweidimensionale Computer-tomographie
3-D-CT	dreidimensionale Computer-tomographie
DHS	dynamische Hüftschraube
DMS	dynamische Martin-Schraube
DRUG	distales Radioulnargelenk
GSH-Nagel	Green-Seligson-Henry-Nagel (= IMSC-Nagel)
IMSC-Nagel	intramedullärer suprakondylärer Nagel
HTP	Hüfttotalprothese
LC-DCP	LC-DC-Platte (= Limited-contact-DC-Platte)
ME	Materialentfernung
MIO	minimalinvasive Osteosynthese
PDS-Stifte	Polydioxanon-Stifte
PFN	proximaler Femurnagel
p.o.	post operationem
UFN	unaufgebohrter Femurnagel (unreamed femur nail)
UHN	unaufgebohrter Humerusnagel (unreamed humerus nail)
UTN	unaufgebohrter Tibianagel (unreamed tibia nail)

Literatur

Adler C-P. Knochenkrankheiten. Stuttgart: G Thieme; 1984.

Baumgartl F, Kremer K, Schreiber HW, Hrsg. Spezielle Chirurgie für die Praxis. Band III: Haltungs- und Bewegungsapparat – Traumatologie. Stütz- und Bewegungsapparat. Stuttgart: G Thieme; 1976 ff.

Birzle H, Bergleiter R, Kuner EH. Traumatologische Röntgendiagnostik. 2. Aufl. Stuttgart: G Thieme; 1985.

Breitner B, Gschnitzer F v, Kern E, Schweiberer L. Chirurgische Operationslehre. Bd. VIII: Schweiberer L. Traumatologie 1. Konservative und operative Frakturbehandlung. 2. Aufl. München: Urban & Schwarzenberg; 1987.

Cotta H, Wentzensen A, Holz F, Krämer K-L, Pfeil J. Standardverfahren in der operativen Orthopädie und Unfallchirurgie. Stuttgart: G Thieme; 1996.

Dittrich V, Stedtfeld HW. Manual der Frakturklassifikation. Köln: Deutscher Ärzte-Verlag; 1992.

Freyschmidt J, Ostertag H. Knochentumoren. Klinik – Radiologie – Pathologie. Berlin: Springer; 1988.

Habermeyer P, Krueger P, Schweiberer L. Schulterchirurgie. München: Urban & Schwarzenberg; 1990.

Heim U, Pfeiffer KM. Periphere Osteosynthesen. Unter Verwendung des Kleinfragment-Instrumentariums der AO. 4. Aufl. Berlin: Springer; 1993.

Knaepler H, Garrel Th v, Gotzen L. Untersuchungen zur Desinfektion und Sterilisation allogener Knochentransplantate. Berlin: Springer; 1994.

Krämer K-L, Maichl F-P. Scores, Bewertungsschemata und Klassifikationen in Orthopädie und Traumatologie. Stuttgart: G Thieme; 1993.

Kremer K, Lierse W, Platzer W, Schreiber HW, Weller S, Hrsg. Chirurgische Operationslehre. Spezielle Anatomie, Indikationen, Technik, Komplikationen.
Bd. 9: Erkrankungen und Verletzungen des Schädels und des Haltungs- und Bewegungsapparates II: Schultergürtel, obere Extremität. 1995.
Bd. 10/1: Erkrankungen und Verletzungen des Schädels und des Haltungs- und Bewegungsapparates III: Hüftgelenk, untere Extremität. 1997.
Stuttgart: G Thieme; 1995, 1997.

Kühne JH. Thermoinkubierte Knochentransplantate und koralline Knochenersatzmaterialien. Mechanische, tierexperimentelle und klinische Untersuchungen. Berlin: Springer; 1996.

Kuner EH, Hrsg. Kompendium zum Freiburger AO-Kurs. 2. Aufl. Stuttgart: G Thieme; 1994.

Kuner EH. Kompendium zum AO-Basiskurs. Stabile Osteosynthese: Grundlagen, Indikation, Technik. 3. Aufl. Stuttgart: G Thieme; 1996.

Kuner EH, Schlosser V. Traumatologie. 5. Aufl. Stuttgart: G Thieme; 1995.

Laer L v. Frakturen und Luxationen im Wachstumsalter. 3. Aufl. Stuttgart: G Thieme; 1996.

Müller ME, Nazarian S, Koch P, Heim U. Classification AO des fractures. Berlin: Springer; 1987.

Müller ME, Nazarian S, Koch P, Schatzker J, Heim U. The Comprehensive Classification of Fractures of Long Bones. Berlin: Springer; 1990.

Müller ME, Allgöwer M, Schneider R, Willenegger H. Manual der Osteosynthese. AO-Technik. Berlin: Springer; 1992.

Nigst H. Spezielle Frakturen- und Luxationslehre. Band II: Ellenbogen. Stuttgart: G Thieme; 1965.

Nigst H. Handgelenksverletzungen. Stuttgart: Hippokrates; 1988.

Sennwald G. Das Handgelenk. Berlin: Springer; 1987.

Texhammar R, Colton C. AO-Instrumente und -Implantate. Technisches Handbuch. 2. Aufl. Berlin: Springer; 1995.

Trentz O, Heim U, Baltensweiler J. Checkliste Traumatologie. 4. Aufl. Stuttgart: G Thieme; 1995.

Tscherne H. Unfallchirurgie. Tscherne H, Regel G. Trauma-Management. Berlin: Springer; 1997.

Vecsei V, Nonnemann HC, Klemm K, Kempf I. Knochenbruchbehandlung. Stuttgart: G Thieme; 1995.

Weber BG, Czech O. Pseudarthrosen. Bern: H Huber.

Weller S. Die Marknagelosteosynthese. Schicksal und Evolution eines Osteosynthese-Verfahrens. OP-Journal 11 (1995) 266.

Wolter D, Hrsg. Osteolysen - Pathologische Frakturen. Stuttgart: G Thieme; 1982.

Sachverzeichnis